Fach-
buch
Klett-Cotta

Frederick S. Perls,
Ralph F. Hefferline, Paul Goodman

GESTALTTHERAPIE

Grundlagen der Lebensfreude und Persönlichkeitsentfaltung

Aus dem Amerikanischen neu übersetzt
und mit einem Vorwort
von Reinhard Fuhr †, Milan Sreckovic
und Martina Gremmler-Fuhr

Klett-Cotta

Klett-Cotta
www.klett-cotta.de
Die Originalausgabe erschien unter dem Titel »Gestalt Therapy. Excitement and Growth in the Human Personality« im Verlag The Julian Press, N. Y.

Printed in Germany
Umschlag: Klett-Cotta Design
Foto: PhotoCase.com
Gesetzt aus der Minion von Typomedia GmbH, Ostfildern
Gedruckt und gebunden von Esser printSolutions GmbH, Bretten
ISBN: 978-3-608-94434-1

Zehnte Auflage, 2019

Bibliographische Information der Deutschen Nationalbibliothek
Die Deutsche Nationalbibliothek verzeichnet diese Publikation in der Deutschen Nationalbibliographie; detaillierte bibliographische Daten sind im Internet über <http://dnb.d-nb.de> abrufbar

* Das Buch erscheint in der deutschen Ausgabe in zwei Bänden. Der vorliegende Band enthält die theoretische Fundierung der Gestalttherapie; der zweite Band »Gestalttherapie. Zur Praxis der Wiederbelebung des Selbst«, der ganz unabhängig davon gelesen werden kann, umfaßt die Experimente zur praktischen Anwendung der Gestalttherapie.

Inhalt

Vorwort

An einem Sonntagnachmittag im Dezember des Jahres 1951 feierten Laura und Frederick S. Perls im Kreis einiger Schüler, Kollegen und Freunde in ihrer Wohnung (dem späteren *The New York Institute for Gestalt Therapy)* in West Manhattan die Veröffentlichung eines bemerkenswerten Buches, das einige Tage zuvor bei *Julian Press* unter dem Titel *Gestalt Therapy – Excitement and Growth in the Human Personality* erschienen war. Als Autoren wurden Frederick S. Perls, Ralph Hefferline und Paul Goodman genannt: eine Angabe, die damals niemand in Frage stellte. Einige Jahre später sollte sie jedoch zu weiteren Mysterien und Mythen gehören, die sich um die Entstehungsgeschichte dieses Buches ranken, und deren um Aufklärung bemühte Diskussion gegenwärtig in der einschlägigen Literatur weiterhin geführt wird. Zum damaligen Zeitpunkt stellte das Buch aber auch die Krönung der mehrjährigen fruchtbaren Zusammenarbeit von Laura und Frederick S. Perls und Paul Goodman dar, die heute als Begründer der Gestalttherapie gelten.

Als 1933, nach der Machtergreifung Hitlers, Lore und Friedrich (wie sie damals hießen) Perls wegen ihrer jüdischen Abstammung und ihres antifaschistischen politischen Engagements mit ihrer zweijährigen Tochter Deutschland verließen, konnte keiner der beiden ahnen, welch dramatische und tragische Zeit auf sie bis zum oben erwähnten Sonntag wartete.

Über Amsterdam führte die Auswanderung nach Johannesburg, wo beide Perls (im Auftrag und mit Hilfe des Freud-Biographen E. Jones) das erste psychoanalytische Institut in Südafrika gründeten und erfolgreiche psychoanalytische Praxen etablierten. Vor allem die Verluste nahezu sämtlicher Familienmitglieder in Deutschland, der Krieg und sein Ende sowie die veränderte politische Situation in Südafrika veranlaßten die um einen Sohn erweiterte Familie Perls zu einer erneuten transkontinentalen Auswanderung: Sie zogen nacheinander (zuerst F. S. Perls 1946 und der Rest der Familie 1947) nach New York um. Dort fand die für die Begründung des Psychotherapieverfahrens Gestalttherapie sowie die für das Verfassen des gleichnamigen Buches entscheidende Begegnung zwischen dem Ehepaar Perls und Paul Goodman statt.

Paul Goodman, ebenfalls jüdischer Abstammung, damals bekannt und gefürchtet als radikaler Literat und Sozialkritiker, stellte für L. und F. S. Perls einen idealen Partner dar. Mit seinem enzyklopädischen Hintergrund, seiner Auseinandersetzung mit der Psychoanalyse sowie in seiner Eigenschaft als Poet und Schriftsteller ergänzte er die beiden Perls nahezu ideal in ihrem Vorhaben, jenseits der Psychoanalyse und Verhaltenswissenschaften einen neuen psychotherapeutischen Ansatz zu konzipieren und zu formulieren.

Bereits in Südafrika, in ihrer »*splendid isolation*«, weit entfernt von der psychoanalytischen Bewegung, setzten sich die beiden Perls kritisch mit der Psychoanalyse auseinander. Als Ergebnis dieser Auseinandersetzung formulierten sie eine Revision der Psychoanalyse, die 1944 als Buch[1] erschien. Viele Ideen, Begriffe, Konzepte und Methoden der späteren Gestalttherapie wurden bereits hier in ihrer Rohform präsentiert.

In dem Zusammenwirken der drei stellte F. S. Perls zweifellos die treibende Kraft auf dem Weg in Richtung zu einer Begründung eines neuen Psychotherapieverfahrens dar. Er war ebenfalls der Hauptinitiator bei dem Vorhaben, ein Buch zu verfassen, welches das Manifest des neuen Ansatzes werden sollte. Als Grundlage für das geplante Buch diente ein von F. S. Perls verfaßtes Manuskript, das leider nach dem Erscheinen des Buches verlorengehen sollte.

Der hier vorliegende theoretische Teil des Buches gilt heute als

[1] Deutsch: Perls, F. S. (1978): Das Ich, der Hunger und die Aggression (6. Aufl. 2000). Stuttgart: Klett-Cotta.

Gemeinschaftsarbeit der drei Begründer der Gestalttherapie, während der praktische Teil als Gemeinschaftsarbeit von F. S. Perls und R. Hefferline gesehen wird.

In unserem Kontext[2] gebührt Paul Goodman besondere Aufmerksamkeit als radikalem Literat und existentiellem Poet. Wir können wohl davon ausgehen, daß er gerade durch seinen originellen Umgang mit der Sprache als literarischem Werkzeug und Medium beim Formulieren seiner und der Perlsschen Ideen diesem Theorieteil die entscheidende Form und Struktur verlieh, und daß er daher eindeutig als dessen Verfasser und auch als Sprachrohr der drei zu nennen ist.

Die Rolle von L. Perls ist dabei am schwierigsten einzuschätzen. Sie wirkte am liebsten im Hintergrund und zeigte keinen Ehrgeiz, im Rampenlicht zu stehen, so daß sie auch darauf verzichtete (wie schon zuvor in Südafrika), als Co-Autorin genannt zu werden.

Der als Co-Autor genannte R. Hefferline, damals *Assistent Professor* und später Professor für Psychologie an der *Columbia University*, beteiligte sich lediglich, wie oben erwähnt, als Co-Autor des praktischen Teils.

Als alle Arbeit getan und alles gesagt war, bestand A. Ceppes, der Verleger, entgegen dem ursprünglichen Plan der Autoren darauf, daß das Buch mit dem praktischen Teil beginnen sollte: ein akademisch ungewöhnliches Vorgehen, diese Umkehrung der Reihenfolge eines Buches, das später bei der Bewertung des Theorieteils zu häufigen Konfusionen führte, die im deutschsprachigen Raum mit der Herausgabe zweier separater Bücher elegant gelöst wurden.

Die Herausgabe des Buches markierte schließlich auch die offizielle Geburtsstunde der Gestalttherapie als einem neuen innovativen psychotherapeutischen Ansatz. Sowohl das Buch als auch der Ansatz können aus heutiger Sicht in der Psychotherapiegeschichte als eine der Übergangskonzeptionen von der Moderne zur sogenannten Post-

---

2 Während das englischsprachige Originalwerk in einem Band erschienen ist, wurde die deutsche Ausgabe in einen Theorieband und einen Praxisband aufgeteilt, wobei es sich bei dem vorliegenden Band um den Theorieband handelt.

moderne angesehen werden. Die oben genannten Autoren bewegen sich weg von der modernen kartesianisch-reduktionistischen Tradition hin zur expliziten Würdigung des Chaos, indem sie die Vergeblichkeit eines Studiums isolierter Teile (Figuren) ohne Berücksichtigung der komplexen Beziehungen zu jeweils neu definierten Ganzheiten betonen. Dabei verleihen die Autoren dem recht vieldeutigen und umstrittenen Begriff der Ganzheit eine zentrale und für damalige Verhältnisse ungewöhnliche soziopolitische und ökologische Bedeutung. Beim genauen Lesen des vorliegenden Buches dürfte ersichtlich werden, daß die Autoren der psychoanalytischen Tradition folgen und sie gleichermaßen überwinden, und daß sie damit einen damals neuen tiefenpsychologischen und dynamischen Ansatz formulieren: Im ersten Teil werden die Leser behutsam auf die Gestalttherapie vorbereitet, indem eine Übersicht und Einführung in die zentralen Begriffe und Konzepte angeboten wird. Der zweite Teil stellt vor allem die philosophischen und soziopolitischen Ideen P. Goodmans dar, und darüber hinaus eine Integration seiner soziopolitischen Feldorientierung und seiner Gesellschaftskritik mit der Assimilationstheorie der beiden Perls. Schließlich wird im dritten Teil das Herzstück des Buches und der Gestalttherapie, die Theorie des Selbst, dargestellt, die deutlich die bereits erwähnte tiefenpsychologische und dynamische Orientierung unterstreicht. Die Tiefe wird in den Modalitäten des Selbst (Es, Ich und Persönlichkeit) und dem Selbst als integrativen und integrierenden Prozeß (»Agens«) ausgedrückt. In der Betonung der Gegensatzstruktur von Organismus und Umweltfeld und der sich daraus ergebenden Spannung und Erregung (z. B. zwischen »Ich« und »Nicht-Ich«) wird der Dynamik Rechnung getragen.

Das neu erschienene Buch und der neue Ansatz fanden zunächst kaum öffentliche Beachtung. Nur ein kleiner Kreis von gleichgesinnten Nonkonformisten trug die spärliche Flamme der Gestalttherapie. Bis Mitte der 60er Jahre verbuchten das Buch und die kleine Gemeinde der Gestalttherapie bescheidene Erfolge, was sich schlagartig änderte, als F. S. Perls 1964 nach Esalen, Big Sur/Kalifornien umzog und dort als großer Meister der *Human Potential*-Bewegung gefeiert wurde und damit die Gestalttherapie weltbekannt machte. Die Popularität der Gestalttherapie sowie die Verkaufszahlen aller Bücher von F. S. Perls nahmen in den 60er und 70er Jahren rasant zu. Das hier vorliegende Buch paßt zwar nicht in diese »wilden« Jahre, in denen eher die technischen Modalitäten im Fokus waren, es wurde jedoch regelmäßig als eine wichtige Referenz im Sinne eines noch nicht gefundenen und gewürdigten Schatzes in einschlägiger Literatur erwähnt. Ab dem Ende der 70er Jahre fand vermehrt eine Diskussion dieses theoretischen Teils im allgemeinen und der Theorie des Selbst im besonderen in der inzwischen internationalen Gemeinde der Gestalttherapie statt.

Zu dieser Zeit (1979) erschien schließlich die deutsche Ausgabe, die diesen grundlegenden Text zur Gestalttherapie auch den interessierten Lesern im deutschsprachigen Raum zugänglich machte. Bedauerlicherweise schlichen sich in der deutschen Übersetzung mehrere Fehler und Mißverständnisse ein, die beim aufmerksamen Lesen und Studium dieses Hauptwerkes, das inzwischen den Ritterschlag zur Pflichtlektüre von der Gestaltgemeinde erhalten hatte, den Gesamteindruck eindeutig negativ beeinflußten. Demzufolge kursierten in Ausbildungskreisen der Gestalttherapie von einigen Kennern der Originalausgabe »korrigierte« Exemplare des hier vorliegenden Textes. Der übersetzte Text erschien manchen kritischen Lesern außerdem auch als nicht mehr zeitgemäß, da in den letzten Jahren eine zwar uneinheitliche, jedoch das Verstehen fördernde deutschsprachige Terminologie der Gestalttherapie etabliert wurde, die es Ende der 70er Jahre in diesem Ausmaß natürlich nicht gegeben hatte. So verwundert es kaum, daß fordernde Stimmen nach einer Neuübersetzung immer lauter wurden.

Die Frage darüber, ob es sinnvoll sei, eine Neuübersetzung dieses an sich komplexen und zweifellos schwierig zu übersetzenden Textes zu wagen, würden wir mit einem klaren »Ja« beantworten.

Unser Hauptanliegen als Übersetzer lag u. a. darin, einerseits das Original in eine für gegenwärtige Zeiten angemessenere Sprache zu bringen, und dabei andererseits der gestalttherapeutischen Terminologie so weit wie möglich zu entsprechen. Darüber hinaus lag uns daran, die Übersetzungsmißverständnisse der ersten Übersetzung fachgerecht zu klären und Fehler zu korrigieren.

Zur Demonstration des eben Gesagten führen wir im folgenden drei exemplarische Beispiele an:

So wird beispielsweise in der ursprünglichen Übersetzung an einigen Stellen (vgl. z.B. Seite 16) der englische Begriff »excitement« irrtümlicherweise als »Spannung« anstelle »Erregung« übersetzt. Hier von Spannung zu sprechen (»tension«), verändert eindeutig den Sinngehalt der Aussage.

Weiterhin wird mehrere Male (u.a. Seite 248) der Fachbegriff »Retroflection« irrtümlicherweise als »Retroflexion« statt »Retroflektion« übersetzt.

Ein weiterer mehrfacher Übersetzungsfehler besteht darin, den Fachbegriff »Egotism« (z.B. Seite 250) mit »Egoismus« zu übersetzen, statt richtiger den Begriff »Egotismus« zu benutzen. – In den letzten beiden Beispielen wird die gestalttherapeutische Fachsprache eindeutig verlassen.

Gegenwärtig, über ein halbes Jahrhundert nach dem hier anfänglich erwähnten Sonntag, präsentiert sich die Gestalttherapie als ein theoretischer und methodischer »Gestalt-Ansatz«, der u.a. in psychotherapeutischen, psychosozialen, pädagogischen, organisationspsychologischen und administrativen Arbeitsfeldern angewendet wird. Das vorliegende Buch ist nach wie vor der grundlegende Text und damit die Pflichtlektüre für jede ernsthafte Auseinandersetzung mit der Gestalttherapie. Es repräsentiert den unerläßlichen philosophischen und theoretischen Referenzrahmen, der immer (noch) neu entdeckt wird, gerade so, als würden seine Quellen und Potentiale unerschöpflich sein. Das Buch hat sich natürlich nicht verändert, wir, die Leser, aber schon; so hoffen wir, mit dieser Neuübersetzung den veränderten Perspektiven der Leser gedient und dazu beigetragen zu haben, daß noch unentdeckte Schätze dieses bemerkenswerten Buches leichter zu finden sind.

Nizza/Göttingen, im April 2006
Milan Sreckovic, Martina Gremmler-Fuhr, Reinhard Fuhr †

TEIL I Einleitung

1. Die Struktur des Wachstums

1. Die Kontaktgrenze

Erfahrung vollzieht sich an der Grenze zwischen dem Organismus und seiner Umwelt, vor allem an der Hautoberfläche und den anderen Sinnesorganen sowie der Motorik. Erfahrung ist die Funktion dieser Grenze, und das, was im psychologischen Sinn real ist, sind die ganzheitlichen Konfigurationen dieser Funktionsweisen, sobald deren Bedeutungen erkannt wurden und deren Handlungsablauf vollzogen ist. Die Ganzheiten der Erfahrung umfassen nicht »alles«, sondern es sind ganz bestimmte einheitliche Strukturen; und psychologisch gesprochen ist alles andere, einschließlich der Vorstellung von einem Organismus und einer Umwelt, eine Abstraktion oder eine mögliche Konstruktion oder eine Möglichkeit, die sich innerhalb dieser Erfahrung als Hinweis auf irgendeine andere Erfahrung ereignet. Wir sprechen davon, daß der Organismus mit der Umwelt in Kontakt tritt, aber der Kontakt selbst ist die erste und unmittelbarste Wirklichkeit. Man kann das direkt spüren, wenn man – statt die Objekte vor sich nur anzuschauen – sich der Tatsache bewußt wird, daß es sich um Objekte in seinem ovalen Blickfeld, das sozusagen unmittelbar an die eigenen Augen anschließt, handelt – es ist tatsächlich das Sehen unserer Augen selbst. Man beachte dann, wie die Objekte in diesem ovalen Blickfeld ästhetische Bezüge in räumlicher und farblicher Hinsicht herzustellen beginnen. Und so kann man es auch bei Tönen »da draußen« erfahren. Die Wurzel von deren Realität ist an der Kontaktgrenze, und an dieser Kontaktgrenze werden sie als einheitliche Strukturen erfahren. Genau so in motorischer Hinsicht: Wenn man sich dessen bewußt ist, daß man einen Ball wirft, rückt die Distanz ganz nah heran und unser motorischer Impuls schnellt rasch an die Oberfläche, um ihn zu treffen. Der Zweck all dieser praktischen Experimente und theoretischen Diskussionen in diesem Buch ist es, die Funktion der Kontaktaufnahme zu analysieren und die Bewußtheit von der Wirklichkeit zu steigern.

Wir verwenden das Wort »Kontakt« – »in Berührung mit« Objekten – als Grundbegriff sowohl für sinnliche Wahrnehmung als auch für motorisches Verhalten. Vermutlich gibt es primitive Organismen, bei denen Bewußtheit und motorische Reaktion ein und dasselbe sind; und bei Organismen höherer Ordnung kann man bei gutem Kontakt immer das Zusammenwirken von sinnlicher Wahrnehmung und Bewegung (und auch von Gefühlen) nachweisen.

2. Interaktion zwischen Organismus und Umwelt

Bei jeder biologischen, psychologischen oder soziologischen Erforschung müssen wir immer bei der Interaktion zwischen dem Organismus und seiner Umwelt beginnen. Es ist beispielsweise nicht sinnvoll, von einem atmenden Lebewesen zu sprechen, ohne Luft und Sauerstoff als Teil der Definition zu berücksichtigen, oder vom Essen ohne Erwähnung der Nahrung, oder vom Sehen ohne das Licht, oder von der Fortbewegung ohne die Schwerkraft und den tragenden Grund, oder vom Reden ohne Kommunikationspartner. Es gibt keine einzige Funktion irgendeines Lebewesens, die ohne Beteiligung von Objekten und Umwelt wirksam wird, ob man die vegetativen Funktionen wie Nahrung oder Sexualität, oder die Wahrnehmungsfunktionen, oder motorische Funktionen, oder Gefühle, oder das Denken selbst im Auge hat. Die Bedeutung von »Ärger« hängt mit einem frustrierenden Hindernis zusammen, die Bedeutung von Nachdenken schließt ein Praxisproblem ein. Wir wollen diese Interaktion zwischen Organismus und Umwelt bei jeder Funktion das »Organismus/Umweltfeld« nennen. Und wir sollten daran denken, daß es sich immer um solch ein Interaktionsfeld handelt, auf das wir uns beziehen, nicht auf ein isoliertes Lebewesen, wie immer wir über Impulse, Triebe usw. nachdenken mögen. Sofern sich der Organismus in einem großen Feld bewegt und über eine komplizierte innere Struktur verfügt, scheint es plausibel zu sein, nur von diesem Organismus selbst zu sprechen – wie beispielsweise von der Haut und was sie umschließt –, aber dies ist schlicht eine Illusion, die auf der Tatsache beruht, daß die Bewegung durch den Raum und die inneren Details die Aufmerksamkeit gegenüber der relativen Stabilität und Einfachheit des Hintergrunds stärker auf sich ziehen.

Der menschliche Organismus und seine Umwelt haben natürlich nicht nur physische, sondern auch soziale Aspekte. Deshalb müssen wir bei jeder humanwissenschaftlichen Untersuchung wie Physiologie, Psychologie oder Psychotherapie von einem Feld sprechen, in dem zumindest soziokulturelle, biologische und physische Faktoren interagieren. Unser Ansatz in diesem Buch ist insofern »einheitlich«, als wir im Einzelnen versuchen, *jedes* Problem eingebettet in ein soziales und biophysisches Feld zu verstehen. Von dieser Position aus können beispielsweise historische und kulturelle Faktoren nicht als Verkomplizierung oder Modifikation einer einfacheren biophysischen Situation verstanden werden; vielmehr sind solche Faktoren ein integraler Bestandteil jeden Problems, mit dem wir uns befassen.

3. Was ist der Gegenstand der Psychologie?

Im Rückblick scheinen die beiden vorhergehenden Abschnitte Offensichtliches und keineswegs Ungewöhnliches zu enthalten. Wir behaupten, daß (1) Erfahrung letztlich Kontakt ist, nämlich die Funktionsweise der Grenze zwischen Organismus und Umwelt, und daß (2) jede menschliche Funktion eine Interaktion in einem sozialen, biologischen und physischen Organismus/Umweltfeld darstellt. Diese beiden Behauptungen sollen nun in ihrem Zusammenwirken betrachtet werden.

Innerhalb der Biologie und der Sozialwissenschaften, die alle von Interaktionen im Organismus/Umweltfeld handeln, *erforscht die Psychologie die Wirkungsweise der Kontaktgrenze im Organismus/Umweltfeld.* Dies ist ein eigenartiger Forschungsgegenstand, und es ist leicht nachvollziehbar, warum es Psychologen immer Schwierigkeiten bereitete, ihren Gegenstand einzugrenzen.[1] Wenn wir von »Grenze« sprechen, meinen wir eine »Grenze zwischen«; aber die Kontaktgrenze, an der die Erfahrung geschieht, *trennt* nicht den Organismus von seiner Umwelt; vielmehr begrenzt sie den Organismus, umschließt und beschützt ihn, und *gleichzeitig* berührt sie die Umwelt. Das heißt, um es auf etwas seltsame Art auszudrücken: die Kontaktgrenze – beispielsweise die empfindsame Haut – ist nicht so sehr Teil des »Organismus«, sondern sie ist im Wesentlichen *das Organ einer bestimmten Beziehung zwischen dem Organismus und seiner Umwelt.* Diese besondere Beziehung ist *Wachstum,* wie wir bald zeigen werden. Was wir spüren, ist nicht die Befindlichkeit des Organs (was Schmerzen bedeuten würde), sondern die Interaktion im Feld. Kontakt ist die Bewußtheit des Feldes oder die Bewegungsreaktion im Feld. Dies ist der Grund, weshalb allein die Kontaktaufnahme, die Funktionsweise der Grenze des Organismus, trotzdem schon vorgeben kann, die Realität zu erfassen, und das ist mehr, als vom Drang oder der Passivität des Organismus zu erwarten wäre. Kontaktaufnahme, Bewußtheit und Bewegungsreaktion wollen wir im umfassenden Sinn verstehen, einschließlich Bedürfnis und Zurückweisung, Annäherung und Vermeidung, Empfinden, Fühlen, Gestalten, Einschätzen, Kommunizieren, Kämpfen usw. – jede Art lebendiger Wechselbeziehung, die an der Grenze in der Interaktion zwischen Organismus und Umwelt geschieht. Alle diese Arten von Kontaktaufnahme sind Gegenstand der Psychologie. (Was »Bewußtsein« genannt wird, scheint eine besondere Art der Bewußtheit zu sein, eine Kontaktfunktion, bei der es Schwierigkeiten und Verzögerungen bei der Anpassung gibt.)

[1] Bei ihrer Nachahmung von Aristoteles beginnen moderne Psychologen (besonders die des 19. Jahrhunderts) einfach bei der Physik der *Gegenstände* der Wahrnehmung, und dann wechseln sie zur Biologie der Sinnesorgane usw. Aber ihnen fehlt Aristoteles' rettende und präzise Einsicht, daß Objekt und Organ im Geschehen des Wahrnehmens identisch sind.

4. Kontakt und Neuartigkeit

Wenn wir uns ein Lebewesen vorstellen, das frei in einer weiten und vielgestaltigen Umwelt umherstreift, dann begreifen wir, daß die Zahl und Reichweite der Kontaktfunktionen außerordentlich hoch sein muß, denn im wesentlichen lebt ein Organismus in seiner Umwelt, indem er seine Unterschiedlichkeit aufrechterhält, und, was noch wesentlicher ist, indem er die Umwelt an seine Unterschiedlichkeit anpaßt; und an dieser Grenze werden Gefahren abgewehrt, Hindernisse überwunden, und das, was assimilierbar ist, wird ausgewählt und angeeignet. Was nun ausgewählt und assimiliert wird, ist immer neu. Der Organismus überlebt, indem er das Neue durch Veränderung und Wachstum assimiliert. Beispielsweise ist Nahrung etwas Ungleichartiges, das – wie Aristoteles es formulierte – zu etwas Gleichem wird; und im Prozeß der Assimilation wird der Organismus seinerseits verändert. Kontakt ist vor allem die Bewußtheit von und das Verhalten gegenüber dem assimilierbaren Neuen und die Zurückweisung des nicht assimilierbaren Neuen. Was ständig vorhanden ist, immer gleich bleibt oder indifferent ist, ist nicht Gegenstand des Kontakts. (Deshalb wird mit den Organen, sofern sie gesund sind, kein Kontakt aufgenommen, denn sie bleiben immer gleich.)

5. Definition von Psychologie und klinischer Psychologie

Wir müssen also zu dem Schluß kommen, daß jeder Kontakt kreativ und dynamisch ist. Es kann sich dabei nicht um Routine oder Stereotypien oder lediglich Bewahrendes handeln, denn Kontakt muß sich mit dem Neuen auseinandersetzen, denn nur das Neue ist nährend. (Aber wie die Sinnesorgane selbst dient die innere kontaktlose Physiologie des Organismus der Erhaltung.) Auf der anderen Seite kann Kontakt das Neue nicht einfach passiv akzeptieren oder sich *nur* an dieses anpassen, denn das Neue muß assimiliert werden. *Jeder Kontakt ist kreative Anpassung zwischen Organismus und Umwelt.* Bewußtes Reagieren im Feld (sowohl im Sinne der Orientierung wie dem der Gestaltung) ist das Agens des Wachstums im Feld. Die Funktion der

Kontaktgrenze im Organismus/Umweltfeld ist Kontakt. Nur durch kreative Anpassung, Veränderung und Wachstum können die komplexen organischen Einheiten in der umfassenderen Einheit des Feldes überleben.

Wir können also definieren: *Psychologie ist die Erforschung der kreativen Anpassung.* Ihre Thematik ist der immer wieder neu erfolgende Wechsel von Neuartigkeit und Routine, der zur Assimilation und zum Wachstum führt.

Klinische Psychologie ist dementsprechend *die Erforschung der Unterbrechung, Verhinderung oder anderer Ereignisse im Prozeß der kreativen Anpassung.* Wir werden beispielsweise Angst als vorherrschenden Faktor bei Neurosen als Folge der Unterbrechung der Erregung (mit gleichzeitiger Atemlosigkeit) beim kreativen Wachstumsprozeß verstehen; und wir werden die verschiedenen neurotischen »Charaktere« als stereotype Muster kennzeichnen, die den flexiblen Prozeß des Umgehens mit dem Neuen einengen. Das, was real ist, ergibt sich fortlaufend im Kontaktprozeß, also bei der kreativen Anpassung zwischen Organismus und Umwelt. Wenn dieser Kontakt nun durch den Neurotiker blockiert wird, ist diese seine Welt »außer Reichweite« und daher zunehmend halluzinatorisch, voller Projektionen, getilgt oder anderweitig irreal.

Kreativität und Anpassung sind polar, sie bedingen sich gegenseitig. Spontaneität ist der Zugriff auf, das Sich Erwärmen für und das Wachsen mit dem, was in der Umwelt interessant und nährend ist. (Unglücklicherweise besteht die »Anpassung« in der Psychotherapie oft in der »Konformität mit dem Realitätsprinzip«, also darin, daß Stereotype ungeprüft übernommen werden.)

6. Die Figur des Kontakts vor dem Hintergrund des Organismus/Umweltfeldes

Kommen wir zurück zu dem anfänglichen Gedanken, daß Erfahrungseinheiten durch bestimmte einheitliche Strukturen gekennzeichnet sind. *Kontakt, also die Tätigkeit, die in Assimilation und Wachstum besteht, ist das Herausbilden einer Figur des Interesses vor einem Hintergrund des Organismus/Umweltfeldes oder des Kontextes.* Die bewußt werdende Figur (Gestalt[2]) entspricht einer klaren, lebhaften Wahrnehmung, einem Bild oder einer Einsicht; motorisch ist es eine anmutige, energische, rhythmische und konsequente Bewegung. In beiden Fällen werden das Bedürfnis und die Energie des Organismus und die wahrscheinlichen Potentiale der Umwelt von der Figur aufgenommen und mit ihr vereint.

Die Figur/Hintergrundbildung[3] ist ein dynamischer Prozeß, bei der die Notwendigkeiten und Ressourcen des Feldes die dominante Figur fortlaufend mit Interesse, Leuchtstärke und Kraft versorgen. Es ist daher sinnlos, sich mit irgendeinem psychologischen Verhalten zu beschäftigen, ohne den soziokulturellen, biologischen und physischen Kontext zu berücksichtigen. Gleichzeitig ist die Figur in besonderer Weise auch psychologischer Natur: Sie besitzt beobachtbare Eigenschaften von Glanz, Klarheit, Einheitlichkeit, Faszination, Anmut, Kraft, Freiheit usw., je nachdem, ob wir es vorwiegend mit Wahrnehmungs-, Gefühls- oder Bewegungskontexten zu tun haben. Die Tatsache, daß die Gestalt spezifische beobachtbare und psychologische Eigenschaften hat, ist von besonderer Bedeutung für die Psychotherapie, denn damit gewinnen wir ein *autonomes Kriterium für die Tiefe und Wirklichkeit* der Erfahrung. Es ist nicht notwendig, Theorien über »normales Verhalten« oder über »Anpassung an die Realität« zur Verfügung zu haben, es sei denn, wir wollen sie erforschen. Wenn die Figur trübe, unklar, reizlos und energielos ist (eine »schwache Gestalt«), können wir sicher sein, daß Kontaktmangel herrscht, irgend etwas in der Umwelt wird ausgeklammert, irgendein vitales Bedürfnis wird nicht ausgedrückt; die Person ist nicht »ganz da«, das

---

2 Der Begriff »Gestalt« wird hier – wie wir meinen irrtümlicherweise – mit »Figur« gleichgesetzt. Im übrigen Werk und in der Tradition der Gestalttherapie wird »Gestalt« jedoch fast ausschließlich für den gesamten Figur/Hintergrundprozeß verwendet – d. Ü.

3 Der Sprachgebrauch in diesem Band schwankt zwischen »Figur/Hintergrund« und »Figur/Grund«. Da mit »Grund« auch der existentielle Grund oder Seins-Grund gemeint sein könnte, verwenden wir einheitlich die Formel »Figur/Hintergrund(-bildung/-prozeß etc.)« – d. Ü.

heißt, ihr gesamtes Feld kann keine Dringlichkeit und keine Ressourcen zur Vollendung der Figur beisteuern.

7. Therapie als Gestaltanalyse

Therapie besteht also darin, die interne Struktur der gegenwärtigen Erfahrung zu analysieren, welchen Grad an Kontakt diese auch immer haben mag. Es geht nicht so sehr darum, *was* erfahren, erinnert, getan, gesagt wird, sondern um das *Wie*, das heißt, wie die Erinnerung ins Gedächtnis geholt wird oder wie das, was gesagt wird, gesagt wird, mit welchem Gesichtsausdruck, welcher Stimmlage, welcher Syntax, welcher Haltung, welchem Affekt, welcher Unterlassung, welcher Beachtung oder Mißachtung der anderen Person usw. Indem man an der Stimmigkeit und Unstimmigkeit der Struktur der Erfahrung im Hier und Jetzt arbeitet, kann man die dynamischen Beziehungen zwischen Figur und Hintergrund wieder herstellen, bis der Kontakt intensiviert, die Bewußtheit erhöht und das Verhalten energievoller wird. Am wichtigsten ist dabei, *daß das Erreichen einer starken Gestalt selbst die Heilung ist, denn die Kontaktfigur ist nicht ein Anzeichen dafür, sondern selbst die kreative Integration der Erfahrung.*

Von Anfang an hat in der Psychoanalyse natürlich eine besondere Gestalteigenschaft, das »Aha-Erlebnis« der Erkenntnis, einen hohen Stellenwert gehabt. Aber es blieb immer ein Geheimnis, warum beispielsweise die »bloße« Bewußtheit einer Erinnerung eine Neurose heilen sollte. Man beachte jedoch, daß mit Bewußtheit nicht ein Gedanke über das Problem gemeint ist, sondern daß diese selbst eine kreative Integration des Problems darstellt. Wir können auch erkennen, warum »Bewußtheit« normalerweise nicht hilft, denn üblicherweise ist es gar keine bewußte Gestalt, kein *strukturierter* Inhalt, sondern bloßer Inhalt, nur eine Verbalisierung oder Erinnerung, und als solche lebt diese nicht von der Energie des gegenwärtigen organischen Bedürfnisses und einer gegenwärtigen Unterstützung in der Umwelt.

8. Zerstörung als Teil der Figur/Hintergrundbildung

Der Prozeß der kreativen Anpassung an neues Material und an neue Umstände geht immer einher mit einer Phase der Aggression und Zerstörung, denn durch Annäherung, Vereinnahmung und Veränderung alter Strukturen wird das Ungleiche gleich gemacht. Wenn eine neue Konfiguration entsteht, werden die alten Gewohnheiten der Kontaktgestaltung des Organismus und der vorherige Zustand dessen, womit man Kontakt aufnimmt, im Interesse des neuen Kontaktes zerstört. Solch eine Zerstörung des *status quo* kann Furcht, Erschrekken und Angst auslösen, die um so größer sind, je neurotisch rigider man ist; aber der Prozeß wird auch begleitet von der Sicherheit, die von der neuen Handlung, die versuchsweise ausgeführt wird, ausgeht. Hier wie überall besteht die einzige Lösung eines menschlichen Problems im versuchsweisen Handeln. Die Angst wird »ertragen«, nicht wegen spartanischer Härte – auch wenn Mut eine schöne und unverzichtbare Tugend ist –, sondern weil die störende Energie nun in die neue Figur fließt.

Ohne das Wiederaufleben von Aggression und Zerstörung wird jede Befriedigung bald zu etwas Vergangenem, und man spürt sie nicht mehr. Was normalerweise als »Sicherheit« bezeichnet wird, ist das Festhalten am Nichtgefühlten, wobei das Risiko des Unbekannten, das mit jeder tiefergehenden Befriedigung einhergeht, vermieden wird, und damit ist auch eine Desensibilisierung und Bewegungshemmung verbunden. Es ist die Furcht vor der Aggression, dem Zerstören und dem Verlust, die natürlich in unbewußter Aggression und Zerstörung mündet und sich sowohl nach außen als auch nach innen wendet. Ein besseres Konzept von »Sicherheit« läge im Vertrauen auf verläßliche Unterstützung, die aus der vorherigen Erfahrung rührt, die man assimiliert und die zum Wachstum beigetragen hat, ohne unerledigte Situationen zu hinterlassen. Aber in solch einem Fall fließt alle Aufmerksamkeit aus dem Grund dessen, was man ist, in die Figur dessen, wozu man wird. Der sichere Zustand ist ohne Anspannung und bleibt unbemerkt; und der sichere Mensch weiß es nie, sondern glaubt immer nur, daß er dem Risiko gewachsen sei.

9. Erregung ist der Beweis für Realität

Kontakt, Figur/Hintergrundbildung, ist eine ansteigende Erregung, voller Gefühl und Engagement; und umgekehrt ist das, wofür man sich nicht engagiert, was nicht gegenwärtig ist, psychologisch nicht real. Die unterschiedlichen Arten von Gefühlen – wie beispielsweise Lust oder verschiedene Emotionen – verweisen auf wechselndes Involviertsein des Organismus in der realen Situation, und dieses Involviertsein ist Teil der realen Situation. Es gibt keine indifferente, neutrale Realität. Die moderne, epidemisch verbreitete wissenschaftliche Überzeugung, daß die meiste oder sogar die gesamte Realität neutral sei, weist auf die Blockierung spontaner Lust und Spielfreude, spontanen Ärgers, spontaner Empörung und Furcht hin (diese Blokkierung, die durch solche sozialen und sexuellen Konditionierungen erzeugt wird, macht eine akademische Persönlichkeit aus).

Emotionen sind das Ergebnis von Vereinheitlichungen oder vereinheitlichenden Tendenzen bestimmter physiologischer Spannungen, die in Beziehung zu günstigen oder ungünstigen Umweltbedingungen auftreten. Als solche eröffnen sie uns unentbehrliche (wenn auch nicht unbedingt angemessene) Erkenntnisse über die Objekte angemessener Bedürfnisse, so wie ästhetische Empfindungen uns letzte (und angemessene) Erkenntnisse über unser Empfinden und deren Objekte vermitteln. Allgemein gesagt: *Involviertsein und die Erregung der Figur/Hintergrundbildung sind unmittelbare Belege für die Existenz des Organismus/Umweltfeldes.* Ein kurzes Nachdenken zeigt, daß dies so sein muß, denn wie sonst könnten Lebewesen Motive haben und sich nach diesen Motiven zielgerichtet verhalten und dabei erfolgreich ein, denn der Erfolg stellt sich ein, wenn wir die Wirklichkeit treffen.

10. Kontakt heißt, die anvisierte Lösung »zu finden und zu realisieren«

Man widmet sich einem gegenwärtigen Problem, und die Erregung steigt, wenn wir uns auf die noch nicht gefundene Lösung zu ewegen. Die Assimilation des Neuen geschieht im gegenwärtigen Augenblick, während er in die Zukunft übergeht. Deren Ergebnis ist nie nur eine Neuordnung der unerledigten Situationen des Organismus, sondern eine Konfiguration, die neues Material aus der Umwelt enthält und die daher von dem, woran man sich erinnern (oder was man vermuten) könnte, verschieden ist, ganz so wie das Werk eines Künstlers auf unvorhersehbare Weise für ihn neu wird, während er das Material bearbeitet.

In der Psychotherapie halten wir daher Ausschau nach der gegenwärtigen Dringlichkeit unerledigter Situationen, und durch Experimentieren mit neuen Haltungen und neuem Material aus der alltäglichen Erfahrung versuchen wir, eine bessere Integration zu erreichen. Der Patient erinnert sich nicht nur, er mischt nicht nur die Karten neu, sondern er »findet und erzeugt« sich selbst. (Die Bedeutung der neuen Bedingungen in der Gegenwart wurde von Freud sehr gut verstanden, wenn er von der unvermeidlichen Übertragung der Fixierungen aus der Kindheit auf die Person des Analytikers sprach; aber die therapeutische Bedeutung besteht nicht darin, daß es die gleiche alte Geschichte ist, sondern gerade darin, daß sie jetzt auf andere Weise als Abenteuer in der Gegenwart durchgearbeitet wird: der Analytiker ist nicht so wie die Eltern. Und es ist leider auch zweifelsfrei wahr, daß bestimmte Spannungen und Blockierungen nicht gelöst werden können, außer dadurch, daß die Umwelt verändert wird und neue Möglichkeiten anbietet. Wenn sich die Institutionen und Sitten ändern würden, wären viele hartnäckige Symptome sehr plötzlich verschwunden.)

11. Das Selbst und seine Identifikationen

Betrachten wir das »Selbst« als System der Kontakte in jedem Augenblick. Als solches ist das Selbst sehr flexibel, denn es variiert mit den vorherrschenden organischen Bedürfnissen und sich aufdrängenden Reizen aus der Umwelt; es ist das System der Reaktionen; es wird im Schlaf schwächer, wenn es weniger Anlässe gibt zu reagieren. Das Selbst ist die Kontaktgrenze in Aktion; seine Aktivität bildet immer wieder neu Figur und Hintergrund.

Wir müssen diese Konzeption des Selbst der unnötigen Vorstellung vom »Bewußtsein« der orthodoxen Psychoanalyse gegenüberstellen, dessen Funktion lediglich darin besteht, den Analytiker zu beachten, ihm zu berichten und mit ihm zu kooperieren, ohne sich einzumischen. Dementsprechend tendieren die revisionistischen Ableger der Schule Freuds, wie beispielsweise die Reichianer oder die Washingtoner Schule, dazu, das Selbst ganz auf das organismische System oder die gesellschaftlichen Interaktionen zu reduzieren. Genau genommen sind dies gar keine Psychologen, sondern Biologen, Soziologen usw. Aber das Selbst ist eben gerade das Integrierende; es ist die *synthetische* Einheit, wie sich Kant ausdrückte. Es ist der Lebenskünstler. Es ist nur ein kleiner Faktor im gesamten Organismus/Umweltfeld, aber es spielt die entscheidende Rolle dabei, die Bedeutungen zu finden und zu erzeugen, durch die wir wachsen können.

Die Beschreibung psychischer Gesundheit und Krankheit ist einfach. Es ist eine Sache der Identifikationen und Entfremdungen[4] des Selbst: Wenn sich jemand mit seinem gestaltenden Selbst identifiziert, seine kreative Erregung und sein Streben nach der künftigen Lösung nicht blockiert; und umgekehrt, wenn er das zurückweist, was organisch nicht zu ihm gehört und daher nicht von vitalem Interesse sein kann, sondern nur den Figur/Hintergrundprozeß unterbricht, dann ist er im psychologischen Sinn gesund, denn er nutzt seine besten Kräfte und tut das Beste, was er unter den schwierigen Bedingungen in dieser Welt tun kann. Wenn er im Gegensatz dazu von sich selbst entfremdet ist und seine eigene Spontaneität wegen falscher Identifikationen unterdrückt, dann wird sein Leben dumpf, verwirrend und schmerzvoll. Das System der Identifikationen und Entfremdungen nennen wir das »Ich«.[5]

---

[4] Die Begriffe »*alienate*«, »*alienation*« kommen sehr häufig in diesem Werk vor und werden, wie hier, meist als Gegensatz zu »integrieren«, »Integration« verwendet. Die klassische Übersetzung dieser Begriffe ins Deutsche als »entfremdet«, »Entfremdung« ist nur in seltenen Fällen passend; daher verwenden wir meist entsprechende Begriffe wie »abweisen«, »zurückweisen«, »sich distanzieren« usw. – d. Ü.

[5] In der psychologischen Sprache kann im Englischen »*ego*« sowohl »Ich« als auch »Ego« bedeuten. Da in diesem Band jedoch später von den »Ichfunktionen« ge-

Aus dieser Perspektive ist unsere Therapiemethode folgende: Es geht darum, das Ich, also die verschiedenen Identifikationen und Entfremdungen, durch Experimente mit absichtsvoller Bewußtheit in seinen verschiedenen Funktionen zu stärken, bis das Gefühl dafür, daß »ich es bin, der denkt, wahrnimmt, fühlt und dies und jenes tut« spontan wiederbelebt wird. An dieser Stelle kann der Patient allein weitermachen.

sprochen wird und die Verwendung von »*ego*« auch vom psychoanalytischen Begriff »Ego« abweicht, wird durchgehend »Ich« verwendet – d. Ü.

2. Unterschiede in den verschiedenen Ansätzen und Therapieformen

1. Gestalttherapie und Trends in der Psychoanalyse

Die Psychotherapie, die wir im vorherigen Kapitel charakterisiert haben, betont folgende Aspekte: Konzentration auf die Struktur der aktuellen Situation; Bewahren der Integrität der gegenwärtigen Situation durch das Auffinden der intrinsischen Beziehungen zwischen soziokulturellen, biologischen und physischen Faktoren; Experimentieren; Fördern der kreativen Kraft des Patienten durch Neuintegration der abgespaltenen Elemente.

Es mag für den Leser an dieser Stelle hilfreich sein, darauf hinzuweisen, daß jedes dieser Elemente aus der Geschichte der Psychoanalyse bekannt ist; und allgemein gesagt, entspricht die Synthese dieser Elemente dem gegenwärtigen Trend. Wenn Freud mit der Übertragung verdrängter Gefühle auf den Analytiker arbeitete, dann arbeitete er die gegenwärtige Situation durch; und jene, die von »interpersoneller« Praxis sprechen, indem sie die Struktur des gegenwärtigen Gesprächs analysieren, tun es noch nachhaltiger und systematischer. Die meisten Analytiker praktizieren heute »Charakteranalyse«, die zuerst von Reich systematisch entwickelt wurde, und diese besteht vor allem darin, daß man die Blockierungen in der Struktur des gegenwärtigen beobachtbaren Verhaltens auflöst, indem man sie analysiert. Und hinsichtlich der Struktur des Gedankens und der Vorstellung belehrte uns Freud in seiner unübertroffenen *Traumdeutung*, denn jede symbolische Interpretation konzentriert sich auf die Struktur des Inhalts. Gute Ärzte leisten mehr als nur Lippenbekenntnisse für die psychosomatische Einheit und die Einheit von Gesellschaft und Individuum. Experimentelle Methoden wiederum, vom primitiven »Ausagieren« und Ferenczis »aktiver Methode« bis hin zur neueren

»Vegeto-Therapie« und dem »Psychodrama«, wurden in verschiedener Weise eingesetzt, nicht nur für kathartische Spannungsentladung, sondern auch für Neu-Lernen. Und schließlich haben sich auch Jung, Rank, fortschrittliche Erzieher, Spieltherapeuten und andere vielfach auf den kreativen Ausdruck als Mittel der Reintegration gestützt; und besonders Rank setzte auf den kreativen Akt als Ausdruck psychologischer Gesundheit selbst.

Was wir dem hinzufügen, ist schlicht folgendes: Wir bestehen auf der Reintegration von normaler und klinischer Psychologie, und damit auf der Neubewertung dessen, was als normales psychologisches Funktionieren anzusehen ist. Um es etwas dramatischer auszudrücken: Von Anfang an hat Freud auf die neurotischen Elemente im Alltagsleben hingewiesen, und er und andere haben schrittweise die irrationale Grundlage vieler Institutionen aufgedeckt; nun schließt sich der Kreis, und wir wagen zu behaupten, daß die Erfahrung einer Psychotherapie und die Reintegration neurotischer Strukturen oft besser Auskunft über die Wirklichkeit geben als die neurotische Normalität.

Grob gesagt haben wir behauptet, daß der Trend in der Psychotherapie in Richtung einer Konzentration auf die Strukturen der gegenwärtigen Situation verläuft. Auf der anderen Seite gibt es in der Psychotherapie (und ihrer Geschichte) unseres Erachtens Unterschiede, wie wir die aktuelle Situation begreifen. Und je mehr sich die Psychotherapie auf das aktuelle Hier und Jetzt konzentriert, desto weniger befriedigend erscheinen uns die üblichen wissenschaftlichen, politischen und persönlichen Vorurteile darüber, was »Realität« in perzeptiver, sozialer oder moralischer Hinsicht sein soll. Betrachten wir doch nur, wie ein Arzt, der sich darauf konzentriert, »den Patienten an die Realität anzupassen«, im Verlauf seiner Praxis (und diese Art von Praxis hält nun schon ein halbes Jahrhundert lang an) herausfinden könnte, daß sich die »Realität« sehr von seinen eigenen oder den allgemein üblichen Vorurteilen unterscheidet; und dann muß er seine Ziele und Methoden verändern.

In welcher Richtung muß er sie verändern? Muß er eine neue Norm für die menschliche Natur vorschlagen und versuchen, seine Patienten an diese anzupassen? Eben dies haben einige Therapeuten getan. In diesem Buch versuchen wir etwas Bescheideneres: Wir wollen die Entwicklung der aktuellen Erfahrung als dasjenige betrachten, was uns selbst die Kriterien liefert; das heißt, wir betrachten die dynamischen Strukturen der Erfahrung nicht als Schlüssel für irgendein unbekanntes »Unbewußtes« oder als ein Symptom, sondern selbst als das Wichtigste. Das heißt, daß wir beim psychologischen Denken nicht auf die Vorurteile über normal und unnormal zurückgreifen, und daß aus dieser Perspektive Psychotherapie keine Reparaturmethode, sondern ein Ansatz für Wachstum ist.

2. Gestalttherapie und Gestaltpsychologie

Betrachten wir nun die andere Seite unserer Beziehung zur Psychologie des Normalen. Wir arbeiten mit den wichtigsten Erkenntnissen der Gestaltpsychologie: die Beziehung zwischen Figur und Hintergrund; die Bedeutung, die der gesamte Kontext der Situation bei der Interpretation des Zusammenhalts oder der Aufspaltung einer Figur spielt; die klar strukturierte Ganzheit, die nicht übermäßig einheitlich, aber auch nicht nur ein Atom ist; die aktive Gestaltungskraft bedeutungsvoller Ganzheiten und die natürliche Tendenz zur Einfachheit der Form; die Tendenz unabgeschlossener Situationen zur Vollendung. Was können wir dem noch hinzufügen?

Nehmen wir beispielsweise den ganzheitlichen Ansatz, der die nicht reduzierbare Einheit des soziokulturellen, biologischen und physikalischen Feldes jeder konkreten Erfahrung ernst nimmt. Das ist natürlich die Hauptthese der Gestaltpsychologie: Die als einheitliche Ganzheiten auftretenden Phänomene müssen ihre Ganzheit bewahren können, und beim Analysieren können sie nur um den Preis in einzelne Teile zerlegt werden, daß man das vernichtet, was man untersuchen will. Wenn man diese Hypothese hauptsächlich auf Laborsituationen für Wahrnehmung und Lernen, wie sie von normalen Psychologen durchgeführt werden, anwendet, entdeckt man viele hübsche Wahrheiten; man kann auch die Unangemessenheit des Assoziationismus und der Reflexpsychologien aufzeigen usw. Aber man ist davor bewahrt, die üblichen wissenschaftlichen Annahmen zu energisch zurückzuweisen, denn die Laborsituation selbst setzt die Grenzen dessen, wie weit man sein Denken und Forschen treiben will. *Diese* Situation ist der gesamte Kontext, der die Bedeutung dessen bestimmt, was an Entdeckungen auftaucht, und was innerhalb dieser Begrenzungen auftaucht, ist die seltsam formale und statische Qualität des größten Teils der Gestalttheorie. Wenig wird über die dynamische Beziehung von Figur und Hintergrund gesagt oder über die sich aufdrängende Sequenz, in der eine Figur selbst zum Hintergrund für die nächste auftauchende Figur wird, bis es zu einem Höhepunkt des Kontaktgeschehens und zur Befriedigung kommt und die lebendige Situation *wirklich* zu einem Abschluß gelangt.

Aber wie *könnte* viel über diese Dinge gesagt werden? Denn eine kontrollierte Laborsituation ist nicht wirklich eine lebendige, herausfordernde Situation. Der einzige, der lebhaft betroffen ist, ist der Versuchsleiter selbst, aber sein Verhalten ist nicht Gegenstand der Untersuchung. Statt dessen haben die Gestaltpsychologen mit ihrem löblichem Eifer für Objektivität und manchmal mit komisch anmutenden Beschwörungen der reinen Lehre alles vermieden, was leidenschaftlich und interessant ist; sie haben die Untersuchung und Lösung von nicht wirklich wichtigen menschlichen Problemen betrieben. Sie scheinen tatsächlich oft davon auszugehen, daß alles im gesamten Feld wichtig sei, außer dem, was menschlich interessant ist. Letzteres ist »subjektiv« und irrelevant! Andererseits aber bringt nur das Interessante eine starke Struktur hervor. (Im Hinblick auf Tierexperimente sind solche Faktoren wie Dringlichkeit und Interesse nicht irrelevant, insbesondere, da Affen und Hühner keine solch sanftmütigen Versuchstiere sind.)

Das Ergebnis war natürlich, daß die Gestaltpsychologie selbst irrelevant blieb und abgeschnitten wurde von den aktuellen Trends in der Psychologie, in der Psychoanalyse und den Abkömmlingen der Psychoanalyse, denn diese konnten den drängenden Forderungen – der Therapie, Pädagogik, Politik, Kriminologie usw. – nicht ausweichen.

3. Die Psychologie des »Bewußten« und »Unbewußten«

Die Tatsache jedoch, daß die Gestaltpsychologie von den Psychoanalytikern übergangen wurde, hat sich sehr ungünstig ausgewirkt, denn die Gestaltpsychologie stellt eine adäquate Theorie der Bewußtheit zur Verfügung, und von Anfang an war die Psychoanalyse trotz der Tatsache, daß die Steigerung der Bewußtheit immer eines ihrer Hauptziele war, durch eine inadäquate Theorie der Bewußtheit beeinträchtigt. Die verschiedenen Therapieschulen haben sich auf unterschiedliche Methoden zur Intensivierung der Bewußtheit konzentriert, ob auf Sprache oder mimetische Muskelübungen oder Charakteranalyse oder experimentelle soziale Situationen oder auf den Königsweg der Traumdeutung.

Beinahe von Anfang an erfaßte Freud weitreichende Wahrheiten über das »Unbewußte«, und diese haben sich ausgebreitet in Form brillanter Einsichten über die psychosomatische Einheit und den Charakter des Menschen oder die zwischenmenschlichen Beziehungen in der Gesellschaft. Aber irgendwie fügen sich diese Einsichten nicht zu einer befriedigenden Theorie des Selbst zusammen, und dies hängt, wie wir glauben, mit dem Mißverständnis des sogenannten »bewußten« Lebens zusammen. Bewußtsein wird in der Psychoanalyse und den meisten ihrer Ableger (mit Ausnahme von Rank) immer noch für etwas gehalten, was Eindrücke passiv empfängt oder diese additiv aneinanderfügt, oder was diese rational verarbeitet und verbalisiert. Es ist das, was passiv bewegt wird, was reflektiert, redet – aber nicht handelt.

In diesem Buch untersuchen wir nun als Psychotherapeuten, die sich auf die Gestaltpsychologie beziehen, die Theorie und Methode der kreativen Bewußtheit, also der Figur/Hintergrundbildung als konsistenten Kern der sehr wirksamen, aber verstreuten Einsichten über das »Unbewußte« und der inadäquaten Auffassung vom »Bewußten«.

4. Reintegration der Psychologien des »Bewußten« und des »Unbewußten«

Wenn wir jedoch auf der einheitlichen These, auf der Kreativität strukturierter Ganzheiten usw. bestehen, und zwar nicht in einer belanglosen Laborsituation, sondern in der herausfordernden Situation der Psychotherapie, der Pädagogik, der persönlichen und sozialen Beziehungen, dann finden wir uns plötzlich bei einer sehr weitgehenden Position wieder – wir werden sehr weit weggezogen und weit vorangetrieben – indem wir viele allgemein akzeptierte Annahmen, Unterscheidungen und Kategorien, die »das, was sie untersuchen wollen, in kleine Stücke zerteilen und dadurch vernichten«, als grundsätzlich unannehmbar zurückweisen. Statt Wahrheiten über die Natur des Falles aufzudecken, sind gerade sie der Ausdruck der neurotischen Spaltungen im Patienten und in der Gesellschaft. Und wenn sich die Aufmerksamkeit auf grundlegende Annahmen richtet, die neurotisch sind, erzeugt dies Angst (bei den Autoren ebenso wie bei den Lesern).

Bei der neurotischen Spaltung wird ein Teil unbewußt gehalten, oder er wird nüchtern registriert, aber von jeder Anteilnahme ausgeschlossen, oder beide Teile werden sorgfältig voneinander getrennt, als ob sie nichts miteinander zu tun hätten, und auf diese Weise vermeidet man Konflikte und erhält den Status quo. Aber wenn man die Bewußtheit in einer herausfordernden gegenwärtigen Situation, sei es in der Arztpraxis oder im realen Leben, auf die unbewußten Anteile oder auf die »irrelevanten« Verknüpfungen konzentriert, entsteht Angst als Folge der Blockierung der kreativen Vereinigung. Die Behandlungsmethode zielt darauf ab, mit der gegenwärtigen Krise immer besser in Kontakt zu kommen, bis man den Sprung ins Unbekannte wagt und sich mit der dann auftauchenden kreativen Integration der Aufspaltung identifiziert.

5. Der Aufbau des Buches

Dieses Buch konzentriert sich auf eine Reihe solcher grundlegenden neurotischen Dichotomien in der Theorie und versucht diese zu interpretieren, was uns bis zur Theorie des Selbst und dessen schöpferischer Tätigkeit führt. Wir beginnen bei Problemen der primären Wahrnehmung und der Realität und gelangen über einige Überlegungen zur menschlichen Entwicklung und zur Sprache zu gesellschaftlichen und moralischen Problemen sowie zu Problemen der Persönlichkeit.

Wir werden nach und nach die Aufmerksamkeit auf die folgenden neurotischen Dichotomien richten, von denen einige universell verbreitet sind, andere sich im Laufe der Geschichte der Psychotherapie aufgelöst haben, aber trotzdem anderweitig noch Geltung haben, und (natürlich) einige Vorurteile der Psychotherapie selbst darstellen.

»*Körper* und *Geist*«: Diese Spaltung ist immer noch weit verbreitet, obwohl die psychosomatische Einheit unter den besten Ärzten vollständig anerkannt wird. Wir werden zeigen, daß dies die Ausübung einer Gewohnheit und unbewußten Kontrolle angesichts chronischer Bedrohung ist, insbesondere einer Bedrohung des organischen Funktionierens, die diese lähmende Aufspaltung unausweichlich und fast endemisch werden läßt, was schließlich zur Freudlosigkeit und Dumpfheit unserer Kultur führt (Kapitel 3).

»*Selbst*« und »*äußere Welt*«: Diese Trennung ist ein allgemeiner Glaubenssatz der westlichen Wissenschaft. Sie geht mit der vorhergehenden Spaltung einher, aber vielleicht mit noch stärkerer Betonung der Bedrohungen politischer und interpersoneller Art. Unglücklicherweise waren diejenigen, die die Absurdität dieser Trennung in der Geschichte der jüngeren Philosophie nachgewiesen haben, selbst entweder mit einer Art Mentalismus oder mit Materialismus infiziert (Kapitel 3 und 4).

»*Emotional*« (subjektiv) und »*real*« (objektiv): Diese Spaltung ist wieder ein allgemeiner wissenschaftlicher Glaubenssatz, der eng verquickt ist mit dem vorherigen. Sie ist das Ergebnis der Vermeidung von Kontakt und Involviertsein und der absichtlichen Trennung der sinnlichen von den motorischen Funktionen. (Die jüngere Geschichte der Soziologie mit ihren statistischen Methoden zeigt, wie diese Vermeidungen zu einer Kunst erhoben wurden.) Wir werden zeigen, daß das Reale eng mit Involviertsein und »Engagement« verknüpft ist (Kapitel 4).

»*Infantil*« und »*reif*«: Diese Spaltung ist eine Berufskrankheit der Psychotherapie selbst, die in den Persönlichkeiten der Psychotherapeuten und in der sozialen Rolle, die der »Heilbehandlung« zukommt, ihren Ursprung hat: Auf der einen Seite ist sie eine quälerische Beschäftigung mit der fernen Vergangenheit, auf der anderen Seite ist sie der Versuch, sich einem Normalzustand der Realität der Erwachsenen anzupassen, der es nicht wert ist, daß man sich ihm anpaßt. Kindliche Wesenszüge werden entwertet, wenngleich deren Fehlen die Erwachsenen abtötet; andere Wesenszüge werden reif genannt, obwohl sie Introjektionen von Neurosen Erwachsener darstellen (Kapitel 5).

»*Biologisch*« und »*kulturell*«: Diese Dichotomie, deren Aufhebung der Hauptgegenstand der Anthropologie ist, wurde in den letzten Jahrzehnten in eben dieser Anthropologie festgeschrieben, so daß die menschliche Natur (ganz abgesehen vom idiotischen Rassismus der einen Seite) vollkommen relativiert und zu einem Nichts wurde, als wäre sie unendlich formbar. Wir werden zeigen, daß dies das Ergebnis einer neurotischen Faszination von Artefakten und Symbolen und deren Politik und Kultur ist, als ob diese ein Eigenleben führen würden (Kapitel 6).

»*Lyrik*« und »*Prosa*«: Diese Spaltung, die durchgängig bei allem Vorherigen eine Rolle spielte, ist die Folge neurotischer Verbalisierungen (und ähnlicher Ausdrucksformen aus zweiter Hand) und dem Ekel vor dem Verbalisieren als Reaktion darauf, und es verführt einige neuere Semantiker und Erfinder von Wissenschafts- und Grundsprachen zur Abwertung der menschlichen Redeweise, als ob wir genug andere Kommunikationsmittel hätten. Die gibt es jedoch nicht, vielmehr herrscht eine Kommunikationsstörung vor. Universelle Begriffe werden wiederum als mechanische Abstraktionen verwendet, statt als Ausdrucksformen für Einsichten. Und ebenso wird Lyrik (und bildende Kunst) immer isolierter und obskurer (Kapitel 7).

»*Spontan*« und »*absichtlich*«: Allgemeiner gesagt glaubt man, daß das Unmittelbare und die Inspiration nur bei speziellen Individuen in seltsamen emotionalen Zuständen oder auch bei Menschen auf Parties und unter Alkoholeinfluß oder Haschisch vorkommt, statt es als Qualität jeder Erfahrung anzuerkennen. Und dementsprechend nimmt man an, überlegtes Verhalten richte sich auf Dinge, die man sich nicht aufgrund einer Laune aneignet, sondern die gut für etwas anderes sind (so daß sogar das Vergnügen nur als Mittel für Gesundheit und Erfolg ertragen wird). »Man selbst sein« bedeutet, daß man unklug handelt, als ob das Begehren an sich keinen Sinn machen könnte; und »vernünftig handeln« heißt, daß man sich zurückhält und sich langweilt.

»*Persönlich*« und »*sozial*«: Diese übliche Trennung ruiniert weiterhin unser Gemeinschaftsleben. Sie ist Wirkung und Ursache zugleich von der Art der Technologie und Ökonomie, die wir haben, mit ihrer Trennung zwischen »Arbeit« und »Hobby« – Beruf und Berufung sind jedoch unbekannt –; und von unserer ängstlichen Bürokratie und inauthentischen Kampfpolitik. Es ist den interaktionellen Therapeuten zu verdanken, daß sie diese Spaltung zu heilen versuchen, doch auch diese Schule erreicht gewöhnlich nur formale und symbolische, statt wirkliche soziale Befriedigung (Kapitel 8 und 9).

»*Liebe*« und »*Aggression*«: Diese Spaltung war schon immer die Folge von frustrierten Triebimpulsen und von Gewalt gegen sich selbst, indem Feindseligkeit gegen das eigene Selbst gerichtet und reaktive, leidenschaftslose Milde sehr geschätzt wird, während doch nur ein Freisetzen der Aggression sowie des Willens, die alte Situation zu zerstören, den erotischen Kontakt wieder herstellen könnte. Aber in den letzten Jahrzehnten wurde diese Situation durch eine neue

Wertschätzung der sexuellen Liebe verkompliziert, während gleichzeitig die verschiedenen aggressiven Triebe als antisozial gebrandmarkt wurden. Die Qualität der sexuellen Befriedigung kann vielleicht daran gemessen werden, daß die Kriege, die wir stumm hinnehmen, immer destruktiver und gleichzeitig weniger zornig werden (Kapitel 8 und 9).

»*Bewußt*« und »*unbewußt*«: Wenn wir diese bemerkenswerte Spaltung, die auch noch durch die Psychoanalyse perfektioniert wurde, absolut nehmen, wäre jede Psychotherapie im Grunde unmöglich, da kein Patient etwas über sich lernen kann, wovon er nichts wissen kann bzw. was für ihn nicht erfahrbar ist. (Er ist sich der Verzerrungen in der Struktur seiner aktuellen Erfahrung durchaus bewußt oder kann sich dieser bewußt werden.) Diese theoretische Spaltung geht einher mit einer Unterschätzung der Realität des Traums, der Halluzination, des Spiels und der Kunst und einer Überschätzung der Realität des kontrollierten Redens, der Gedanken und der Introspektion; und im allgemeinen auch mit der absoluten Freudschen Teilung zwischen »primären« (sehr frühen) Gedankenvorgängen und »sekundären« Prozessen. Dementsprechend werden das »Es« und das »Ich« nicht als alternative Strukturen des Selbst angesehen, die nur graduell unterschieden sind – das eine als eine extreme Entspannung und freie Assoziation, das andere als eine extrem durchgeplante Organisation zum Zweck der Identifikation –, doch dieses Bild wird einem in jedem Augenblick der Psychotherapie angeboten (Kapitel 10-14).

6. Die kontextuelle Argumentationsmethode

Die neurotischen Dichotomien, die wir zuvor erläuterten, sind – auch in der hier präsentierten Reihenfolge – die wichtigsten, die wir versuchen wollen aufzulösen. Im Zusammenhang mit diesen und anderen »falschen« Unterscheidungen verwenden wir eine Argumentationsmethode, die auf den ersten Blick unfair erscheinen mag; das ist jedoch unvermeidlich und stellt selbst eine Übung im Gestaltansatz dar. Wir nennen sie »kontextuelle Methode« und kommen gleich darauf zu sprechen, so daß der Leser sie in der Anwendung wiedererkennen kann. Fundamentale theoretische Irrtümer sind mit Sicherheit persönlichkeitsbedingt, also das Ergebnis von neurotischer Fehlerhaftigkeit in der Wahrnehmung, im Gefühl und im Handeln. (Dies ist ganz offensichtlich, denn jede grundlegende Situation liefert implizit den Beweis dafür, außer man will oder kann es nicht bemerken.) Ein fundamentaler theoretischer Irrtum ist schon auf bedeutsame Weise in der Erfahrung des Beobachters *vorgegeben;* er muß das irrtümliche Urteil im guten Glauben so fällen; und eine bloß »wissenschaftliche« Widerlegung durch Beweis des Gegenteils ist zwecklos, denn er *erlebt* diesen Beweis nicht in seiner nötigen Bedeutung – er sieht nicht, was du siehst, es entgleitet ihm, erscheint irrelevant, er erklärt es weg usw. Die einzig hilfreiche Argumentationsweise besteht dann darin, daß man den Blick auf den gesamten Kontext des Problems einschließlich der Bedingungen, wie es erfahren werden kann, auf das soziale Umfeld und die persönlichen »Abwehrmechanismen« des Beobachters, richtet. Das bedeutet, daß man die eigene Meinung und das Festhalten an ihr einer Gestaltanalyse unterzieht. Ein grundlegender Irrtum kann nicht widerlegt werden – ein starker Irrtum ist tatsächlich besser, wie der Heilige Thomas sagt, als eine schwache Wahrheit – er kann nur geändert werden, wenn man die Bedingungen der unmittelbaren Erfahrung ändert.

Unsere Methode ist also folgende: Wir zeigen, daß der Beobachter unter seinen Bedingungen zu dieser Meinung kommen *muß*, und dann eröffnen wir durch spielerisches Bewußtmachen der einschränkenden Bedingungen einen Raum für ein besseres Urteil (bei ihm und bei uns). Wir sind uns dessen bewußt, daß dies einer Argumentationsweise *ad hominem* entspricht, nur ist es sehr viel offensiver, denn wir nennen unseren Gegner nicht nur einen Schurken, sondern wir helfen ihm auch wohlwollend, seine Denkweise zu korrigieren. Durch diese unfaire Argumentationsmethode glauben wir, einem Gegner mehr Gerechtigkeit widerfahren zu lassen als mit der üblichen wissenschaftlichen Polemik, denn wir sind uns von Anfang an bewußt, daß ein starker Irrtum bereits ein kreativer Akt ist, der für denjenigen, der ihn vertritt, irgendein bedeutsames Problem *lösen* muß.

7. Die kontextuelle Methode in ihrer Anwendung auf psychotherapeutische Theorien

Wenn wir aber behaupten und dies zu belegen versuchen, daß Psychotherapie von anderen als den üblichen Vorstellungen ausgeht, dann müssen wir auch sagen, was Psychotherapie für uns ist, nämlich ein Prozeß des Werdens. In den folgenden Kapiteln werden wir daher immer wieder auf spezielle Einzelheiten der psychotherapeutischen Praxis zu sprechen kommen, während wir weiterhin viele allgemeine Vorstellungen kritisieren werden, denn der Zugang zu jeder neuen Stufe einer grundlegenden Sichtweise macht einen Unterschied für die Ziele und Methoden in der Praxis.

Es gibt eine enge Wechselbeziehung zwischen einer Theorie, einer Vorgehensweise und dem, was man dabei entdeckt. Dies gilt natürlich für jeden Forschungsbereich, wird aber sehr leicht in den Polemiken zwischen den Psychotherapieschulen übersehen, so daß es zu unsinnigen Anschuldigungen böser Absichten oder gar geistiger Umnachtung kommt. Die Haltung und der Charakter eines Therapeuten (einschließlich seiner eigenen Ausbildung) bestimmen seine theoretische Orientierung, und seine klinischen Methoden entspringen sowohl seiner Haltung als auch seiner Theorie; aber auch die Bestätigung, die man für seine Theorie bekommt, entspringt der Methode, die man anwendet, denn die Methode (und die Erwartung des Therapeuten) bringt teilweise die Ergebnisse hervor, ganz so, wie der Therapeut einst ja auch als Trainee ausgerichtet wurde. Die Wechselbeziehung muß auch im Kontext der sozialen Selektion der Patienten gesehen werden, woraus jede Schule dann ihr Beobachtungsmaterial gewinnt, sowie im Kontext der verschiedenen Heilverfahren und der jeweiligen Haltung in bezug auf die soziale Bewertung »angemessenen« Verhaltens und erreichbaren Glücks. All dies liegt in der Natur der Dinge, und es ist besser, dies zu akzeptieren, statt sich darüber zu beklagen und es zu verurteilen.

In diesem Buch erkennen wir eine Reihe unterschiedlicher Theorien und Techniken vorbehaltlos als wirkungsvolle Ansätze an. Sie sind im Gesamtfeld von Bedeutung, wie unvereinbar sie deren Vertretern auch erscheinen mögen. Sie müssen trotzdem kompatibel sein, wenn man es für möglich hält, daß durch Akzeptanz und offenen Konflikt eine Synthese entsteht. Denn wir glauben, daß die Besten unter ihnen weder dumm noch böswillig sind; und da wir in der gleichen Welt leben, muß es irgendwo eine kreative Einheit geben. Tatsache ist, daß es im Zuge der Behandlung oft notwendig ist, den vorherrschenden Zugang zu verschieben vom Charakter zur Muskelspannung, zu den Sprachgewohnheiten, zur emotionalen Verbindung, zu einem Traum und wieder zurück. Wir glauben, daß es möglich ist, ein zielloses Kreisen zu vermeiden, wenn man alle diese Ansätze, die vielfältige Zusammenhänge verdeutlichen, akzeptiert und sich auf die Strukturen des Figur/Hintergrundprozesses konzentriert sowie offene Möglichkeiten für eine schrittweise Integration des Selbst schafft.

8. Schöpferische Anpassung in der Struktur des künstlerischen Schaffens und im Kinderspiel

Als Beispiele für eine fortschreitende Integration werden wir oft auf Künstler und künstlerisches Schaffen sowie auf das Kinderspiel zurückgreifen.

Die Bezugnahmen auf Künstler und Kinderspiel in der psychoanalytischen Literatur sind auf amüsante Weise inkonsistent. Einerseits werden diese Gruppen durchgängig als »spontan« herausgehoben, und Spontaneität wird als zentrales Moment für Gesundheit angesehen; in einer erfolgreichen therapeutischen Sitzung gilt eine Einsicht wegen ihrer Spontaneität als heilsam. Auf der anderen Seite werden Künstler ausnahmslos als neurotisch gekennzeichnet, und Kinder sind – infantil. Die Psychologie der Kunst stand immer auch in einem problematischen Verhältnis zur übrigen psychoanalytischen Theorie, indem sie auf merkwürdige Weise bedeutsam und doch mysteriös war. Denn warum ist der Traum des Künstlers anders als jeder andere Traum? Und warum ist die bewußte künstlerische Überlegung wertvoller als jede andere bewußte Überlegung?

Des Rätsels Lösung ist recht einfach. Der wichtige Beitrag der Psychologie der Kunst besteht nicht im Traum und auch nicht im kritischen Bewußtsein; vielmehr liegt er (wo Psychoanalytiker nicht danach suchen) in der konzentrierten Sinneswahrnehmung und im spielerischen Umgang mit dem materiellen Medium. Mit hellwacher Sinneswahrnehmung und dem Spiel mit dem Medium als Kern der Arbeit akzeptiert der Künstler seinen Traum und nutzt seine kritischen Überlegungen; und so verwirklicht er spontan eine objektive Form. Der Künstler ist sich dessen, was er tut, voll *bewußt* – nachdem es vollendet ist, kann er uns im einzelnen die Schritte demonstrieren; er ist bei der Arbeit nicht unbewußt, aber er ist auch nicht vorwiegend mit Überlegungen beschäftigt. Seine Bewußtheit ist in einer Art mittlerem Modus, weder aktiv noch passiv, sondern die Bedingungen akzeptierend, sich der Aufgabe hingebend, und er *wächst* der Lösung entgegen. Bei Kindern ist es genauso: Durch ihre hellwache Sinneswahrnehmung und das freie, scheinbar ziellose Spiel wird es möglich, daß die Energie spontan fließt und so zauberhafte Erfindungen hervorbringt.

In beiden Fällen ist es die sensomotorische Integration, das Akzeptieren des Impulses und der aufmerksame Kontakt mit dem neuen Material der Umgebung, die zu wertvoller Arbeit führen. Dies sind jedoch recht spezielle Beispiele. Sowohl Kunstwerke als auch kindliches Spiel gehen wenig zu Lasten des sozialen Reichtums und haben normalerweise keine zerstörenden Konsequenzen. Kann eben dieser mittlere Modus von Akzeptanz und Wachstum auch bei »ernsthafteren« Angelegenheiten des Erwachsenenlebens wirksam werden? Wir meinen, ja.

9. Schöpferische Anpassung im allgemeinen

Wir glauben, daß das freie Spiel der Kräfte, die Konzentration auf eine gegenwärtige Angelegenheit, nicht zu Chaos oder kranker Phantasie, sondern zu einer Gestalt führt, die ein tatsächliches Problem löst. Dies kann immer wieder an erstaunlichen Beispielen verdeutlicht werden (und auch bei sorgfältiger Analyse kann nichts Gegenteiliges bewiesen werden). Aber gerade dieser einfachen Möglichkeit widersetzen sich sowohl der moderne Mensch als auch die Psychotherapie. Statt dessen herrschen Kopfschütteln und der furchtsame Zwang vor, besonnen zu sein und sich dem »Realitätsprinzip« anzupassen. Das Ergebnis dieser habituellen Besonnenheit ist, daß wir den Kontakt zur gegenwärtigen Situation verlieren, denn die Gegenwart ist immer neu; und furchtsame Besonnenheit ist nicht offen für Neues – sie zählt auf etwas anderes, wie zum Beispiel auf die Vergangenheit. Und dann, wenn wir den Kontakt zur Realität verloren haben, verfehlen unsere unangemessen spontanen Ausbrüche wahrscheinlich tatsächlich den Punkt (aber das ist nicht unbedingt schlechter als das Verfehlen des Ziels dank unserer Besonnenheit); dies führt dann zur Ablehnung der Potentiale der schöpferischen Spontaneität, denn diese ist »unrealistisch«.

Aber wenn man in Kontakt mit dem Bedürfnis und den Bedingungen der Situation ist, wird ganz rasch deutlich, daß die Realität nichts Unflexibles und Unveränderbares ist, sondern immer wieder neu erschaffen werden will. Und je spontaner man die Möglichkeiten der Erforschung und Gestaltung ausübt, ohne sich zurückzuhalten, desto lebensfähiger erweist sich das Neuerschaffene. Jeder möge über seine besten Eingebungen bei der Arbeit oder beim Spiel, in der Liebe oder Freundschaft nachdenken und prüfen, ob er dies nicht bestätigen kann.

10. Schöpferische Anpassung und »organismische Selbstregulation«

Im Hinblick auf die Funktionsweise des Organismus gibt es neuerdings einen erfreulichen Wandel in der Theoriebildung. Viele Therapeuten sprechen nun von der »organismischen Selbstregulation«, das heißt, daß es nicht nötig ist, den Appetit, die Sexualität usw. im Interesse der Gesundheit und Moral absichtlich zu steuern, anzuregen oder einzudämmen. Wenn man die Dinge sich selbst überläßt, regulieren sie sich auf spontane Weise selbst, und wenn sie aus dem Ruder gelaufen sind, tendieren sie dazu, sich wieder zu korrigieren. Aber die Vorstellung von einer noch vollständigeren Selbstregulation aller seelischen Funktionen einschließlich der Kultur und Bildung, der Aggressionen und der Auswahl dessen, was attraktiv ist, mitsamt dem freien Spiel der Halluzination, wird zurückgewiesen. Die Möglichkeit, daß man diese Dinge im Kontakt mit der Gegenwart laufen lassen und darauf vertrauen könnte, daß sich sogar aktuelle Störungen tendenziell selbst korrigieren und zu etwas Wertvollem führen, stößt auf Angst und wird als eine Art von Nihilismus abgelehnt. (Aber wir wiederholen noch einmal, daß diese Vorstellung erstaunlich traditionell ist, denn es ist nichts anderes als der alte Rat des Tao, daß man »aus dem Weg gehen sollte«.)

Anstelle einer solchen Sichtweise weiß jeder Therapeut – wie weiß er das? – was »Wirklichkeit« ist, an die sich der Patient anpassen muß, oder was »Gesundheit« und »menschliche Natur« ist, die der Patient verwirklichen sollte. Woher weiß er das eigentlich? Es ist höchst plausibel, daß mit dem »Realitätsprinzip« die bestehenden sozialen Verhältnisse gemeint sind, die introjiziert werden und dann als unveränderliche Gesetze des Menschen und der Gesellschaft wieder auftauchen. Wir sagen »die sozialen Verhältnisse«, denn man beachte, daß es für die physischen Phänomene kein solches Bedürfnis nach Anpassung gibt, denn Physiker stellen im allgemeinen ganz freimütig Hypothesen auf, experimentieren und scheitern oder sind erfolgreich, ganz ohne Schuldgefühle oder Furcht vor der »Natur«, und dabei entwickeln sie geniale Maschinen, die sich die Elemente zunutze machen oder diese sogar in närrischer Weise durcheinanderbringen.

11. Schöpferische Anpassung und die Funktion des »Selbst«

Wir sprechen von der schöpferischen Anpassung als wesentlicher Funktion des Selbst (oder besser: das Selbst *ist* das System der schöpferischen Anpassung). Aber wenn man einmal die schöpferischen Funktionen der Selbstregulation, die für das Neue, für die Zerstörung und Neuintegration der Erfahrung offen sind – wenn man diese einmal ausgelöscht hat, dann bleibt nicht mehr viel übrig, was als Grundlage einer Theorie des Selbst dienen könnte. Und das hat sich auch so bestätigt. In der psychoanalytischen Literatur ist die Theorie des Selbst oder des Ich jeweils das notorisch schwächste Kapitel. In diesem

Buch wagen wir es, eine neue Theorie des Selbst oder Ich zu entwickeln, indem wir die große Wirkung der schöpferischen Anpassung nicht weiterhin auslöschen, sondern bestärken. Der Leser wird an den entsprechenden Stellen darauf stoßen. Hier wollen wir nur darauf hinweisen, welchen Unterschied es für die therapeutische Praxis macht, ob das Selbst ein bedeutungsloses »Bewußtsein« neben einem unbewußten Ich ist oder ob es als schöpferischer Kontaktprozeß angesehen wird.

12. Einige Unterschiede in der therapeutischen Grundhaltung

(a) Der Patient ersucht um Hilfe, weil er sich nicht selbst helfen kann. Wenn nun also die Selbstbewußtheit des Patienten nicht mehr verfügbar ist, dann trägt das bloße Bewußtsein dessen, was vor sich geht, nicht mehr zu seinem Wohlergehen bei – obwohl es sicher schon einen Unterschied gemacht hat, daß er es war, der sich auf den Weg begeben hat. Die Rolle des Patienten besteht dann darin, daß etwas *mit* ihm getan wird; er soll nur nicht dazwischenfunken. Wenn im Gegensatz dazu die Selbstbewußtheit jedoch eine integrative Kraft ist, dann ist der Patient von Anfang an ein aktiver Partner bei der Arbeit, ein Trainee der Psychotherapie. Und das Gewicht verlagert sich vom recht bequemen Gefühl, daß er ja krank ist, hin zu dem, daß er etwas zu lernen im Begriff ist; denn offensichtlich ist Psychotherapie eine Humanwissenschaft, die Entwicklung der Sokratischen Dialektik. Und der Behandlungsvertrag besteht nicht darin, daß möglichst viele Komplexe aufgelöst oder bestimmte Reflexe freigesetzt werden, sondern daß man einen Punkt erreicht, von dem aus der Patient ohne Hilfe eigenständig weitermachen kann – denn auch hier wie überall in der Medizin gilt, *natura sanat non medicus;* nur man selbst kann sich (in seinem Umweltfeld) heilen.

(b) Das Selbst findet und erschafft sich nur selbst in seiner Umwelt. Wenn der Patient in der Sitzung ein aktiv experimentierender Partner ist, wird er diese Haltung auch mitnehmen und rasche Fortschritte machen, denn das Material in der Umwelt ist viel interessanter und herausfordernder. Es ist auch nicht gefährlicher für ihn, sondern tatsächlich weniger gefährlich, als wenn er nach draußen geht und den Stimmungen, die in ihm aufsteigen, passiv ausgeliefert ist.

(c) Wenn die Selbstbewußtheit kraftlos ist und nur als Reflex des unbewußten Ich angesehen wird, dann ist der bloße Versuch des Patienten zu kooperieren hinderlich; und auf diese Weise werden die Widerstände in der üblichen Charakteranalyse »angegriffen«, die »Abwehrmechanismen« werden aufgelöst usw. Wenn die Bewußtheit dagegen schöpferisch ist, dann werden eben diese Widerstände und Abwehrmechanismen – tatsächlich sind es ja Gegenangriffe und Aggressionen gegen das Selbst – als aktive Ausdrucksformen der Vitalität angesehen, wie neurotisch diese im Gesamtbild auch sein mögen.[1] Statt sie zu liquidieren, werden sie für das genommen, was sie sind, und man begegnet ihnen direkt: Der Therapeut weigert sich gemäß seiner eigenen Selbstbewußtheit, sich langweilen, einschüchtern oder umwerben zu lassen; er begegnet dem Ärger mit der Klärung von Mißverständnissen, manchmal mit Entschuldigungen oder sogar auch mit Ärger, ganz entsprechend der Wahrhaftigkeit der Situation. Er begegnet einer Blockade mit Ungeduld im Rahmen einer umfassenderen Geduld. Auf diese Weise kann das Unbewußte in den Vordergrund treten, so daß dessen Struktur unmittelbar erfahrbar wird. Das ist etwas anderes als die Aggression zu »attackieren«, wenn der Patient sie gar nicht fühlt, damit man sie dann, wenn sie zu einer Spur wahrgenommener Realität geworden ist, als »negative Übertragung« wegdeuten kann. Hat der Patient denn nie die Chance, seinen Zorn und Widerwillen offen *auszudrücken*? Wenn er es dann jedoch einmal wagt, seine Aggressionen unter realen Bedingungen auszudrücken, und wenn er eine normale Reaktion darauf erfährt, ohne daß ihm das Dach über dem Kopf zusammenfällt, dann wird er sehen, was er tut und sich daran erinnern, wer seine wirklichen Feinde sind; und die Integration schreitet weiter fort. Noch einmal: Wir bitten den Patienten nicht, das Zensieren zu unterlassen, sondern sich darauf zu besin-

[1] Ranks *Gegenwille* – negativer Wille.

nen, *wie* er zensiert, sich zurückzieht, sich in Schweigen hüllt, welche Muskeln, Bilder oder Ausblendungen daran beteiligt sind. Auf diese Weise wird eine Brücke für ihn gebaut, damit er anfangen kann zu spüren, wie er selbst aktiv verdrängt, und dann kann er selbst auch anfangen, die Verdrängung aufzulösen.

(d) Ein enorm großes Maß an Energie und an vorausgehenden Entscheidungen sind an den Widerständen und an verschiedenen Arten der Verdrängung beteiligt. Wenn man die Widerstände dann umgeht oder sie »attackiert«, bedeutet das, daß der Patient schließlich reduzierter ist als am Anfang, auch wenn er sich in bestimmter Hinsicht freier fühlt. Wenn man die Widerstände aber im Experiment aktiv werden läßt und in Berührung damit kommt, wogegen man in sich und in der Therapie Widerstände leistet, dann besteht die Möglichkeit, daß sie sich auflösen, statt daß sie ausgelöscht werden.

(e) Bei geringer Selbstbewußtheit ist das Leiden des Patienten sinnlos und kann ebenso gut mit Aspirin behoben werden, während der therapeutische Chirurg weiterhin dessen Passivität unterstützt. Und tatsächlich geht es teilweise auf diese Theorie zurück, daß die Widerstände rasch aufgelöst werden, um den Schmerz des tatsächlichen Konflikts zu vermeiden, damit der Patient sich nicht in Stücke reißt. Aber das Leiden und der Konflikt sind nicht sinnlos oder überflüssig: Sie weisen auf die Zerstörung hin, die bei jeder Figur/Hintergrundbildung geschieht, damit die neue Figur entstehen kann. Dies bedeutet nicht, daß das alte Problem verschwindet, sondern man *löst* das alte Problem und bereichert es eben mit seinen Schwierigkeiten sowie mit neuem Material, das man integriert – ganz so, wie ein bedeutender Forscher nicht die schmerzhaft widersprüchliche Beweislage für seine Theorie meidet, sondern versucht, diese zu erweitern und zu vertiefen. Der Patient wird nicht dadurch geschützt, daß seine Schwierigkeit verringert wird, sondern dadurch, daß diese Schwierigkeit in eben den Bereichen gespürt wird, wo auch die Fähigkeiten und der kreative Elan empfunden werden. Wenn man statt dessen versucht, den Widerstand, das Symptom, den Konflikt, die Perversion, die

Regression zu lösen, statt den Horizont der Bewußtheit und des Risikos zu vergrößern und es dem Selbst zu erlauben, seine eigene kreative Synthese zu finden – dann bedeutet das tatsächlich doch, daß der Therapeut in seiner Überlegenheit dieses und jenes menschliche Material für nicht wert erachtet, vollständig lebendig zu werden.

(f) Ganz unabhängig von der Theorie des Selbst muß der Patient schließlich so, wie er auf eigenen Antrieb hin zur Therapie gekommen ist, auch wieder aus eigenem Antrieb gehen. Das gilt für jede Therapierichtung. Wenn die Vergangenheit des Patienten während der Behandlung wiederentdeckt wurde, muß er sie schließlich als seine eigene Vergangenheit annehmen. Wenn er sich in seinem zwischenmenschlichen Verhalten anpasst, muß er in der sozialen Situation selbst zum Handelnden werden. Wenn sein Körper dazu animiert wurde, lebendig zu reagieren, muß der Patient spüren, daß er es ist, nicht sein Körper, der dies vollzieht. Aber woher kommt dieses neue kraftvolle Selbst? Taucht es auf, als würde es aus einer Trance erwachen? Oder ist es nicht vielmehr immer da gewesen, ist es zur Sitzung gekommen, hat es geredet oder geschwiegen, die Übung ausgeführt oder starr dagelegen? Da es *de facto* so viel Kraft im Geschehen einsetzt, ist es doch plausibel, daß man *de jure* einige Aufmerksamkeit auf seine eigenen Kontakthandlungen, auf die Bewußtheit, die Manipulation,[2] das Leiden, die Entscheidung usw. sowie auf den Körper, den Charakter, die Geschichte, das Verhalten lenkt. Letztere sind die unverzichtbaren Mittel des Therapeuten, um Kontexte zu entdecken, in denen engerer Kontakt möglich ist, aber nur das Selbst kann sich auf die Strukturen des Kontakts konzentrieren.

Wir haben zu zeigen versucht, welchen Unterschied unser Ansatz grundsätzlich und im Hinblick auf die therapeutische Haltung macht.

[2] Die Begriffe »Manipulation«, »manipulieren« werden im gesamten Werk im wertneutralen Sinn von »einwirken«, »handhaben«, »umgehen mit …« verwandt. Trotz der im Deutschen oft negativen Konnotation wurden die Begriffe »Manipulation«, »manipulieren« daher meistens beibehalten – d. Ü.

Dieses Buch ist eine Theorie und Praxis der Gestalttherapie, die Wissenschaft und Technik der Figur/Hintergrundbildung im Organismus-Umweltfeld. Wir glauben, daß es für die klinische Praxis wertvoll ist. Darüber hinaus sind wir zuversichtlich, daß es für viele Personen hilfreich ist, die sich alleine und gegenseitig helfen können. Aber vor allem hoffen wir, daß es einige nützliche Einsichten für uns alle im Hinblick auf kreative Veränderungen in unserer gegenwärtigen Krise beisteuert.

Denn unsere gegenwärtige Situation muß, in welchem Lebensbereich auch immer, als ein Feld schöpferischer Möglichkeiten gesehen werden – oder sie ist völlig unerträglich. Indem sie sich selbst desensibilisieren oder ihre wunderbaren menschlichen Kräfte blockieren, scheinen sich die meisten Menschen davon überzeugen zu wollen – oder sie lassen es zu, daß sie überzeugt werden –, daß die Situation erträglich oder sogar ganz zufriedenstellend ist. Nach ihrem Engagement zu urteilen, scheinen sie eine »Realität« erträglich zu finden, an die sie sich mit einem gewissen Maß an Glück anpassen können. Aber dieses Maß an Glück ist zu bescheiden, es ist erbärmlich gering. Man schämt sich für die Menschheit. Was sie jedoch für Realität hält, ist glücklicherweise keineswegs die Realität, sondern eine trostlose Illusion (und was zum Teufel ist eine Illusion wert, wenn sie nicht wenigstens Trost spendet?).

Tatsache ist, daß wir im Großen und Ganzen in einem chronischen Notstand leben und der größte Teil unserer Kräfte der Liebe, des Verstandes, des Ärgers und der Empörung unterdrückt oder abgetötet wird. Diejenigen, die schärfer sehen, die intensiver fühlen und mutiger handeln, verbrauchen ihre Kräfte und leiden, denn es ist unmöglich, besonders glücklich zu sein, wenn nicht alle glücklicher sind. Wenn wir jedoch mit dieser schrecklichen Aktualität in Kontakt kommen, liegt auch darin eine kreative Möglichkeit.

TEIL II Realität, Natur des Menschen und Gesellschaft

3. »Geist«, »Körper« und »Außenwelt«

1. Die Bedingungen für guten Kontakt

Vom Standpunkt der Psychotherapie gibt es dann kein besonderes Problem hinsichtlich der Beziehungen zwischen »Geist« und »Körper« oder »Selbst« und »Außenwelt«, wenn der Kontakt gut ist, wenn also beispielsweise eine prägnante Figur aus einem leeren Hintergrund mit Energie versorgt wird. Es gibt natürlich jede Menge spezieller Probleme und Beobachtungen bei Funktionsweisen wie etwa Erröten, Spannungen im Kiefer oder in den Händen, die mit einem besonderen Ärger zusammenhängen, und wie dieses Gefühl und Verhalten wiederum funktional mit der Zerstörung eines frustrierenden Hindernisses verknüpft sind. Aber in einigen dieser Fälle kann der Gesamtzusammenhang leicht akzeptiert werden, und es ist nur eine Frage der Klärung der Beziehungen zwischen einzelnen Komponenten. Und während die Klärung im einzelnen vollzogen wird, werden Verbindungen wieder spürbar und können leicht akzeptiert werden.

Die Spaltung, die von einem speziellen »psychosomatischen Problem« *oder* einem »Problem der Außenwelt« ausgeht, war in der Antike noch nicht üblich. Aristoteles spricht von vegetativen Funktionen, von Sinneseindrücken und Antriebskräften als Hauptklassen der Tätigkeiten der Seele, und er verknüpft diese im Weiteren mit der Natur der Nahrung, den Objekten der Sinneswahrnehmung usw. als »identisch im Akt«.[1] Für die moderne Psychologie sagt beispielsweise Köhler: »Der Gesamtprozeß wird determiniert durch die intrinsi-

---

[1] Das alte platonische Problem der Seele im Körper und in der Welt ist nicht das Problem der Moderne, aber es ist diesem auf neurotische Weise nicht unähnlich. Das gleiche kann vom theologischen Körper-Geist-Dilemma gesagt werden.

schen Eigenheiten der Gesamtsituation; sinnvolles Handeln kann als eine Sache der Organisation angesehen werden; und das wiederum trifft auch für bestimmte Sinneswahrnehmungen zu. Für den Prozeß ist Bewußtsein nur von sekundärer Bedeutung.«[2] Oder Wertheimer, um einen anderen Gestaltpsychologen zu zitieren, schreibt: »Stellen Sie sich einen Tanz voller Anmut und Freude vor. Was ist das für eine Situation bei solch einem Tanz? Haben wir es mit einer Summe *physischer* Bewegungen der Gliedmaßen und *psychischem* Bewußtsein zu tun? Nein. Man findet viele Prozesse vor, die in ihrer dynamischen Form identisch sind, unabhängig von Variationen im materiellen Charakter ihrer Elemente.«[3]

Für einen Psychotherapeuten wirft die Erkenntnis, daß es diese merkwürdigen Probleme gar nicht gibt, unmittelbar eine andere Frage auf: Wie kommt es, daß solch ein nichtexistentes Problem so lange von so vielen gutwilligen und intelligenten Menschen als wichtiges Problem angesehen werden konnte? Denn, wie wir zuvor erläutert haben, grundlegende Spaltungen dieser Art sind nie einfach Irrtümer, die durch neue Tatsachenbelege korrigiert werden könnten, sondern sie sind in der Evidenz der Erfahrung bereits *vorgegeben.*

2. Freud und diese »Probleme«

Freuds psychoanalytische Theorie ist zwischen der früheren Fehleinschätzung, daß diese Probleme besonders schwierig seien, und der Auflösung dieser Probleme durch verschiedene moderne Ganzheitstheorien anzusiedeln.

Freud folgt einer langen Tradition der Spaltung zwischen »Geist« und »Körper« sowie »Selbst« und »Wirklichkeit«, die er verlegen akzeptierte, indem er sich über sie ausschwieg. Die Tradition brachte verschiedene Mittel hervor, diese Spaltung zu überwinden, wie den

---

2 Wir bezweifeln, daß das »Bewußtsein nur von sekundärer Bedeutung ist« bei der Analyse solch einer Ganzheit, aber wir zitieren dies wegen der Grundhaltung.

3 Zitate nach Willis D. Ellis, *Source Book of Gestalt Psychology*, Kegan Paul, Trench, Trubner & Co., Ltd. London.

psychophysischen Parallelismus und eine präetablierte Harmonie, oder die Reduktion des Bewußtseins auf ein Epiphänomen, oder der Materie auf eine Illusion, oder indem man beides aus einem neutralen Stoff konstruierte, oder (unter Laborpsychologen) indem man Introspektion, sei es als Methode oder als Gegenstand der Wissenschaft, völlig verwarf.

Dieser Diskussion fügte Freud eine berühmte Ergänzung hinzu: Der Geist ist wie beim Eisberg nur ein kleiner Teil an der Oberfläche und bewußt, während acht Neuntel untergetaucht und unbewußt sind. Diese Ergänzung erhöht allerdings nur die Schwierigkeit, denn jetzt müssen wir nicht zwei, sondern drei Dinge miteinander verknüpfen: das Bewußt Mentale, das Unbewußt Mentale und den Körper. Wenn »Geist« im Sinne der Introspektion definiert wird, dann ist das »Unbewußt Mentale« etwas Verwirrendes. Wenn aber, wie Freud mit Sicherheit annahm, das Unbewußte logisch unabhängig vom Bewußten ist oder diesem vorausgeht, dann gibt es ein drittes Element, das sich naturgemäß jeder direkten Beobachtung entzieht. Aber wie stets hat auch hier die Einführung weiterer Komplexität aus praktischer Notwendigkeit (in diesem Fall der Notwendigkeit der Medizin) das Problem letztlich wieder vereinfacht, indem die wesentliche funktionale Beziehung zum Vorschein kam.

Warum hat Freud darauf bestanden, das Unbewußte überhaupt mental zu nennen, statt das Nicht Bewußte einfach dem Physischen zuzurechnen, wie es in der Psychiatrie bis dahin üblich war? (Und tatsächlich mußte er, um die Neurologen zu befriedigen, das Konzept der »somatischen Dispositionen« ergänzen, also einen körperlichen Zustand, der den Körper veranlaßt, dem Unbewußten etwas von seinen Inhalten zu überlassen – so daß er jetzt vier statt drei Elemente hatte!) In seinen Wirkungen auf den Geist und den Körper hatte das »Unbewußte« tatsächlich jeweils Eigenschaften, die normalerweise dem Geistigen zugesprochen werden: Es waren zweckhafte, sinnvolle, intentionale, symbolische Organisationsformen der Erfahrung, sie waren also alles, außer bewußt. Wenn unbewußte Inhalte ins Bewußte geholt wurden, änderte dies außerdem die bewußte Erfahrung so, wie wenn man sich normalerweise unbeachteten, aber offensichtlich mentalen Inhalten zuwandte, beispielsweise dem Gedächtnis und den Gewohnheiten. Am Ende hatte Freud also *fünf* Klassen: Bewußt Mentales, Vorbewußt Mentales (Erinnerungen usw.), Unbewußt Mentales, somatische Dispositionen und Somatisches. Das Bewußte waren Intentionen, die man untersuchen konnte; das Vorbewußte waren Intentionen, die unbeachtet blieben, die aber bewußt werden konnten, wenn man sich ihnen zuwandte, wobei die Zuwendung der Aufmerksamkeit eine bewußte Kraft war; das Unbewußte waren Intentionen, die nicht durch irgendeinen bewußten Akt des Selbst bewußt werden konnten (hier kamen die Psychotherapeuten auf den Plan, bewaffnet mit der eigentümlichen Macht, wirklich etwas aufdecken zu können, was man im Prinzip nicht wissen konnte); die somatische Disposition und das Somatische waren keine Intentionen.

3. Der Gegensatz von Psychoanalyse und Gestaltpsychologie bei diesen »Problemen«

Trotz dieser unlogischen und sich ständig erweiternden Reihe war die Psychoanalyse zusehends besser in der Lage, eine einheitliche Funktionsweise und guten Kontakt mit einem spürbaren Zusammenhang der einzelnen Komponenten herzustellen.

Aus formalen Gesichtspunkten war Freuds Begriff des Unbewußt Mentalen nicht notwendig. In der physikalischen und psychologischen Gestalttheorie sehen wir, daß es in der gesamten Natur, im physischen ebenso wie im bewußten Verhalten, im Körper und im Geist, bedeutungsvolle Ganzheiten gibt. Sie sind insofern bedeutungsvoll, als das Ganze die Teile erklärt; sie sind insofern zweckgerichtet, als bei den Teilen eine Tendenz nachgewiesen werden kann, sich zu einem Ganzen zusammenzufügen. Abgesehen vom Bewußtsein treten solche Ganzheiten mit formaler Ähnlichkeit in der Wahrnehmung und im Verhalten bei jedem Ereignis auf, und das ist alles, was wir benötigen, um von »Symbolen« zu sprechen. (Im Grunde nannte Freud das Unbewußte »mental«, um gegen das Vorurteil der damaligen Neurologie anzugehen, die assoziationistisch und mechanistisch war.)

Aber das eigentliche psychosomatische Problem und das Problem der Außenwelt werden durch solche formalen Überlegungen nicht wirklich aufgegriffen; sie haben vielmehr mit Tatsachen von der Art zu tun wie: »Ich will meine Hand ausstrecken, und ich strecke sie aus, und das ist es«, oder: »Ich öffne meine Augen, und was ich sehe, beeindruckt mich, oder es ist einfach da« usw. Dies sind Fragen nicht nach der Art von Ganzheiten, sondern von der Beziehung zwischen Ganzheiten des Bewußtseins und anderen Ganzheiten. Und diese Fragen werden von den Gestalttheoretikern ausgeklammert, da sie – trotz ihres ständigen Rückgriffs auf die höchst bewußte Funktion der »Einsicht« – dazu neigen, Bewußtsein und Geist ganz allgemein als ein verwirrendes Epiphänomen, als »sekundär« oder unbedeutend anzusehen. Es ist, als ob sie durch ihren eigenen Angriff auf das mechanistische Vorurteil so verunsichert seien, daß sie sich vor sich selbst wegen des Vorwurfs, »Idealisten« oder »Vitalisten« zu sein, ständig entschuldigen müßten.

Was die Besonderheit der problematischen Beziehungen ausmacht, ist das *vorgegebene* Gefühl der Isolation und des »Nicht selbst Seins« in der Erfahrung von Körper und Welt. Und genau das hat die Psychotherapie mit Macht attackiert. Wir wollen die Entstehung dieses Gefühls erforschen und zeigen, wie es zu dieser irrtümlichen Konzeption kommt.

4. Kontaktgrenze und Bewußtsein

Jeder Kontaktprozeß ist eine Einheit aus Bewußtheit, Bewegungsreaktion und Gefühl – eine Kooperation der sensorischen, muskulären und vegetativen Systeme; und der Kontaktprozeß geschieht an der Grenze *im* Feld von Organismus/Umwelt.

Wir drücken dies so seltsam aus statt zu sagen: »an der Grenze zwischen Organismus und Umwelt«, weil die Definition eines Lebewesens seine Umwelt mit einschließt: Es ist sinnlos, einen Atmenden ohne Luft, einen Spaziergänger ohne Schwerkraft und Boden, einen Zornigen ohne Hindernis usw. zu definieren, und das gilt für jede Funktion des Lebens. Die Definition eines Organismus ist gleichbedeutend mit der eines Organismus/Umweltfeldes. Und die Kontaktgrenze ist sozusagen das spezielle Organ der Bewußtheit von der neuen Situation im Feld, im Gegensatz beispielsweise zu den inneren »organischen« Organen des Stoffwechsels oder Kreislaufs, die ohne die Notwendigkeit von Bewußtheit, Absicht, Auswahl oder Vermeidung des Neuen zur Erhaltung funktionieren. Im Falle einer verwurzelten Pflanze ist dieses Eingebettetsein der Kontaktgrenze in ein Feld von Organismus/Erde, Luft usw. einfach zu begreifen: Die osmotische Membrane ist das *Organ der Interaktion* zwischen Organismus und Umwelt, wobei beide Seiten offensichtlich aktiv sind. Im Falle eines beweglichen, komplexen Lebewesens ist es das Gleiche, aber bestimmte Wahrnehmungstäuschungen erschweren die Einsicht.[4]

(Die verbale Verwirrung ist tief in unserer Sprache verwurzelt. Man betrachte hierbei die Verwirrung in der normalen philosophischen Ausdrucksweise, wenn wir von »innen« und »außen« sprechen. »Innen« meint »innerhalb der Hautgrenze«, »außen« meint »außerhalb der Hautgrenze«. Aber diejenigen, die von der »äußeren Welt« sprechen, meinen auch den Körper als Teil der Außenwelt, und dann meint »innen« »innerhalb des Geistes«, also innerhalb des Geistes, aber nicht innerhalb des Körpers.)

Zurück zu Freud und vor allem auch William James, die hervorgehoben haben, daß das Bewußtsein das Ergebnis einer Verzögerung der Interaktion an der Grenze ist. (James meinte natürlich den unterbrochenen Reflexbogen, aber bleiben wir bei der Gestalttheorie.) Und da können wir dann sofort erkennen, daß das Bewußtsein funktional ist. Denn wenn die Interaktion an der Kontaktgrenze relativ einfach ist, dann gibt es dabei wenig Bewußtheit, Reflexion, motorische Anpassung und Überlegung; aber wenn sie schwierig und kompliziert ist, ist das Bewußtsein erhöht. Höhere Komplexität der Sinnesorgane bedeutet, daß es mehr Entscheidungsnotwendigkeiten gibt, da ein

---

[4] Die Täuschungen, um es zu wiederholen, bestehen einfach darin, daß das Bewegliche vor einem unbeweglichen Hintergrund die Aufmerksamkeit auf sich zieht, und das deutlich Kompliziertere bekommt mehr Beachtung als das relativ Einfachere. Aber an der Grenze geht die Interaktion von beiden Seiten aus.

Lebewesen dann beweglicher wird und mehr Neues erprobt. Für die zunehmende Komplexität können wir also eine Entwicklungsreihe aufstellen: Aus Phototropismus wird bewußtes Sehen und daraus absichtsvolle Aufmerksamkeit; oder aus der Osmose wird Fressen und daraus bewußte Nahrungsaufnahme.

5. Tendenz zur Vereinfachung im Feld

All dies geht letztlich in Richtung einer Vereinfachung der Organisation des Organismus/Umweltfeldes, der Vollendung unabgeschlossener Situationen. Untersuchen wir die interessante Kontaktgrenze nun etwas genauer.

An der Interaktionsgrenze werden die Sensibilität, die Bewegungsreaktion und das Gefühl sowohl auf die Seite der Umwelt, als auch auf der des Organismus gerichtet. Neurologisch gesehen gibt es Rezeptoren und Propriozeptoren. Aber im *Vollzug*, im Kontaktgeschehen selbst, gibt es nur die Einheit einer die Perzeption anregenden Bewegung, die emotional eingefärbt ist. Es ist nicht so, daß das Selbstempfinden beispielsweise von Durst als Signal dient, das bemerkt und an die Abteilung Wasser-Wahrnehmung usw. weitergeleitet wird; sondern *im gleichen Akt* ist das Flüssigkeitsverlangen oder das ärgerlich problematische Fehlen von Flüssigkeit enthalten.

Wenn man sich auf eine »nahe« Wahrnehmung konzentriert wie Schmecken, wird offensichtlich, daß der Geschmack der Nahrung und der Mund, der schmeckt, ein und dasselbe sind, und daher ist diese Wahrnehmung gefühlsmäßig niemals neutral, sondern immer entweder angenehm oder unangenehm, wobei Fadheit eher unangenehm ist. Oder man denke an die Geschlechtsorgane beim Geschlechtsakt: Bewußtheit, Bewegungsreaktion und Gefühl sind eins. Aber beim Sehen ist die Einheit weniger offensichtlich, wenn es sich um eine entferntere und uninteressante Szene handelt. Trotzdem, sobald wir uns auf das ovale Gesichtsfeld konzentrieren, in welchem die Dinge als »meine Sicht« erlebt werden, dann wird aus dem Sehen ein sehr nahes »Ich sehe« (wobei wir oft bemerken, daß wir starren), und die Szene erhält allmählich eine ästhetische Qualität.

Das Streben zur einfachsten Struktur des Feldes ist gleichbedeutend mit der Interaktion im Spannungsfeld zwischen Organismus und Umwelt, bis ein relatives Gleichgewicht erreicht ist. (Verzögerung – also Bewußtsein – ist die Schwierigkeit bei der Vollendung des Prozesses.) Man beachte, daß die afferenten Nerven in diesem Prozeß alles andere als rezeptiv sind; sie greifen aus – das Wasser wird klar und lebhaft gesehen, wenn man durstig ist; statt nur auf einen Stimulus zu reagieren, reagieren sie quasi noch vor dem Stimulus.

6. Möglichkeiten an der Kontaktgrenze

Betrachten wir nun die verschiedenen Möglichkeiten, wie sich die Interaktion an der Kontaktgrenze darstellen kann:

1. Wenn sich das Gleichgewicht mühelos ergibt, sind Bewußtheit, Bewegungsanpassung und Überlegung entspannt: Das Lebewesen fühlt sich wohl und ist wie im Schlaf.
2. Wenn die Spannungen auf beiden Seiten der Grenze nur schwer auszubalancieren waren und es daher viel Überlegungen und Anpassungsprozesse gegeben hat, aber jetzt eine Entspannung eingetreten ist, dann haben wir die wunderbare Erfahrung ästhetischerotischen Vertieftseins, wobei spontane Bewußtheit und das Muskelspiel wie selbstvergessen in die Umwelt eintauchen und mittanzen, tatsächlich aber spüren wir die tieferen Schichten des Selbst, wie sie auf die erhöhte Bedeutung des Gegenstands reagieren. Die Schönheit des Augenblicks rührt vom Loslassen von der Kontrolle und von der Ausdehnung in einer harmonischen Interaktion. Der Augenblick ist erholsam und endet schließlich wieder im Nachlassen des Interesses und im Schlaf.
3. Die Gefahrensituation tritt ein: wenn die Grenze auf unerträgliche Weise überlastet wird, weil Kräfte aus der Umwelt durch scharfe Auslese und Vermeidung zurückgedrängt werden müssen; und
4. wenn die Grenze durch die Erfahrung von Frustration, Not und Krankheit auf unerträgliche Weise angespannt ist, weil propriozep-

tive Anforderungen von der Umwelt nicht ausgeglichen werden können.[5]

In beiden Fällen, bei übermäßiger Gefahr und bei Frustration, gibt es temporäre Funktionen, die der Notsituation auf gesunde Weise *mit der Schutzfunktion der sensiblen Oberfläche* begegnen. Diese Reaktionen können im Bereich aller Lebewesen beobachtet werden und treten in subnormalen oder supernormalen Formen auf: einerseits in Form panischer, »kopfloser« Flucht, als Schock, Betäubung, Bewußtlosigkeit, Totstellen, partiellem Blackout, Amnesie. Diese Formen beschützen die Grenze, indem sie sie zeitweise desensibilisieren oder paralysieren und darauf warten, daß die Gefahr vorbei geht. Andererseits gibt es Mittel, die die Spannung abfangen, indem sie die Grenze selbst durch Anteile der Spannungsenergie in Bewegung setzen, beispielsweise durch Halluzination und Traum, lebhafte Imagination, Zwangsgedanken, Grübeln und damit einhergehender Rastlosigkeit. Die subaktiven Mittel scheinen geeignet zu sein, die Grenze vor Überflutungen aus der Umwelt zu schützen, indem sie die Gefahr ausschließen; die superaktiven Mittel haben eher mit propriozeptiver Überlastung, die die Energie abschöpfen, zu tun – außer man fällt in Ohnmacht, wenn der Gefahrenpunkt bei Not und Krankheit erreicht ist.

7. Die Notfallfunktion des Bewußtseins

Wir sind dabei jetzt auf eine weitere Funktion des Bewußtseins gestoßen: Energie abschöpfen, die auf andere Weise nicht ins Gleichgewicht gebracht werden kann. Aber man beachte, daß es sich hierbei wieder, wie bei der Primärfunktion des Bewußtseins, um eine Art Verzögerung handelt: Dort bestand die Verzögerung in einer gesteigerten Bewußtheit, im Experimentieren und im Nachsinnen über die Lösung des Problems; hier ist es eine Verzögerung um der Ruhe und

---

[5] Diese beiden gegensätzlichen Situationen sind Streitpunkte zwischen den am stärksten verfeindeten Parafreudianern: jene, die Neurose auf Unsicherheit, und jene, die sie auf Instinktangst zurückführen.

des Rückzugs willen, wenn das Problem nicht anders gelöst werden kann.

Die energieverzehrende Funktion des Bewußtseins ist im Kern Freuds Traumtheorie. Wiederholen wir noch einmal die Komponenten dieser Theorie: Im Schlaf ist (a) die Erkundung und Manipulation der Umwelt in einem Latenzzustand, und daher werden alle »physischen« Lösungen frustriert; (b) bestimmte propriozeptive Impulse erzeugen weiterhin Spannung – »der Traum ist die Erfüllung eines Wunsches«; das ist der Latenztraum; (c) aber die erkennbaren Inhalte sind weitgehend die Aktivierung der Sinnesoberfläche selbst, die Überreste der Tagesereignisse. Das ist sehr bemerkenswert. Freuds schöne Unterscheidung zwischen dem »manifesten« und dem »latenten« Traum meint eben, daß das Traumbewußtsein sowohl von der Umwelt als auch vom Organismus isoliert ist; das »Selbst«, dessen sich der Träumende bewußt ist, ist fast ausschließlich *nur* die Oberflächengrenze. Das muß so sein, denn wenn mehr als die bloße Grenzschicht in die Gestaltung des Ganzen einbezogen würde, hätte dies Anpassungsreaktionen zur Folge; dabei würden die Muskeln in Bewegung geraten und das Lebewesen aufwachen. Paradoxerweise ist der Traum vollkommen bewußt. Deshalb hat er seine flache Filmqualität. Je tiefer der Traum ist, desto mehr fehlt ihm das seltsame Körpergefühl wacher Wahrnehmung. Der Träumende ist sich der propriozeptiven Inhalte, deren Bedeutungen er träumt, auf spektakuläre Weise *unbewußt;* wenn diese in seinen Traum einzudringen beginnen, wenn beispielsweise der Durst sehr stark wird, neigt der Träumende zum Aufwachen; und schließlich ist (d) die Funktion des Traums, das Lebewesen am Schlafen zu halten.

Die gleiche Bewußtseinsfunktion als Versuch, Energie abzuschöpfen, kann leicht, wie Wilhelm Reich betonte, bei den klaren sexuellen Bildern beobachtet werden, die bei zeitweiser sexueller Frustration auftreten. Bei diesem Beispiel können wir wirklich das Gesamtbild der einfachen Funktionsweise des Oberflächenbewußtseins erkennen: Bei Auftreten des organischen Bedürfnisses leuchtet das Bild auf und strebt seinem Ziel zu; mit der Verzögerung tritt absichtliche Zurückhaltung ein und eine beschleunigte Suche nach Erleichterung. Wenn die Befriedigung erfolgt ist, wird das Bild sogleich trübe; aber bei Frustration scheint es um so heller auf und versucht die Energie abzuschöpfen.

An der Kontaktgrenze gibt es also diese beiden Prozesse zur Bewältigung von Notfallsituationen: Auslöschen und Halluzinieren. Es handelt sich, um dies zu betonen, um gesunde *temporäre* Funktionen in einem komplizierten Organismus/Umweltfeld.

8. Wissenschaftliche Angemessenheit der ganzheitlichen Theorie

Jetzt sind wir endlich soweit, die erstaunliche Auffassung von »Geist« im Gegensatz sowohl zu »Körper« als auch zu »Außenwelt« auf eine Weise erklären zu können, die über die vorläufige Konzeption, die wir vom Bewußtsein als Kontaktfunktion in einem schwierigen Organismus/Umweltfeld entwickelt hatten, hinausgeht.

Diese vorläufige Konzeption, die auch der modernen, nicht sonderlich gelungenen Verkleidung der empfindsamen und rationalen Seele bei Aristoteles entspricht, bringt wissenschaftlich keine besonderen Schwierigkeiten mit sich. Zwischen einer bestimmten Komponente und anderen gibt es eindeutige, beobachtbare und funktionale Beziehungen, die man experimentell erforschen kann. Es gibt beispielsweise Kriterien für »guten Kontakt« wie Einzigartigkeit, Klarheit und Geschlossenheit des Figur/Hintergrundprozesses; Anmut und kraftvolle Bewegung; Spontaneität und intensive Gefühle. Auch die formale Ähnlichkeit der beobachteten Strukturen der Bewußtheit, der Bewegung und des Gefühls als Ganzem; und die Abwesenheit von Widersprüchen zwischen verschiedenen Bedeutungen oder Zwecken. Und man kann analytisch und experimentell zeigen, daß Abweichungen von der Norm des »guten Kontakts« sowohl wirksame wie flüchtige Beziehungen zu umweltbedingten und somatischen Abnormitäten einschließen.

Trotzdem müssen wir nachweisen, daß die Auffassung von »Geist« als einzigartige, isolierte Einheit *sui generis* nicht nur genetisch erklärbar ist, sondern in gewisser Weise eine unvermeidbare Illusion darstellt, die *in alltäglichen Erfahrungen empirisch gegeben ist.*

9. Die neurotischen Möglichkeiten an der Kontaktgrenze

Denn jetzt müssen wir noch eine andere Möglichkeit an der Kontaktgrenze in Betracht ziehen. Stellen wir uns vor, daß es (5) statt einer Wiederherstellung des Gleichgewichts oder statt des Auslöschens und der Halluzination in einem temporären extremen Notfall wegen Gefahr und Frustration[6] ein chronisches Ungleichgewicht mit geringer Spannung, ein ständig vorhandenes Empfinden von Gefahr und Frustration gibt, das von gelegentlichen akuten Krisen durchsetzt und niemals völlig entspannt ist.

Das ist eine düstere Hypothese, aber sie ist unglücklicherweise für die meisten von uns eine historische Tatsache. Man beachte dabei, daß wir von einem doppelten niedrigschwelligen Notfall der Gefahr *und* Frustration sprechen, bei dem sowohl die Rezeptoren als auch die Propriozeptoren chronisch überlastet sind. Denn es ist höchst unwahrscheinlich, wenn auch theoretisch vorstellbar, daß entweder chronische Gefahr oder chronische Frustration lange getrennt voneinander bleiben können. Zunächst ist klar, daß Gefahr die Möglichkeiten der Befriedigung in einem ansonsten gut ausgewogenen Feld verringert; dann wird die Frustration gesteigert. Aber Frustration steigert die Notwendigkeit der Erkundung und verringert die Möglichkeit sorgfältiger Auswahl; das nährt Illusionen und geht über nüchterne Überlegungen hinweg, und dies steigert die Gefahr. (Das heißt, ob man den Hauptakzent auf Unsicherheit oder instinktive Angst legt, alle Therapeuten wären sich einig, daß sich diese Störungen im Endeffekt gegenseitig zu einer Neurose verstärken.)

Welche Dispositionen der Kontaktgrenze tendieren zu einer möglichen Vereinfachung des Feldes im Falle einer chronischen Notfallsituation auf niedrigem Spannungsniveau, wie wir sie beschrieben haben? Sowohl die Notfallfunktionen des absichtlichen Auslöschens,

[6] Eine lang anhaltende Notfallsituation würde die Struktur einer niedrigeren Ebene zerstören. Ein medizinisches Beispiel der Vereinfachung auf einem niedrigeren Niveau ist Lobotomie oder irgendeine andere Exzision. Die Frage ist, ob die verschiedenen »Schock-Behandlungen« nicht ähnlich wirken, indem sie einen begrenzten, *lebensgefährlichen* Notstand hervorrufen.

als auch die ungewollte Hyperaktivität werden dabei folgendermaßen wirksam: Bei einer Reaktion, die sich von der akuter Notfälle unterscheidet, wird die Aufmerksamkeit von den propriozeptiven Anforderungen abgewandt, und das Empfinden für den Körper als Teil des gesamten Selbst schwindet. Der Grund hierfür ist, daß die propriozeptiven Erregungen eine leichter kontrollierbare Bedrohung bei den sich wechselseitig verstärkenden Störungen darstellen. Auf der anderen Seite wird die Aufmerksamkeit gegenüber der direkteren Bedrohung aus der Umwelt erhöht, damit man der Gefahr begegnen kann, auch wenn gar keine Gefahr vorhanden ist. Aber was bei dieser Wachsamkeit erkannt wird, bleibt »fremd«, es ist bedeutungslos für irgendeine Bewußtheit seiner selbst, denn die Propriozeption wurde ja verringert. Und beim Aufpassen greifen die Sinne (also die Rezeptoren) nicht expansiv aus, sondern schrecken vor dem befürchteten Schlag zurück. Wenn also der Prozeß lange andauert, wird aus dem absichtlichen Auf-der-Hut-sein eher ein Zustand der muskulären Bereitschaft als der sinnlichen Aufnahmefähigkeit. Man starrt, aber dadurch sieht man nicht besser, tatsächlich sieht man ja bald schlechter. Und bei all dem entsteht wieder die Bereitschaft zu fliehen, ohne tatsächlich wegzulaufen und die Muskelspannung loszuwerden.

Zusammengefaßt haben wir hier das typische Bild der Neurose: *reduzierte Propriozeption und schließlich reduzierte Wahrnehmung, Hypertonie der Achtsamkeit und Muskelspannung.* (Aber wir betonen noch einmal, daß diese Situation bei der niedrigschwelligen chronischen Notfallsituation nicht dysfunktional ist, denn das, was man sieht und fühlt, *ist* uninteressant, weil es fremd ist, und es beschwört Gefahr herauf, denn es stellt eine Verführung dar, Wünsche zu haben; und die Gefahr *ist* unmittelbar.)

In der Zwischenzeit steigert sich die Sicherheitsfunktion des Bewußtseins bei dem Versuch, die innere Spannung durch Aktivität an der isolierten Grenze zu lösen, auf ein Höchstmaß – es entstehen Träume, vergebliche Wünsche, Illusionen (Projektionen, Vorurteile, zwanghafte Gedanken usw.). Aber man beachte, daß die Sicherheit dieser Funktion eben davon abhängt, daß man sie von dem übrigen System isoliert hält. Träumen ist spontan und geschieht unabsichtlich, aber Tagträume bewahren absichtsvoll davor, in Aktion überzugehen.

10. »Geist«

In der Situation chronischen, niedrigschwelligen Notstands, den wir beschrieben haben, werden Sinn, Bewegungsimpuls und Gefühl durchgängig als »Geist«, als ein einzelnes, isoliertes System dargestellt. Dies möchten wir von dieser Position aus noch einmal neu beleuchten:

1. Propriozeption wird verringert oder selektiv ausgelöscht (beispielsweise durch Zusammenpressen der Kiefer, Anspannen des Brustkastens oder des Bauchs usw.). So wird die funktionale Beziehung zwischen den Organen und dem Bewußtsein nicht unmittelbar gespürt, aber auf die Aufregung, die durchdringt, muß »Bezug genommen« werden (und dann werden abstrakte Theorien wie diese hier erfunden).
2. Die Einheit von »gewünscht – wahrgenommen« wird aufgespalten. Die Empfindung dehnt sich nicht aus – weder vorher noch nachher, die Figur verliert ihre Lebhaftigkeit. Die funktionale Einheit von Organismus und Umwelt ist nicht unmittelbar bewußt und aktiv. Dann wird die »Außenwelt« als fremd, »neutral«, und mit Feindseligkeit eingefärbt, wahrgenommen, denn »jeder Fremde ist ein Feind«. (Dies trifft für bestimmte zwanghafte und paranoide, »sterilisierende« Vorgehensweisen der positivistischen Wissenschaft zu.)
3. Das habituelle Überlegen und die angespannte Selbstkontrolle färben den gesamten Vordergrund der Bewußtheit ein und bringen ein übertriebenes Gefühl der »Willensanstrengung« mit sich, und dies wird für die durchgängige Eigenschaft des Selbst angesehen. Wenn »ich den Willen habe, meine Hand zu bewegen«, dann fühle ich das Wollen, aber nicht meine Hand; aber die Hand bewegt sich, deshalb ist das Wollen irgendwo anders, es ist im Geist.
4. Das sichere Spiel von Traum und gedanklichem Experimentieren wird verstärkt und spielt eine unangemessene Rolle bei der Be-

wußtheit des eigenen Organismus. Dann werden die verzögernden, kalkulierenden und restaurativen Funktionen der Grenze als die hauptsächlichen und endgültigen Aktivitäten des Geistes angesehen.

Wir argumentieren hier weder dafür, daß Konzepte wie Körper, Geist, Welt, Wille oder Ideen gewöhnliche Irrtümer sind, die durch konkurrierende Hypothesen und deren Verifizierung korrigiert werden könnten; noch dafür, daß es sich um semantische Fehlbenennungen handelt. Diese sind vielmehr in bestimmten, unmittelbaren Erfahrungen vorgegeben und können ihre Dringlichkeit und ihre Beweiskraft nur verlieren, wenn die Bedingungen dieser Erfahrungen geändert werden.

Dabei muß die logische Relevanz der Psychologie betont werden. Wenn ein bestimmtes, angespanntes Überlegen eine Diskontinuität erzeugt und sich dadurch die Art der Figur ändert, die in der Wahrnehmung gewohnheitsmäßig auftaucht, dann geht man logischerweise von *diesen* Wahrnehmungen als grundlegender Beobachtung aus. Der Rückgriff auf neue »Protokolle« wird das Bild nicht einfach und rasch ändern, denn diese werden wieder mit den gleichen Gewohnheiten wahrgenommen. Der soziopsychologische Charakter des Beobachters muß bei Angelegenheiten dieser Art als Teil des Kontextes verstanden werden, in dem die Beobachtung gemacht wird. Dies zu behaupten, heißt, von einer Form »genetischen Trugschlusses« auszugehen, und – was noch schlimmer ist – von einer bestimmten, offensiven Form des Arguments *ad hominem*. Aber so ist es nun einmal.

(Daran wird deutlich, warum Psychotherapie nicht das Erlernen einer wahren *Theorie* über sich selbst sein kann – denn wie sollte man diese im Widerspruch zur Evidenz seiner eigenen Sinne erlernen? Es handelt sich vielmehr um den Prozeß der experimentellen Lebenssituationen, die in ihren dunklen und unverbundenen Seiten erforscht werden – dies gibt gleichzeitig auch Sicherheit, so daß man die kontrollierende Haltung entspannen kann.)

11. Abstraktion und Verbalisierung als Aktivitäten des »Geistes«

Bis hierher haben wir von einem rudimentären Bewußtsein gesprochen, das wir mit den wilden Tieren in Wald und Feld gemeinsam haben. Wir wollen die Szene ein wenig aufhellen und nach erhabeneren Gefilden Ausschau halten: nach dem Prozeß des Abstrahierens und Verbalisierens (und sogar des Schreibens für eine Fachzeitschrift).

Psychologisch gesehen heißt abstrahieren, daß man bestimmte Aktivitäten relativ dauerhaft werden läßt, um sich wirksamer anderen Aktivitäten zuwenden zu können. Es gibt Abstraktionen der Sinneswahrnehmung, der Haltung und Einstellung, der Vorstellung, der Worte, der Ideale und der Institutionen usw. Diese Abstraktionen sind relativ feste Komponenten in einem Gesamtvorgang. Die interne Struktur solcher Komponenten bleibt unbeachtet und wird habitualisiert – das Beständige ist Hintergrund für das, was sich bewegt – während das Ganze interessanter und umfassender ist, als man es handhaben könnte. Und natürlich ist es das Ganze, das die Teile auswählt, stillegt und organisiert. Man beobachte beispielsweise die wirklich unzähligen fixierten Formen, die bei dem Bemühen des Lesers, aus diesen Sätzen Sinn zu erschließen (wie wir hoffen), in den Prozeß einfließen: die Abstraktionen der kindlichen Ausdrucksformen und Kommunikationsweisen, des Schulbesuchs, der Orthographie und der Hausaufgaben; der Typographie und des Layouts; des Schreibstils und der Erwartungen der Leser; der Architektur und der Art der Leseräume; des Wissens und der Argumentationsweise, die in akademischen Kontexten für selbstverständlich gehalten werden. Auf all diese Abstraktionen achten wir nicht, während wir uns auf die Argumentation konzentrieren. Man könnte sie beachten und tut dies erst, wenn es einen Aufhänger gibt, einen schlimmen typographischen Fehler, eine auffallende Botschaft oder einen unpassenden Witz oder schlechtes Licht oder einen Krampf im Nacken. Dann ist das ganz normal. (Abstrahieren ist per Definition effizient und »normal«; aber man kann nicht leugnen, daß die »tatsächlich Tausenden von Abstraktionen« – die Quantität macht hier einen Unterschied – unvermeidlicherweise auf ein hartes Training und Funktionieren hinweisen, auf einen auf das Verbalisieren hin trainierten Charakter, der sich wirklich nicht der gesamten Sequenz, außer in der Theorie, widmen *kann.*)

Nehmen wir nun an, daß in den untersten Schichten des verbalen Abstrahierens, also in den frühen Schichten, in denen die symbolische Sprache noch nahe bei der nonverbalen Imagination sowie beim Fühlen und Schreien angesiedelt ist, – nehmen wir an, daß die Bewußtheit auf dieser Ebene anhaltend ausgelöscht und die Bewegung paralysiert wurde. Dann gibt es Verbindungen, die man nicht erfassen kann. Als Beispiel (aus der Arbeit der Washingtoner Schule der Psychiatrie) nehmen wir ein Kind, das eine zornige Mutter hat und das beim Sprechenlernen die Erfahrung macht, daß bestimmte Wörter und Themen, ja das Brabbeln selbst, gefährlich sind; es verzerrt, verbirgt oder blockiert seinen Ausdruck; schließlich stottert es, und – weil dies zu peinlich ist – unterdrückt es das Stottern und lernt in der Not wieder Sprechen, aber notgedrungen mit anderen Mundpartien. Es besteht Übereinkunft darüber, daß die Geschichte solcher Sprachgewohnheiten die Persönlichkeitsspaltung mit bedingt. Aber hier wollen wir unsere Aufmerksamkeit nicht auf das Schicksal der Persönlichkeit, sondern auf das der Sprache konzentrieren. Indem sich diese Erfahrung in der Gesellschaft, in der Kunst und Wissenschaft verbreitet, greift unser Sprecher zu immer umfassenderen verbalen Abstraktionen. Muß das nicht, da er ja immer noch die Bewußtheit der tieferen, präverbalen Verbindungen auslöscht und seinen Ausdruck blockiert, zur Folge haben, daß sein Kontakt mit der aktuellen Funktionsweise der höheren Abstraktionsebenen sowohl im Hinblick auf deren Bedeutung für *ihn selbst*, als auch auf das, was sie wirklich sind, gestört ist? Sie haben tatsächlich eine Bedeutung, aber sie existieren letztlich in einem Vakuum. Sie sind »mental«.

Wir bieten also eine allgemeine Hypothese an: Die Bedeutung der Abstraktionen für den Sprecher, also beispielsweise das Gewicht, das bestimmte Tatsachen in einem Feld, die von ihm beobachtet oder übersehen werden könnten, hervortreten läßt, ist niemals auf irgendein Verhalten oder eine Beobachtung, die von ihm bemerkt werden könnten, zurückzuführen. Andere Beobachter können Dinge bemerken, die ihm unzugänglich sind, aber unglücklicherweise sind diese, wie es nun einmal so ist, in einer allgemeinen Verschwörung gegen ihn gefangen, indem sie seine »privaten« Äußerungen als nicht zum natürlichen System gehörig auslachen. Aufgrund seiner akademischen Ausbildung stimmt er dem Konsens zu, aber er kann nicht garantieren, daß der *Rest* an Bedeutung überhaupt nichts bedeutet. *Prima facie* werden diese tatsächlich grundlosen aber nicht leeren Abstraktionen dann als im »Geist« existent empfunden – vielleicht in seinem »privaten« Geist. Zusammen mit dem Willen sind die grundlosen aber leeren Abstraktionen der beste Beweis für Geist überhaupt.

Entsprechend seinem Charakter nimmt er verschiedene Anpassungen an seine anderen Erfahrungen und den allgemeinen Konsens vor. (Sein Geist ist dabei notwendigerweise sehr beschäftigt damit, die Energie seiner Spannungen durch Spekulationen abzuschöpfen.) Da er bemerkt, daß seine Abstraktionen und die Außenwelt nicht zusammenpassen, nimmt er vielleicht zu anderen Lösungen Zuflucht: Wenn er das trockene und affektlose Syndrom des Positivismus hat, findet er, daß die Abstraktionen Unsinn sind, und dafür verachtet er sich noch mehr. Wenn er die euphorische, poetische Manie hat, dann betrachtet er die Diskrepanz als einen Makel der Außenwelt und verleiht seinen Ideen eine Eigenwelt, indem er sie reimt. Derjenige, der die gestalttypische Dickfelligkeit hat, mogelt sich durch einen Morast schlammiger Terminologie. Und so geht es weiter.

12. Psychosomatische Krankheiten

Bei chronischer, niedrigschwelliger Notfallsituation wird das »unvermeidliche Mißverständnis«, daß es so etwas wie »Geist« geben soll, noch bedrohlicher, wenn man an psychosomatischen Beschwerden leidet.

Fest in ihrem geliebten oder verhaßten Geist verankert, ist sich unsere Person nicht bewußt, daß sie ihren Körper planmäßig kontrolliert. Sie hat auf bestimmte Weise äußeren Kontakt zu ihrem *Körper*, aber das ist nicht sie selbst. Nehmen wir nun an, daß es viel gäbe, worüber diese Person weinen könnte. Jedesmal, wenn sie an den Punkt kommt, wo die Tränen fließen könnten, ist ihr dennoch nicht »nach Weinen zumute«, und sie weint auch nicht. Dies geschieht deshalb, weil sie sich seit langem daran gewöhnt hat, nicht zu spüren, wie sie diese Funktion muskulär blockiert und das Gefühl dabei abschneidet – denn vor langer Zeit hatte dies dazu geführt, daß sie beschämt oder sogar geschlagen wurde. Statt dessen leidet sie an Kopfschmerzen, Atemnot, sogar an Sinusitis. (Dies sind weitere Erfahrungen, über die man weinen könnte.) Die Augenmuskulatur, der Hals, das Zwerchfell sind blockiert, um den Ausdruck und die Bewußtheit der aufsteigenden Tränen zu verhindern. Aber diese Selbstunterdrückung und Selbsterstickung löst wiederum Reize (in Form von Schmerz, Verwirrung oder Fluchtreflexen) aus, die ebenfalls unterdrückt werden müssen, denn der Mensch hat in der Kunst und Wissenschaft wichtigere Aufgaben für seinen Geist, als sich mit der Kunst des Lebens und delphischer Selbsterkenntnis zu beschäftigen.

Wenn die Person schließlich wirklich krank wird mit ernsthaften Kopfschmerzen, Asthma und Schwindelanfällen, dann kommen die Schläge aus einer ihr völlig fremden Welt, nämlich ihrem Körper. Sie leidet *an* Kopfschmerzen, *an* Asthma usw.[7] Sie sagt nicht: »Ich füge meinem Kopf Schmerzen zu und halte meinen Atem an, obwohl ich mir nicht bewußt bin, wie oder warum ich das tue.«

So weit so gut. Der Körper schmerzt, man geht zum Arzt. Angenommen, die Erkrankung ist bis jetzt »nur funktional«, das heißt, es gibt keine schwerwiegenden anatomischen oder physischen Beeinträchtigungen, dann entscheidet der Arzt, daß der Person nichts fehlt und verschreibt Aspirin. Denn auch der Arzt glaubt, daß der Körper nur ein gefühlloses, physiologisches System ist. Ganze Ausbildungsinstitutionen bauen auf der Grundannahme auf, es gäbe einen Körper und einen Geist. Man schätzt, daß mehr als 60 % der Praxispatienten nichts haben; aber offensichtlich ist doch *irgend etwas* mit ihnen nicht in Ordnung.

---

[7] Die Autoren spielen hier auf die englische Formulierung »to suffer *from*« (im Sinne von »weg von«) an; d. Ü.

Glücklicherweise zählt Krankheit zu den Dingen, die man ernst nehmen muß, und daher hat unsere Beispielperson jetzt ein neues, dringendes Anliegen. Das Übrige ihrer Persönlichkeit tritt mehr und mehr in den Hintergrund gegenüber einem verzehrenden Interesse am Körper. Der Geist und der Körper machen sich jetzt wenigstens bekannt miteinander, und die Person spricht von »*meinen* Kopfschmerzen, *meinem* Asthma usw.« Krankheit ist die unerledigte Situation *par excellence*, die nur durch den Tod oder Heilung abgeschlossen werden kann.

13. Freuds Realitätstheorie

Zum Abschluß dieses Kapitels möchten wir einige weitere Anmerkungen über die Entstehung des Konzepts von der äußeren Welt machen.

Wenn wir uns der psychoanalytischen Theorie Freuds zuwenden, entdecken wir im Zusammenhang mit dem Körper und verschiedenen Arten des »Mentalen«, daß er von Realität sprach, dann aber auch vom »Realitätsprinzip« als dem Prinzip schmerzhafter Selbstanpassung, dem er das »Lustprinzip« gegenüberstellte.

Man kann unseres Erachtens zeigen, daß Realität von Freud auf zwei verschiedene Arten verstanden wurde (und ihm die Beziehung zwischen beiden nicht klar war). Auf der einen Seite sind Geist und Körper Teil des Lustsystems, und Realität ist dann vor allem die soziale »Außenwelt« anderer geistiger Wesen und Körper, die die eigene Lust durch Deprivation und Strafe schmerzhaft beschränken. Auf der anderen Seite meinte Freud die »Außenwelt«, wie sie sich der Wahrnehmung darstellt, einschließlich des eigenen Körpers und im Gegensatz zu den imaginativen Elementen der Halluzination und des Traums.

Die soziale Außenwelt sah er vor allem in Verbindung mit der sogenannten Hilflosigkeit und illusionären Omnipotenz des Kindes. Das Kleinkind liegt isoliert da, hegt Vorstellungen von der eigenen Omnipotenz und ist doch in jeder Hinsicht abhängig, außer im Hinblick auf die eigenen körperlichen Befriedigungen.

Aber wenn wir dieses Bild in seinem sozialen Gesamtkontext

betrachten, dann erkennen wir darin die Projektion der Situation eines Erwachsenen: Die unterdrückten Gefühle des Erwachsenen werden dem Kind zugeschrieben. Denn warum sollte das Kleinkind grundsätzlich hilflos und isoliert sein? Es ist Teil eines Feldes, in dem die Mutter ein anderer Teil ist. Der verzweifelte Schrei des Kindes ist eine angemessene Form der Kommunikation; die Mutter *muß* darauf reagieren; das Kind bedarf der Zärtlichkeit, und die Mutter hat das Bedürfnis, zärtlich zu sein; und das gilt auch für andere Funktionen. Die Illusionen der Omnipotenz (in dem Maß, in dem sie tatsächlich vorhanden und keine Projektionen von Erwachsenen sind), und die Wut- und Zornausbrüche wegen unendlicher Verlassenheitsgefühle sind nützliche Abreaktionen der Oberflächenspannung in Zeiten der Verzögerung, damit das Zusammenleben ohne unerledigte Situationen aus der Vergangenheit seinen Lauf nehmen kann. Und im Idealfall *entspricht* das Auseinanderleben von Kleinkind und Mutter, also die Trennung dieses einheitlichen Feldes in zwei getrennte Personen, dem Größer- und Stärkerwerden des Kindes, dem Zahnen und dem Kauen Lernen (und dem Austrocknen der Milch und der Zuwendung der Mutter zu anderen Interessengebieten) sowie dem Laufen- und Sprechenlernen usw. Das heißt, das Kind lernt keine fremde Realität, sondern es entdeckt und erfindet seine eigene, immer umfassender werdende Realität.

Das Problem ist natürlich, daß es diese idealen Bedingungen nicht gibt. Aber dann dürfen wir nicht sagen, das Kind sei im wesentlichen isoliert und hilflos, sondern, daß es bald dazu gemacht wird; es wird in eine chronische Notfallsituation gedrängt, und allmählich macht es sich seine Vorstellung von einer sozialen Außenwelt. Und wie sieht die Situation im Erwachsenenalter aus? In unseren Gesellschaften existiert keine brüderliche Gemeinschaft, man existiert vielmehr in eben dieser Isolation und gerät immer tiefer in sie hinein. Erwachsene behandeln sich gegenseitig wie Feinde und ihre Kinder abwechselnd als Sklaven oder Tyrannen. Dann wird das Kind in der Projektion unweigerlich als isoliert und hilflos sowie omnipotent gesehen. Der sicherste Zustand wird dann tatsächlich darin gesehen, daß man die Kontinuität mit dem ursprünglich einheitlichen Feld bricht und sich von ihr löst.

(Die vehement vertretenen Eigenschaften der Außenwelt, wie sie die Wissenschaft sieht, zeigen die gleichen Projektionen. Die Welt der »Fakten« ist zumindest neutral: Spiegelt dies nicht den Seufzer der Erleichterung wider, daß man das Familienheim verlassen und in Kontakt mit vernünftigen Wesen kommen kann, auch wenn diese nur Dinge sind? Aber diese Welt ist natürlich auch gleichgültig. Und wie immer man es auch anstellen mag, aus diesem »Naturalismus« kann man keine Ethik herausmelken, außer einer stoischen Apathie. Natürliche Ressourcen werden »ausgebeutet«. Das heißt, wir partizipieren an ihnen nicht als einer Ökologie, sondern wir *benutzen* sie – eine sichere Einstellung, die auf breiter Basis zu ineffizientem Verhalten führt. Wir »erobern« die Natur, wir sind die Herren der Natur. Und auf der anderen Seite gibt es auch beharrlich den Anspruch, es sei doch »Mutter Natur«.)

14. Freuds »Außenwelt« der Wahrnehmung

Wenn wir jedoch Freuds andere Art untersuchen, die Außenwelt als das zu sehen, was uns in der Wahrnehmung im Gegensatz zu Träumen gegeben ist – und dies paßt gut zu den allgemeinen und wissenschaftlichen Vorurteilen – entdecken wir plötzlich, daß ihm nicht ganz wohl dabei ist. Dies ist nicht der Ort, um seine Schwierigkeiten im Einzelnen zu diskutieren (siehe Kapitel 12). Aber wir wollen das Problem skizzieren, indem wir einige Passagen zitieren:

Bei der Erforschung der Traumwelt fand Freud heraus, daß diese Welt Sinn macht, obwohl sie getrennt von Bewegungsmöglichkeiten und der Umwelt stattfindet, von denen man doch annahm, daß diese die Bedeutungskategorien liefern würden. Es ist keine Welt aus festen Einheiten, sondern sie ist von großer Plastizität gemäß den kreativen Prozessen, die unter die Ebene des Verbalisierens zu Bildern und Sprechakten, zu Symbolen, Zerstörungen und Verzerrungen des Vorgegebenen vordringen. Dieses plastische Umgehen mit der Welt nannte Freud den »Primärprozeß«, und er erkannte darin die charakteristische mentale Funktionsweise der frühen Lebensjahre.

»Der Primärvorgang strebt nach Abfuhr der Erregung, um mit der so gesammelten Erregungsgröße eine *Wahrnehmungsidentität* [...] herzustellen; der Sekundärvorgang hat diese Absicht verlassen und an ihrer Statt die andere aufgenommen, eine *Denkidentität* zu erzielen.«[8]

»[...] aber soviel ist tatsächlich, daß die Primärvorgänge in ihm von Anfang an gegeben sind, während die sekundären erst allmählich im Laufe des Lebens sich ausbilden, die primären hemmen und überlagern und ihre volle Herrschaft über sie vielleicht erst mit der Lebenshöhe erreichen.«[9]

Die Frage für Freud war nun, ob die so konzipierten Primärprozesse lediglich subjektiv sind oder eine Repräsentation der Realität darstellen. Und von Zeit zu Zeit bestätigte er kühn, daß sie Realität lieferten, z. B.:

»Einige andere Beobachtungen kommen hinzu, die Auffassung zu stützen, daß diese inkorrekt genannten Vorgänge nicht wirklich Fälschungen der normalen, Denkfehler, sind, sondern *die von einer Hemmung befreiten Arbeitsweisen des psychischen Apparats.*«[10]

Und umgekehrt würde das, was wir hier behauptet haben, folgendes bedeuten: Die Art Welt, die nach den üblichen Vorstellungen real erscheint, ist tatsächlich die Widerspiegelung einer chronischen, niedrigschwelligen Notfallsituation und eine neurotische Hemmung; *nur* die Welt des Kindes oder des Traums ist real!

Das ist aber auch nicht sehr befriedigend, und Freud scheute sich aus verständlichen Gründen vor dieser Schlußfolgerung. Aus einer formalen Perspektive ist die Quelle seiner Probleme einfach zu benennen. Er ist nicht wegen seiner Traumpsychologie in eine Sackgasse geraten (von der er selbst wußte, daß sie eine unsterbliche Einsicht darstellte), sondern wegen der trivialen Psychologie des »normalen«

[8] Sigmund Freud (1961): *Die Traumdeutung.* Ges. Werke. Frankfurt a. M.: Fischer, 2. u. 3. Bd., S. 607.
[9] Ebd., S. 609.
[10] Ebd., S. 611; Hervorhebung der Autoren.

Wachbewußtseins, die er mit seinen Zeitgenossen teilte. Denn für eine angemessene Psychologie ist offensichtlich, daß Erfahrung grundlegend in Form plastischer Strukturen gegeben ist und Träume nur ein Sonderfall sind. (Es ist erschütternd, Freuds Verblüffung und Ablehnung angesichts der Psychologie der Kunst und der Erfindung zu sehen.)

Einen wichtigeren Schlüssel zu seiner Schwierigkeit liefert jedoch die Gegenüberstellung seiner beiden Theorien der »Realität«: Weil er annahm, daß die soziale »Außenwelt«, in die das Kind hineinwächst, unveränderlich ist, mußte er notwendigerweise glauben, daß die Welt der »Primärprozesse« mit ihrer Spontaneität, Plastizität, vielgestaltigen Sexualität usw. im Reifungsprozeß verdrängt und außer Kraft gesetzt wird.

4. Realität, Notfallsituation und Evaluation

Realität, so haben wir ausgeführt, ergibt sich in Augenblicken »guten Kontakts« als Einheit von Bewußtheit, Bewegungsreaktion und Gefühl. Wir wollen diese Einheit jetzt genauer untersuchen und mit unseren psychotherapeutischen Methoden in Beziehung setzen. Wir gehen in diesem Kapitel von der Annahme aus, daß Realität und Wert als Folge von Selbstregulationsprozessen entstehen, sei es in gesunder oder neurotischer Form; und wir werden uns mit der Frage auseinandersetzen, wie innerhalb neurotischer Selbstregulation der Kontaktbereich erweitert werden kann. In Beantwortung dieser Frage werden wir Psychotherapie als Selbstregulation in einer experimentellen, sicheren Notfallsituation definieren.

1. Dominanzstreben und Selbstregulation

Die Tendenz einer starken Spannung, sich deutlich hervorzuheben und sowohl die Bewußtheit als auch das Verhalten zu organisieren, wollen wir ihre *Dominanz* nennen. Wenn es Schwierigkeiten und Verzögerungen bei der Herstellung eines Gleichgewichts im Feld gibt, dann sind dieses Dominanzstreben und der Versuch, die Organisation zu vervollkommnen, bewußt (eigentlich ist dies ja genau das, was Bewußtsein ausmacht).

Jede besonders drängende, unerledigte Situation wird dominant und aktiviert alle verfügbaren Kräfte, um die Aufgabe zu erledigen; dann wird sie uninteressant, verschwindet aus dem Bewußtsein, und das nächste drängende Bedürfnis beansprucht die Aufmerksamkeit. Das Bedürfnis tritt nicht nach sorgsamer Überlegung in den Vordergrund, sondern spontan. Überlegung, Auswahl und Planung sind am Abschließen der unerledigten Situation beteiligt, aber das Bewußtsein braucht das Problem nicht zu finden, denn es ist mit dem Problem identisch. Das spontane Bewußtsein für das dominante Bedürfnis und die Organisation der entsprechenden Kontaktfunktionen bilden zusammen die psychologische Form der *organismischen Selbstregulation.*

Im gesamten Organismus vollziehen sich ständig viele Prozesse der Aufforderung, der Zurückhaltung, der Selektion usw., und zwar immer ohne Beteiligung des Bewußtseins, wie beispielsweise der notwendige Ausstoß bestimmter Enzyme zur Verdauung bestimmter Nahrungsmittel. Diese nicht bewußte, innere Organisation kann höchst subtil und mit quantitativer Genauigkeit erfolgen, aber es handelt sich im wesentlichen immer um Erhaltungsprobleme. Wenn aber diese Prozesse völlig neues Material aus der Umwelt erfordern – und dies ist immer wieder einmal bei einem organischen Prozeß der Fall –, dann werden bestimmte Figuren des Bewußtseins leuchtkräftiger und treten in den Vordergrund; wir haben es hier mit Kontakt zu tun. In einer Gefahrensituation, wenn die Spannung von außen ausgelöscht wird, erfolgen Vorsichtsmaßnahmen und Überlegungen in ähnlicher Weise spontan.

2. Dominanz und Evaluation

Spontane Dominanzen sind Urteile darüber, was in der jeweiligen Gegebenheit wichtig ist. Es handelt sich nicht um adäquate Evaluationen, sondern um den grundlegenden Beweis einer Art von Hierarchie der Bedürfnisse in einer aktuellen Situation. Sie sind nicht »impulsiv« und notwendigerweise vage, sondern systematisch und oft recht spezifisch, denn sie drücken die Weisheit des Organismus im Hinblick auf seine eigenen Bedürfnisse und eine Auswahl dessen aus, was diese Bedürfnisse aus der Umwelt benötigen. Sie liefern eine Ethik des Augenblicks, die nicht unfehlbar ist, aber die sich Vorrang verschafft.

Dieser Vorrang entsteht folgendermaßen: Was spontan wichtig

erscheint, aktiviert *tatsächlich* die meiste Energie für das Handeln; eine sich selbst regulierende Handlung ist klarer, stärker und klüger. Jeder andere Handlungsstrang, von dem man annehmen könnte, er sei »besser«, muß mit reduzierterer Energie, geringerer Motivation und diffuserer Bewußtheit auskommen; darüber hinaus muß man dabei einen bestimmten Anteil an Energie aufwenden und ein gewisses Maß an Aufmerksamkeit abziehen, um das spontane Selbst, das seinen selbstregulierenden Ausdruck sucht, niederzuhalten. Dies ist sogar dann der Fall, wenn die Selbstregulation im eindeutigen Interesse des Selbst gehemmt wird, beispielsweise wenn ein Kind davon abgehalten wird, vor ein Auto zu rennen, in einer Situation also, in der die Selbstregulation Irrtümer erzeugt – und die Art und Weise, wie wir unser Gemeinschaftsleben organisieren, scheint überwiegend aus solchen Situationen zu bestehen. Die Hemmung ist dabei also notwendig, aber wir sollten uns daran erinnern, daß wir in dem Maß, in dem wir solche Situationen befürworten, in denen Selbstregulation wenig wirksam ist, auch damit zufrieden sein müssen, daß wir mit eingeschränkter Energie und Klarheit leben.

Die Frage, die offenbar normale Menschen beschäftigt, ist, inwieweit organismische Selbstregulation in unserer Gesellschaft, Technologie und vielleicht auch in der Natur der Dinge möglich, erlaubt und riskiert werden kann. Wir glauben, daß es unendlich viel mehr ist, als wir jetzt bewußt zulassen; die Menschen *können* viel klarer und energievoller sein, als sie es bis jetzt sind, und dann wären sie auch klüger. Ein großer Teil unserer Probleme ist selbstgemacht. Viele sowohl »objektive« als auch »subjektive« Bedingungen können und müssen geändert werden. Und selbst wenn die »objektiven« Bedingungen nicht geändert werden können, wenn beispielsweise ein geliebter Mensch stirbt, verfügt der Organismus über selbstregulierende Reaktionen wie Weinen und Trauern, die helfen, das Gleichgewicht wieder herzustellen, wenn wir es nur zulassen. Aber diese Auseinandersetzung verschieben wir auf später (Kapitel 8).

3. Neurotische Selbstregulation

Nun ist auch neurotische Erfahrung selbstregulierend. Die Struktur des neurotischen Kontakts ist, wie wir erörtert haben, durch ein Übermaß an Überlegung, an fixierter Aufmerksamkeit gekennzeichnet, wobei die Muskeln in Bereitschaft für eine bestimmte Reaktion sind. Dabei werden bestimmte Impulse und ihre Objekte daran gehindert, in den Vordergrund zu treten (Verdrängung); das Selbst kann sich nicht flexibel von einer Situation auf eine andere einstellen (Rigidität und Zwang); die Energie ist an eine unerfüllbare (archaisch verstandene) Aufgabe gebunden.

Sofern extreme Wachsamkeit angesichts chronisch lauernder Gefahren vernünftig ist, können wir schlecht von einem Exzeß, könnten aber sehr wohl von einer »neurotischen Gesellschaft« sprechen, deren Gegebenheiten das menschliche Maß überschritten haben. Aber der Neurotiker hat eine sehr große Sensibilität für die Gefahr; er ist unmittelbar angespannt, wenn er sich risikolos entspannen könnte. Formulieren wir das noch genauer: Der Neurotiker kann sich in seiner aktuellen Situation nicht sicher entspannen und hat eine archaische Einschätzung dieser Situation, an die er sich durch *seine* Selbstregulation anpaßt; er hält sie für gefährlich und wird sehr angespannt. Aber mit einiger Hilfe *kann* diese aktuelle Situation zu seinem Vorteil verändert werden. Dabei ist es hilfreich, es in dieser komplizierten Weise auszudrücken, statt einfach zu sagen: »Der Neurotiker macht etwas falsch,« denn der Neurotiker reguliert sich selbst, und eben weil er eine tatsächlich unerledigte Situation abschließen möchte, geht er zum Therapeuten.

Wenn der Therapeut die therapeutische Situation in diesem Licht betrachtet, also als Teil der dauerhaft unerledigten Situation des Patienten, der er mit seiner eigenen Selbstregulation begegnet, ist er wahrscheinlich eine größere Hilfe, als wenn er vom Patienten glaubt, dieser sei im Irrtum, sei krank oder »tot«. Denn ganz sicher kann der Patient die Situation letztlich nicht durch die Energie des Therapeuten, sondern nur durch seine eigene Energie zum Abschluß bringen.

Damit sind wir bei der dornigen Frage angekommen, die wir in diesem Kapitel erörtern wollen: *Welche Beziehung besteht zwischen der anhaltenden neurotischen Selbstregulation des Patienten und der wissenschaftlichen Vorstellung des Therapeuten von einer gesunden organismischen Selbstregulation?* Bei dieser Frage tun wir gut daran, den folgenden Worten von Kurt Lewin Beachtung zu schenken:

Es ist besonders wichtig, daß derjenige, der angibt, ganzheitliche Phänomene zu studieren, sich vor der Neigung hütet, die Ganzheiten so umfassend wie möglich zu machen. Die eigentliche Aufgabe besteht darin, die strukturellen Eigenschaften einer gegebenen Ganzheit zu untersuchen, sich der Beziehungen der untergeordneten Ganzheiten zu vergewissern und die Grenzen des Systems, mit dem man es zu tun hat, zu bestimmen. In der Psychologie ist dies nicht weniger wahr als in der Physik, daß »alles von allem anderen abhängt«.[1]

4. Gesunde Selbstregulation in einer Notfallsituation

Betrachten wir zunächst ein einigermaßen gesundes Beispiel von Dominanz und organismischer Selbstregulation:[2]

Corporal Jones geht auf Patrouille in der Wüste. Er verläuft sich, kommt aber schließlich erschöpft wieder im Lager an. Sein Freund Jimmy freut sich, ihn zu sehen und überfällt ihn sofort mit der wichtigen Neuigkeit, daß Jones' Beförderung in der Zwischenzeit durchgegangen ist. Jones starrt ihn mit glasigen Augen an und murmelt »Wasser«, und als er eine schmutzige Pfütze, die man sonst übersehen würde, sieht, fällt er auf die Knie und versucht, das Wasser aufzuschlürfen, aber fast gleich danach steht er würgend wieder auf und stolpert weiter zum Brunnen inmitten des Lagers. Später bringt ihm Jimmy die Streifen eines Sergeants, und Jones fragt: »Was soll ich

---

[1] Aus: Willis D. Ellis, *Source Book of Gestalt Psychology*. London: Kegan Paul, Trench, Trubner & Co. Ltd.

[2] Wir sagen »einigermaßen gesund«, denn der militärische Kontext des Beispiels ist selbst fragwürdig; und *jeder aktuelle* Kontext, den man wählt, wird in irgendeiner Hinsicht dubios sein.

damit? Ich bin doch kein Sergeant.« »Aber ich habe Dir doch von Deiner Beförderung erzählt, als Du ins Lager kamst.« »Nein, hast Du nicht.« »Sei nicht närrisch, Ich hab's Dir gesagt.« »Ich hab' es nicht gehört.«

Er hat es tatsächlich nicht gehört; in diesem Augenblick war er für nichts empfänglich, außer für Wasser. Aber während er in der Wüste war, war er von einem feindlichen Flugzeug angegriffen worden. Er war schnell in Deckung gegangen. Er hatte also das Flugzeug gehört; das Wasser konnte also nicht seine gesamte Aufmerksamkeit in Anspruch nehmen. Wir sehen, daß es hierbei eine Hierarchie der Dominanz gab: Die akute Bedrohung dominierte den Durst, der Durst dominierte den Ehrgeiz. Alle verfügbaren Kräfte wurden für die dominante unerledigte Situation aktiviert, bis diese erledigt war, und dann konnte die nächste Situation dominant werden.

Wir haben absichtlich ein *Notfall*-Beispiel gewählt, denn in solch einem Fall tritt die zugrundeliegende Hierarchie auf einfache Weise zutage. Was zuerst kommt, kommt zuerst, und wir widmen uns dem ohne Rücksicht. Es ist das allgemein bekannte Gefühl, daß man in Notzeiten herausfindet, »was ein Kerl ist«.

Dies ist die Weisheit der zeitgenössischen Schule der Existentialisten; diese ist beharrlich damit beschäftigt, »extreme Situationen« zu erforschen, um herauszufinden, was die Wahrheit der Realität ist: In extremen Situationen *meinen* wir, was wir tun. Aber natürlich meint es der Mensch immer wirklich, wenn wir seine Situation genau analysieren. Paradoxerweise liegt es daran, daß in unseren Zeiten ständig eine chronische niedrigschwellige Notfallsituation vorherrscht, weshalb unsere Philosophen meinen, daß die Wahrheit nur in akuten Notfallsituationen offenbar wird. Andererseits ist es unser generelles Unglück, daß wir offensichtlich nicht mit mehr Nachdruck und Lebhaftigkeit handeln, wie dies manchmal in Notfallsituationen der Fall ist.

5. Die Wertehierarchie, die durch die Dominanzen bei der Selbstregulation vorgegeben ist

Wir haben bereits festgestellt, daß eine Evaluation, die im Zuge von Selbstregulation geschieht, eine privilegierte Stellung in der Ethik genießt, weil nur dabei die schärfste Bewußtheit und ein Höchstmaß an Kraft hervorgebracht werden. Jede andere Art der Evaluation muß mit reduzierter Energie auskommen. Wir können noch hinzufügen, daß, wenn die aktuelle Situation wirklich dringend ist, tatsächlich einige Werte andere in den Hintergrund drängen und auf diese Weise eine Hierarchie etabliert wird, die durch große Klarheit und Kraft gekennzeichnet ist.

Krankheit, somatische Beschwerden und Abnormalitäten zählen in der Dominanzhierarchie sehr viel. Das Gleiche gilt für Gefahren aus der Umwelt. Aber das trifft auch zu für das Bedürfnis nach Liebe, den Wunsch, auf jemanden zugehen zu können, die Vermeidung von Isolation und Einsamkeit und das Bedürfnis nach Selbstachtung; auch für die Selbsterhaltung und Selbstentwicklung, also für Unabhängigkeit. Akuter geistiger Verwirrung wenden wir uns ebenfalls zu. Und auch allem, was eng mit der Art und Weise zusammenhängt, wie man sein Leben organisiert und gewohnheitsmäßig eingerichtet hat, so daß manchmal Heroismus und Bekennertum Vorrang vor der Todesfurcht haben. Diese Werte werden nicht im eigentlichen Sinn gewählt; sie sind einfach da. Die Alternative, selbst die, sein Leben zu retten, ist *praktisch* sinnlos, sie organisiert das Verhalten nicht und ihr fehlt die Inspiration. Man bekommt sicher nicht den Eindruck, daß Heldentum oder kreative Selbsthingabe oder schöpferische Taten viel von einem Willensakt oder von Selbstüberwindung an sich hätten. Wenn dies der Fall wäre, würden sie nicht solche Kraft und solchen Glanz freisetzen.

Jede Ordnung solcher Dominanzen in aktuellen Situationen ist sehr wesentlich für Ethik und Politik. Es handelt sich wirklich um nicht weniger als um eine induktive Theorie der menschlichen Natur; die Theorie der menschlichen Natur ist die Ordnung »gesunder« Selbstregulation. Wenn wir an das Beispiel des durstigen Corporals denken, könnten wir eine Regel aufstellen, die – negativ formuliert – lautet: »Was immer *irgendein* Artverhalten behindert, hat Vorrang vor einem spezifischen Artverhalten; der Genus rangiert vor der Spezies« – beispielsweise die Vermeidung des plötzlichen Todes rangiert vor dem quälenden Durst, oder das Wohlergehen der Art rangiert vor dem Wohlergehen des Einzelnen. Oder, um ein politisches Beispiel zu nennen: Es ist dumm, wenn eine Gesellschaft jedwedes Gefühl behindert, und dann versucht, die Künste zu kultivieren. Diese Regel könnte auch als ein affirmatives Prinzip ausgedrückt werden: »Das grundlegende Gesetz des Lebens ist Selbsterhaltung und Wachstum.« Oder man könnte auch die Regel aufstellen: »Die Verletzlichsten und Wertvollsten werden zuerst verteidigt.« So gilt auch, daß ein Staubkorn im empfindlichen Auge den größten Schmerz verursacht und beachtet werden muß. Dies ist die »Weisheit des Körpers«.

6. Psychotherapeutische Theorien als Wertehierarchien

Wie immer dies auch sein mag: Jede medizinische, psychotherapeutische oder pädagogische Theorie basiert auf einer Konzeption der Selbstregulation und der entsprechenden Wertehierarchie. Die Konzeption ist die Realisierung dessen, was der Wissenschaftler *tatsächlich* als den Hauptfaktor im Leben und in der Gesellschaft betrachtet.

In den psychoanalytischen Theorien, die sich nach Darwins Werk entwickelten, wird der dynamische Faktor gewöhnlich genetisch als eine geschichtliche Entwicklung begriffen. Für Freud beispielsweise, der sich eng an die Libido und ihre somatische Entwicklung hielt, ist die menschliche Natur eine Abfolge von oralen, analen, phallischen und genitalen Stufen. (Bei Freud hat man nicht den Eindruck, daß Frauen eine vollständige menschliche Natur besäßen – vermutlich deshalb haben sie etwas Göttliches an sich.) Andere wichtige Verhaltensweisen werden mit diesen Entwicklungsstufen in Beziehung gesetzt wie sadistisch-anal, oral-anal-kannibalistisch, phallisch-narzißtisch usw. Und das Ziel der Therapie ist es, die natürliche Ordnung als lebensfähige, soziale Einheit von Vergnügungsstreben, Sublimierung und schließlich Lustgewinn wieder herzustellen. Harry Stack

Sullivan, um ein gegenteiliges Beispiel anzuführen, hält die soziale Einheit für das Menschsein für entscheidend; das Zwischenmenschliche und die Kommunikation sind es, die Energie liefern. Daher definiert er die Stufen der kindlichen Entwicklung als prototaktisch, parataktisch und syntaktisch und beschreibt die Freudschen erotischen Charaktere in diesen Begriffen. Ziel der Therapie ist es, die Einsamkeit zu überwinden, die Selbstachtung wieder herzustellen und syntaktische Kommunikation zuwege zu bringen. Horney und Fromm folgen dieser Linie (nach Adler) und sind beeindruckt von der zunehmenden Unabhängigkeit des Kleinkinds. Sie decken die Neurose in den regressiven Machtbeziehungen beim Individuum und in der Gesellschaft auf, und sie streben die Autonomie des Individuums an. Und so könnte es weitergehen.

Jede Psychotherapieschule hat irgendeine Vorstellung von der Natur des Menschen, die bei Neurosen unterdrückt wird und der gegenüber Regressionen erfolgen, und sie zielt darauf ab, diese menschliche Natur »wieder herzustellen« und »zur Reife zu bringen«. Entsprechend der jeweiligen Konzeption gibt es bestimmte Triebe oder Verhaltensweisen, die in gesunder Selbstregulation dominant sein *sollten,* und das Ziel ist es, eine Wirklichkeit zu schaffen, in der sie dominant sind.

Wir führen die Differenzen zwischen den Schulen im einzelnen an, nicht damit man unter ihnen auswählen oder im Gegensatz dazu, sie pauschal verwerfen sollte; sicher auch nicht, um Psychotherapie als sektiererisch in Verruf zu bringen. Tatsächlich sind die verschiedenen Theorien im großen und ganzen logisch nicht unvereinbar, sie ergänzen sich oft sehr gut und bestätigen sich gegenseitig. Außerdem ist es, wie wir bereits angedeutet haben, nicht überraschend, daß verantwortliche Wissenschaftler zu solch disparaten Theorien gelangen, wenn wir uns dessen bewußt sind, daß die verschiedenen Schulen wegen der Persönlichkeiten und der Reputation unterschiedliche Arten von Patienten betreuen, und diese erweisen sich dann als empirische Bestätigung der jeweiligen Theorien und bilden die Grundlage für weitergehende Hypothesen in der gleichen Richtung. Dies soll kurz veranschaulicht werden: Wie es am Anfang nur natürlich war, behandelte Freud eine Reihe chronischer Patienten mit spektakulären Symptomen: Hysterie, Zwangsvorstellungen, Phobien, Perversionen. Sowohl als Folge davon, als auch als Grund dafür verwendete er die Interpretation von Symbolen als seine Methode; und daher kam er zwangsläufig zu einer bestimmten Theorie der Kindheit und der menschlichen Natur. Die Jungianer dagegen behandelten einerseits stationäre Psychotiker und andererseits Menschen mittleren Alters mit Nervenzusammenbrüchen, und dementsprechend entwickelten sie Kunsttherapien und entwarfen eine Theorie, die voller Ideen aus hochentwickelten und primitiven Kulturen war, wobei der Sexualität geringere Bedeutung beigemessen wird. Reich dagegen arbeitete meistens mit jüngeren Menschen, die oft noch unverheiratet waren; und sowohl seine Patienten, als auch seine Erkenntnisse steuerten daher auf eine eher physiologische Methode hin. Sullivan wiederum behandelte ambulante Schizophrene, und er hatte kaum andere Möglichkeiten, außer Gesprächsmethoden zu verwenden und mit seinen Patienten ein Gefühl der Sicherheit aufzubauen. Moreno, der mit Delinquenten eines Internats arbeitete, entwickelte eine gruppentherapeutische Methode, ein Setting also, das die Übertragungsphänomene prinzipiell herabsetzen und ein verantwortlicheres Sozialverhalten hervorbringen sollte.

In jeder Schule sind die Ausrichtung, das Spektrum der Patienten, die Methode und die Theorie eng miteinander verknüpft. Das ist kein wissenschaftlicher Skandal. Man würde sich nur wünschen, die Theoretiker wären weniger geneigt, von ihrer eigenen Praxis auf die »menschliche Natur« an sich zu schließen – und überhaupt, daß alle Mediziner weniger rasch verallgemeinern würden, als ob die Menschheit von Natur aus nur aus Patienten bestünde; im Gegenzug würde man sich auch wünschen, daß sich Laienkritiker und Logiker besser über die empirischen Grundlagen der Theorien, die sie abwerten, informieren würden.

7. Die Selbstregulation des Neurotikers und die Konzeption des Therapeuten

Aber jeder, der die verschiedenen Therapieschulen und Methoden einfühlsam betrachtet, wie wir dies – wie oberflächlich auch immer – versucht haben, kommt auch auf einen neuen Gedanken: Die menschliche Natur ist zu einem Teil – wie die Schulen dies annehmen – vorgegeben, aber zu einem Teil *erschafft sich die menschliche Natur auch selbst* in Anpassung an die jeweilige Therapieform; und unter günstigen Bedingungen ist diese schöpferische Anpassung selbst ein wesentliches Element der menschlichen Natur. Es ist die gleiche zentrale Kraft, die auf den ersten Blick in *jeder* wichtigen menschlichen Erfahrung evident wird. Die Herausforderung der Psychotherapie besteht in der Aktivierung dieser Kraft schöpferischer Anpassung des Patienten, ohne ihn in die Schablonen der wissenschaftlichen Konzeption des Therapeuten zu zwängen.

So kommen wir zu unserer Frage nach der Beziehung zwischen der kontinuierlichen Selbstregulation des Patienten und der Konzeption des Therapeuten im Hinblick auf die menschliche Natur, die »wiederhergestellt« werden soll. Denn der Patient will sich selbst so gut wie möglich in Übereinstimmung mit der Konzeption des Therapeuten erschaffen; er hat jedoch zweifellos auch andere Orientierungsmöglichkeiten. Dabei wird die zuvor zitierte Mahnung Lewins bedeutsam, nicht die Struktur der gegenwärtigen Situation zu sehr im Licht eines zu umfassenden Ganzen zu analysieren.

Man kann es einen Moment lang auch einmal so sehen: Ganz allgemein wirken in der »menschlichen Natur« (nach welchem Verständnis auch immer) nicht nur biologische, sondern auch kulturelle Faktoren mit; und die kulturellen Faktoren sind besonders in unserer Gesellschaft sehr divergent – die Koexistenz divergierender Auffassungen ist vielleicht das entscheidende Merkmal unserer Kultur. Darüber hinaus gibt es bei Einzelnen und Familien sicher ursprüngliche exzentrische Dispositionen. Und noch wichtiger ist, daß die Selbsterschaffung unter den verschiedenen Bedingungen von Anfang an nicht nur eine Form extrinsischer »Konditionierung« ist, die »dekonditioniert« werden könnte, sondern daß es sich vor allem um wirkliches Wachstum handelt. Angesichts all dieser Faktoren der Vielfalt und Besonderheit bei Patienten ist es offensichtlich wünschenswert, eine Therapie zu entwickeln, die so wenig normativ wie möglich ist und statt dessen versucht, soviel wie möglich aus der Struktur der aktuellen Situation im Hier und Jetzt zu machen.

Oft, so muß man wohl feststellen, versucht der Therapeut dem Patienten seinen Standard von Gesundheit aufzudrängen, und wenn dies nicht gelingt, ruft er aus: »Regulieren Sie sich gefälligst selbst! Ich sage Ihnen doch, was Selbstregulation ist!« Der Patient versucht vergeblich sein Bestes, und wenn es ihm nicht gelingt, dann kann er dem Vorwurf nicht entkommen: »Sie sind tot!« oder: »Sie wollen einfach nicht!«, der teilweise als therapeutische Intervention gemeint ist, teilweise als Ausdruck offener Verzweiflung (wahrscheinlich ist die Verzweiflung dabei mehr wert als die technische Intervention).

Dies ist die übliche Situation: Der Therapeut verwendet seine wissenschaftliche Konzeption als generellen Behandlungsplan, den er an jeden Patienten anpaßt. Danach wählt er seine Aufgabe, identifiziert die Widerstände und entscheidet, wann er sie aufgreifen und wann durchgehen lassen soll. Und entsprechend seiner Konzeption ist er über den Fortschritt froh oder er verzweifelt. Nun ist aber jeder Behandlungsplan eine Abstraktion von der konkreten Situation, und der Therapeut setzt notwendigerweise auf diese Abstraktion. Wenn sein Kriterium beispielsweise vegetative Energie und seine Methode physiologischer Art ist, ist er zuversichtlich, wenn er Muskelentspannung und das Fließen von Energie beobachtet, und er ist verzweifelt, wenn der Patient die Übung nicht ausführen kann oder will. Das Fließen, glaubt er, muß Fortschritt bedeuten. Aber für den Beobachter, der einer anderen Schule anhängt, könnte die Situation völlig anders aussehen: Der Patient ist tatsächlich ein anderer, wenn er daliegt und seinen Körper der Behandlung des Therapeuten überläßt, als wenn er sich selbst unter Anleitung behandelt. Aber wenn er außerhalb der Praxis auf sich allein gestellt ist, wird klar, daß er nur eine neue Abwehr gegen die »Bedrohungen von unten« gelernt hat, oder noch schlimmer, er hat gelernt, sich selbst auszuklammern und so zu verhalten, als wenn er ständig in dieser Praxis wäre. Der Patient ist natürlich bald von den gleichen Abstraktionen überzeugt wie sein Therapeut, egal was es ist. In seiner Fähigkeit als Beobachter des Geschehens sieht er, daß tatsächlich aufregende Dinge passieren. Dies bereichert sein Leben um eine völlig neue Dimension und ist das Geld wert. Und auf die Dauer wirkt sich alles irgendwie aus.

Wir drücken dies auf satirische Weise aus; aber jeder von uns sitzt im gleichen Boot, vielleicht unausweichlich. Trotzdem ist es gut, die Dinge beim Namen zu nennen.

8. »Dem Widerstand folgen« und »Interpretieren, was in Erscheinung tritt«

Wir wollen das gleiche noch einmal im Kontext der klassischen Kontroverse zwischen dem alten Verfahren »interpretieren, was immer in Erscheinung tritt« und dem jüngeren Verfahren »dem Widerstand folgen« (letztlich der »Charakteranalyse«) erörtern. Beide sind jedoch unentwirrbar miteinander verknüpft.

Gewöhnlich beginnt man mit dem, »was gerade anliegt« – was der Patient spontan einbringt, wenn er die Praxis betritt, sei es ein Albtraum oder eine verlogene Haltung, geistloses Gerede oder ein verspannter Kiefer – was immer es auch sein mag, das ins Auge fällt. Sogar hierbei gilt jedoch (was normalerweise geflissentlich übersehen wird), daß das Betreten der Praxis generell schon eine »Abwehr« gegen die schöpferische Anpassung, ein Widerstand gegen den eigenen Wachstumsprozeß, aber auch einen deutlichen Hilferuf darstellt.[3] Jedenfalls beginnt der Therapeut mit dem, was der Klient einbringt. Aber man weiß auch, daß der Patient ausweicht und sich im Kreis bewegt, wenn man lange Zeit nur dem folgt, was er einbringt. Daher reitet man darauf herum, sobald man einen wichtigen Widerstand (entsprechend der jeweiligen Konzeption) bemerkt. Aber während

[3] Und natürlich gilt auch das Gegenteil: In unserer Gesellschaft mit ihrer neurotischen Isolation und der Notwendigkeit, »alles selbst zu machen«, ist es ein Widerstand, nicht um Hilfe zu bitten.

man sich damit beschäftigt, hat der Patient eifrig damit zu tun, den Gefahrenpunkt zu isolieren und einen weiteren Widerstand aufzubauen. Dann ist man mit dem Problem konfrontiert, daß man beide Widerstände gleichzeitig angreifen muß, damit nicht der eine durch den anderen ersetzt werden kann. Dies führt jedoch dazu, daß man dem folgt, was der Patient einbringt, nicht wahr? Die neue Situation hat aber auch große Vorteile: Der Therapeut versteht jetzt mehr, denn er wird an einer Situation beteiligt, die er zum Teil selbst geschaffen hat; die Reaktionen, die erfolgen, bestätigen entweder seine Vermutungen oder verschieben sie in eine bestimmte Richtung; der Therapeut wächst zunehmend in eine reale Situation hinein, indem er mit dem geht, was eingebracht wird, und er sich gleichzeitig gegen die neurotischen Elemente wehrt. Und dann besteht die Hoffnung, daß die Struktur der neurotischen Elemente zunehmend schwächer wird und schließlich zusammenbricht.

Worauf wollen wir hinaus, wenn wir dieses seltsam verquickte Geschehen nachzeichnen? Wir wollen damit deutlich machen, daß die »Interpretation dessen, was in Erscheinung tritt« und »dem Widerstand folgen« in der realen Situation unentwirrbar verquickt sind. Und daß, wenn es zu irgendeiner Entwicklung kommt, sowohl die spontanen Einfälle des Patienten als auch seine neurotischen Widerstände *und* die Konzeption des Therapeuten sowie seine nichtneurotische Abwehr dagegen, verwickelt, manipuliert usw. zu werden, in der sich entfaltenden Situation nach und nach zerstört werden. Indem man sich auf die *konkrete* Struktur der gegenwärtigen Situation konzentriert, kann man am ehesten hoffen, die neurotischen Elemente aufzulösen. Und das bedeutet sicherlich, daß man weniger rigide an seiner wissenschaftlichen Konzeption festhält, als man dies sonst in der Profession beobachten kann.

9. Die Doppelnatur eines Symptoms

Die Struktur der Situation besteht aus der inneren Kohärenz von Form und Inhalt, und wir versuchen zu zeigen, daß die Konzentration darauf die genauen Beziehungen zwischen der kontinuierlichen

Selbstregulation des Patienten und der Konzeption des Therapeuten aufdeckt.

Eine von Freuds großartigsten Entdeckungen war die der Doppelnatur eines neurotischen Symptoms: Das Symptom ist sowohl ein Ausdruck der Vitalität als auch eine »Abwehr« gegen die Vitalität (wir werden in Zukunft besser von einem »selbstbezwingenden Angriff auf die eigene Vitalität« sprechen). Die verbreitete Überzeugung von Therapeuten ist, daß man »die gesunden Elemente zur Bekämpfung der Neurose« benutzen sollte. Das klingt recht hübsch: Es drückt den Wunsch nach Kooperation, nach einer grundständigen Ehrlichkeit, nach Orgasmus, also nach Wohlergehen und Glück aus. Was aber, wenn die vitalsten und kreativsten Elemente eben die »neurotischen« sind, also die typische neurotische Selbstregulation des Patienten?

Das ist ein sehr wichtiger Punkt. Die übliche Auffassung vom Nutzen der gesunden Elemente impliziert, daß die Neurose lediglich die Negation der Vitalität darstellt. Aber ist es nicht so, daß das selbstregulierende neurotische Verhalten positive Züge hat, die oft einfallsreich und manchmal auch sehr erfolgreich sind? Der neurotische Antrieb ist offensichtlich nicht nur negativ, denn er hat eine stark prägende Wirkung auf den Patienten, und man kann einen positiven Effekt nicht mit einer negativen Ursache erklären.

Wenn die grundlegende Auffassung von der gesunden menschlichen Natur (was immer das sein mag) richtig ist, dann wären alle Patienten nach ihrer Heilung gleich. Ist dies tatsächlich der Fall? Gerade wenn Menschen gesund und spontan sind, scheinen sie höchst unterschiedlich, unvorhersagbar und »exzentrisch« zu sein. Neurotiker ähneln sich in sehr typischer Weise: Dies ist der abtötende Effekt der Krankheit. Auch hier können wir also beobachten, daß das Symptom eine Doppelnatur besitzt: In seiner Rigidität wird der Mensch zu einer Art von »Charakter«, und davon gibt es nur ein halbes Dutzend. Aber als Produkt seines eigenen, kreativen Selbst drückt das Symptom die Einzigartigkeit des Menschen aus. Und gibt es vielleicht irgendeine wissenschaftliche Konzeption, die von vornherein von der Spannbreite menschlicher Einzigartigkeit ausgeht?

10. Heilung des Symptoms und Unterdrückung des Patienten

Schließlich soll unser Problem im Kontext der Angst des Patienten betrachtet werden. Um die menschliche Natur »wiederherzustellen«, hämmert der Therapeut auf den Charakter ein, erhöht dadurch die Angst und verringert die Selbstachtung. Da sich der Patient mit einer Gesundheitsnorm, der er nicht gerecht werden kann, konfrontiert sieht, fühlt er sich schuldig. Er fühlte sich schon immer schuldig, wenn er masturbierte; jetzt fühlt er sich schuldig, weil er es nicht genügend genießt, wenn er masturbiert (er hatte mehr Spaß daran, als er sich schuldig fühlte). Der Arzt ist immer mehr im Recht und der Patient immer mehr im Unrecht.

Aber wir wissen, daß unter der »abwehrenden« Charakteristik – eigentlich *in* dieser Charakteristik – immer auch ein schönes, bejahendes kindliches Gefühl steckt: Empörung im Trotz, loyale Bewunderung im Klammern, Alleinsein in der Einsamkeit, Aggressivität in der Feindseligkeit, Kreativität in der Verwirrung. Diese Anteile sind auch in der gegenwärtigen Situation keineswegs unbedeutend, denn auch jetzt gibt es immer mal einiges, über das wir uns empören, und etwas, dem gegenüber wir loyal sein und es bewundern können, und es gibt Lehrer zum Zerstören und Assimilieren sowie eine Dunkelheit, in der nur der Schöpfergeist einen Funken Licht erspähen kann. Keine Therapie kann natürlich diese ursprünglichen Ausdrucksformen ausrotten. Was wir behaupten, ist, daß die ursprünglichen Ausdrucksformen und ihre neurotische Verwendung jetzt eine einheitliche Figur bilden, denn sie sind das Werk der kontinuierlichen Selbstregulation des Patienten.

Was muß dabei herauskommen, wenn man auf die Widerstände eindrischt? Da er ängstlich ist und sich schuldig und frontal angegriffen fühlt, unterdrückt der Patient alles. Nehmen wir an, daß es in der Endsumme einen Gewinn gibt und gebundene Energie freigesetzt wird. Entscheidend aber ist dabei, daß der Patient seine Waffen und seine Orientierung in der Welt verloren hat. Die jetzt neu verfügbare Energie kann nicht wirksam werden und sich in der Erfahrung bewähren. Für einen sympathischen und intelligenten Freund des Patienten sieht das Ergebnis dann so aus: Der analytische Prozeß hat entweder zur Nivellierung oder »Anpassung« geführt, oder zur Verengung und zum Fanatismus, je nachdem, ob die zugrundeliegende wissenschaftliche Konzeption stärkeres Gewicht auf zwischenmenschliche Aspekte oder auf persönliche Entlastung legt. Der Patient ist jedenfalls der Norm der Theorie näher gekommen – und die Theorie ist wieder einmal bestätigt worden.

11. Anforderungen an eine gute Methode

Fassen wir unsere Ausführungen über die Beziehung zwischen der Selbstregulation des Neurotikers und der Konzeption des Therapeuten von der organismischen Selbstregulation zusammen:

Wir haben Grund zu der Annahme, daß die Kraft schöpferischer Anpassung an die Therapie selbst bei jeder Methode wirksam ist. Daher ist es ratsam, so wenig wie möglich eine Normalität einzufordern, die von der Situation im Hier und Jetzt abstrahiert. Die Gefahr ist groß, daß der Patient sich im Rahmen der Behandlung lediglich dieser abstrakten Norm annähert. Und wir haben versucht zu zeigen, daß das, »was in Erscheinung tritt« und »Widerstände gegen die Behandlung« beide in der aktuellen Situation präsent sind, und daß der Therapeut nicht einfach ein Objekt der Übertragung des Patienten ist, sondern daß ersterer selbst in die Situation einbezogen ist und seine Vorurteile auf dem Spiel stehen. Außerdem haben wir daran erinnert, daß das neurotische Symptom eine innere Struktur aus vitalen und aus abtötenden Elementen aufweist, in die der Patient jeweils sein Bestes investiert hat. Schließlich haben wir gezeigt, daß die Auflösung von Widerständen gefährlich ist, da der Patient am Ende reduzierter ist als am Anfang.

Bei all diesen Überlegungen hatten wir gute Gründe, uns auf die Struktur der gegenwärtigen Situation als Ort schöpferischer Anpassung zu konzentrieren und zu versuchen, eine völlig neue Synthese zum Hauptanliegen der Sitzung zu machen.

Es wäre allerdings absurd, auch nur einen Augenblick zu glauben, wir sollten nicht gegen die Widerstände angehen, die Angst nicht steigern, nicht zeigen, daß die neurotischen Reaktionen nicht funktionieren, die Vergangenheit nicht wiederbeleben, alle Interpretationen zurückhalten und die eigenen wissenschaftlichen Grundlagen über Bord werfen. Dann wären die Ergebnisse oberflächlich, keine gebundene Energie würde freigesetzt werden usw. Und menschlich gesprochen: Was wäre das für eine reale Gesprächssituation, in der einer der Partner, also der Therapeut, seine besten Kräfte und sein Wissen für die Einschätzung der Situation zurückhält?

Das Problem reduziert sich also auf die Frage nach der Struktur des Gesprächs: *Wie* sollen der Konflikt, die Angst, die Vergangenheit, die Konzeptionen und Interpretationen angewandt und nutzbar gemacht werden, um ein Höchstmaß an schöpferischer Anpassung zu erreichen?

12. Selbstbewußtheit in experimentellen, sicheren Notfallsituationen

Um auf Corporal Jones und die Hierarchie seiner gesunden Reaktionen in einer Notfallsituation zurückzukommen, schlagen wir für das therapeutische Gespräch folgende Struktur vor: Stimulierung einer sicheren Notfallsituation, indem wir uns auf die aktuelle Situation konzentrieren. Das sieht nach einer seltsamen Formulierung aus, aber es ist genau das, was von Therapeuten jeder Schule in erfolgreichen Momenten getan wird. Man betrachte die Situation in etwa so:

1. Der Patient als aktiver Partner im Experiment konzentriert sich auf das, was er gegenwärtig fühlt, denkt, tut, sagt; er versucht, über Bilder, Körperempfindungen, Bewegungsreaktionen, verbale Beschreibungen usw. enger in Kontakt damit zu kommen.
2. Irgend etwas löst lebhaftes Interesse bei ihm aus; darauf muß er sich nicht absichtlich konzentrieren, es fesselt einfach seine Aufmerksamkeit. Der Kontext dafür kann vom Therapeuten ausgewählt werden auf der Grundlage seines Wissens über den Patienten und seiner wissenschaftlichen Überlegungen, wo der Widerstand ist.
3. Es handelt sich um etwas, das dem Patienten vage bewußt ist, das aber durch die Übung bewußter wird.

4. Bei der Durchführung der Übung wird der Patient ermutigt, seinen Neigungen zu folgen, frei zu phantasieren und zu übertreiben, denn es handelt sich um ein sicheres Spiel. Er wendet die Haltung, auch eine übertriebene Haltung, auf seine gegenwärtige Situation an: auf seine Haltung sich selbst und dem Therapeuten gegenüber, sein übliches Verhalten (in der Familie, beim Sex, bei der Arbeit).
5. Alternativ dazu kann er die Unterdrückung dieser Haltungen übertreiben und diese Form der Unterdrückung auf die zuvor genannten Kontexte anwenden.
6. Mit der Zunahme an Kontakt und der Erweiterung dessen, womit er in Kontakt kommt, steigert sich seine Angst. Dies schafft eine spürbare Notsituation, aber die Notsituation ist sicher und kontrollierbar, und beide Gesprächspartner wissen das.
7. Das Ziel dabei ist, daß die darunter liegende (verdrängte) Intention – die Handlung, Haltung, das gegenwärtige Ziel, die Erinnerung – in der sicheren Notfallsituation dominant werden und die Figur neu gestalten.
8. Der Patient akzeptiert die neue Figur als seine eigene, er hat das Gefühl, »ich bin es, der fühlt, denkt, dies und jenes tut«.

Das ist sicher keine unvertraute therapeutische Situation; und sie nimmt nicht den Einsatz einer bestimmten Methode vorweg, weder einer anamnetischen, interpersonalen, noch einer physiologischen; auch nicht eine bestimmte Grundkonzeption. Neu ist, daß man die voraussehbare Angst nicht als ein unvermeidliches Nebenprodukt ansieht, sondern als funktionalen Vorteil. Und dies ist möglich, weil die den Patienten interessierende Aktivität von Anfang bis zum Schluß im Zentrum der Aufmerksamkeit bleibt. Wenn er die Notfallsituation erkennt, flüchtet oder erstarrt er nicht, sondern behält seinen Mut, wird wachsam und realisiert das dominant werdende Verhalten sehr aufmerksam. Er ist es, der die Notfallsituation herstellt; es handelt sich nicht um etwas, was ihn von irgendwo her überfällt. Und das Aushalten der Angst ist *der gleiche Vorgang* wie die Bildung einer neuen Figur.

Wenn der neurotische Zustand eine Antwort auf eine nichtvorhandene, chronische, niederschwellige Notfallsituation mit einem mittleren Tonus und eingetrübter, starrer Wachsamkeit ist – statt entweder Entspannung oder aufgeladener Spannung und konzentrierter, flexibler Wachsamkeit, dann besteht das Anliegen darin, sich auf eine tatsächlich bestehende, hochgradige Notfallsituation zu konzentrieren, mit der sich der Patient auseinandersetzen und an der er wachsen kann. Gewöhnlich sagt man zum Patienten: »Du hast dieses Verhalten übernommen, als Du wirklich in Gefahr warst – beispielsweise, als Du ein Kind warst; aber jetzt bist Du sicher, erwachsen.« Das ist soweit richtig. Aber der Patient fühlt sich wirklich nur sicher, wenn das neurotische Verhalten nicht angesprochen wird, wenn er also daliegt und mit einer freundlichen Person redet usw. Oder die gegensätzliche Situation: Der Therapeut greift den Widerstand an, und der Patient wird von Angst überwältigt. *Das Entscheidende ist doch, daß der Patient das der Notfallsituation gemäße Verhalten spürt und gleichzeitig fühlt, daß er sicher ist, weil er mit der Situation zurechtkommt.* Das heißt, eine chronische, niederschwellige Notfallsituation in eine sichere, hochgradige Notfallsituation zu überführen, die zwar auch von Angst begleitet ist, aber einer vom aktiven Patienten kontrollierbaren Angst. Die technischen Probleme bestehen darin, (a) die Steigerung der Spannung angemessen zu steuern und (b) die Situation kontrollierbar, aber nicht kontrolliert werden zu lassen: So wird sie als sicher erlebt, weil der Patient in der Lage ist, die erforderliche Anpassung an die Situation *zu erfinden*, statt daß er von ihr abgeschirmt wird.

Methodisch geht es darum, jeden funktionierenden Anteil funktional einzusetzen und die nicht funktionierenden Anteile auszuklammern oder von ihnen in der aktuellen Situation abzusehen. Die Methode besteht darin, den Kontext und das Experiment herauszufinden, damit alles in der erforderlichen Weise als Ganzes aktiviert werden kann. Die funktionierenden Anteile sind: die Selbstregulation des Patienten, das Wissen des Therapeuten, die nachlassende Angst und (nicht zuletzt) der Mut und die schöpferische Kraft jedes Menschen.

13. Evaluation

Am Ende läuft die Frage nach der richtigen Verwendung der Konzeption des Therapeuten auf die nach der Art der Evaluation hinaus.

Es gibt zwei Arten der Evaluation: die intrinsische und die vergleichende. Intrinsische Evaluation geschieht im Verlauf jedes Geschehens; es ist die Gerichtetheit des Prozesses, die unerledigte Situation, die sich zu einem Abschluß hin, die Spannung, die sich auf den Orgasmus zubewegt usw. Bei dieser Evaluation ergibt sich der Standard aus dem Geschehen und ist letztlich das Geschehen selbst als Ganzes.

Bei der vergleichenden Evaluation ist der Standard extrinsisch, das Geschehen wird mit etwas anderem verglichen und bewertet. Auf diese Art der Evaluation ist der Neurotiker (und die normale neurotische Gesellschaft) besonders fixiert: Jede Handlung wird an einem Ichideal, am Bedürfnis nach Anerkennung, am Geldwert oder am Prestige gemessen. Es ist eine Illusion, wie jeder Künstler oder Pädagoge weiß, daß solch eine vergleichende Evaluation zu irgendeinem brauchbaren Resultat führen könnte. In den Fällen, wo diese Art der Evaluation zu einem heilsamen Ansporn führen könnte, da nämlich, wo das Vergleichen für die ersehnte Liebe, die Befreiung von Schuld usw. steht, wäre es nützlicher (und weniger schädlich), wenn diese Antriebe nicht verschleiert würden.

Es ist völlig sinnlos, wenn der Therapeut eine vergleichende Auswertung in Beziehung zu seiner eigenen Vorstellung von natürlicher Gesundheit vornimmt. Er muß seine Konzeption und anderes Wissen deskriptiv für Anleitungen und Vorschläge benutzen, die aber der intrinsischen, sich aus der kontinuierlichen Selbstregulation ergebenden Evaluation unterzuordnen sind.

5. Reifung und Kindheitserinnerungen

1. Vergangenheit und Zukunft im Gegenwärtigen

Wenn wir Selbstbewußtheit, Experiment, gespürte Notfallsituation und schöpferische Anpassung betonen, dann legen wir weniger Wert auf Erinnerungen an Vergangenes (»Kindheitserinnerungen«) oder auf Erwartungen an und Vorhaben für die Zukunft (»Lebensplanung«). Aber Erinnerung und Vorwegnahme vollziehen sich in der Gegenwart, und daher ist es wichtig für uns, daß wir ihren Ort in der Struktur des Gegenwärtigen analysieren. Man kann mit der Grundidee dieses Kapitels experimentieren, indem man sagt: »*Jetzt und hier* erinnere ich mich an dieses und jenes,« um dann den Unterschied zum Abtauchen in die Erinnerung zu merken; daher auch: »*Jetzt und hier* plane oder erwarte ich dieses und jenes.«

Erinnerungen und Zukunftsperspektiven sind gegenwärtige Vorstellungen. Das lebendige Spiel der Vorstellungskraft ist im allgemeinen nicht dissoziativ, sondern integrativ. Warum sind Menschen, die sich in Erinnerungen oder Zukunftsvorstellungen verlieren, so offensichtlich auf der Flucht und fühlen sich danach nicht erfrischt, sondern leer und erschöpft? Vermutlich erleben sie die Ereignisse nicht als zu ihnen gehörig, sie werden nicht eins mit ihnen, da sie sie nicht neu erschaffen und assimilieren; das Erzählen scheint stets endlos zu sein und wird immer trockener und abgehobener. (Man vergleiche dagegen ein Kunstwerk, bei dem die Erinnerung im gegenwärtigen Umgang mit dem Medium lebendig wird.) Unterdessen bleibt die Gegenwart unbefriedigend, die Vergangenheit geht verloren, und die Zukunft gibt es noch nicht. Was empfindet dieser redselige Mensch gegenwärtig? Statt lebendiger Vorstellungskraft gibt es nur Bedauern, Vorwürfe, Selbstbeschuldigungen oder Frustration, Schuld des nicht

Genügens und das Bestreben, Willenskraft zu beweisen. All das verringert die Selbstachtung noch stärker. Denn das Selbstwertgefühl kommt nicht von entschuldigenden Erklärungen oder von Vergleichen mit äußeren Maßstäben: »Es war nicht mein Fehler; ich bin so gut wie jeder andere. Ich bin nicht gut, aber bald werde ich besser sein.« Selbstwertgefühl entsteht nur dadurch, daß man sich bei der gegenwärtigen Tätigkeit kompetent fühlt oder durch die Entspannung nach vollendeter Tat (so daß keine Gewissensbisse aufkommen, wenn »schuldhafte« sexuelle Betätigung befriedigend war, sondern nur, wenn sie enttäuschend war). Wenn man sich rechtfertigt oder vergleicht, fühlt sich das immer wie eine Lüge an, entweder tröstend oder selbstbestrafend. Aber etwas zu tun und dabei man selbst zu sein, ist Beweis genug, es rechtfertigt sich selbst, weil die Situation stimmig ist. Daher legen wir Wert auf die Selbstbewußtheit des Patienten, wenn er ein Experiment durchführt, und wir gehen davon aus, daß er zu einer besseren Art von Einheit gelangt.

2. Die Bedeutung von Vergangenheit und Zukunft in der Therapie

Das Problem ist jedoch, daß das verfügbare »Selbst«, welches auch wirklich *da* ist, inhaltlich sehr dürftig und überdies in sechsfacher Weise aufgespalten ist. Es bedeutet schon etwas, dem Patienten ein »Gefühl seiner selbst« (Alexander) zu vermitteln; wir müssen allerdings auch die »grundlegende Basis« erreichen, dessen sich das Selbst nicht bewußt ist, um die Kraft des Selbst zu stärken. Die Frage ist, wie diese Basis gegenwärtig beschaffen ist.

Bei der Beantwortung dieser Frage wiederholte Freud in seinen letzten Jahren kategorisch, daß keine Methode psychoanalytisch genannt werden dürfte, die die kindliche Erinnerung nicht aufarbeitet. Unserer Meinung nach meinte er damit, daß ein großer Teil des Selbst immer noch alte, unerledigte Situationen ausagiert. Und das muß stimmen, denn wir leben, indem wir das Neue in das assimilieren, was wir geworden sind, und zwar in der Art und Weise, wie wir es geworden sind.

Im Gegensatz dazu bestehen einige parafreudianische Schulen darauf, daß die kindliche Erinnerung überhaupt nicht notwendig ist, um zu einer reifen Haltung zu gelangen. Das könnte bedeuten (was sicher richtig ist), daß viele Wachstumskräfte einer Person frustriert sind; es ist ihr nicht gelungen, sie selbst zu werden.

Wir werden zu zeigen versuchen, daß »infantil/reif« eine unangemessene Unterscheidung und ein irreführender Sprachgebrauch ist. Ohne diese Spaltung erscheinen das Aufarbeiten der Kindheit und die Notwendigkeit zu reifen in einem anderen Licht. In diesem Kapitel beschäftigen wir uns hauptsächlich mit der Erinnerung. (Probleme der Zukunftsperspektiven sind eine Art von Aggression – Kapitel 8.)

3. Wirkungen der Vergangenheit als fixierte Formen in der Gegenwart

Freud scheint geglaubt zu haben, daß vergangene Zeiten im psychologischen Sinn *tatsächlich* auf andere Weise existieren als in ihren gegenwärtigen Wirkungen. Beim berühmten Beispiel von Städten, die übereinander gebaut sind, geht er davon aus, daß die verschiedenen Epochen der Vergangenheit und die Gegenwart sich gegenseitig durchdringen, sie nehmen den gleichen Raum ein und sie haben Beziehungen zueinander, die über die zeitliche Sequenz hinausgehen. Das ist eine mächtige Spekulation.[1]

Für die Zwecke der Therapie ist jedoch nur die gegenwärtige Struktur der Empfindung, der Introspektion und des Verhaltens verfügbar. Und unsere Frage muß lauten, welche Rolle das Erinnern in dieser Struktur spielt. Formal betrachtet sind Erinnerungen eine Art von recht fixierten (unveränderlichen) Formen im kontinuierlichen Gegenwartsgeschehen.

---

[1] Tatsächlich sind die Freudsche Traumtheorie, die nicht-euklidische Geometrie und die Relativitätstheorie ähnliche Versuche, die Kantsche Konzeption von Raum und Zeit zu widerlegen. In ihrer Wirkung reduzieren sie Kants transzendentale Ästhetik auf sinnliches und introspektives Erleben in der Gegenwart, aber genau das beabsichtigte er.

(Wir haben schon von »Abstraktionen« im Sinne solcher fixierten Formen gesprochen, die relativ beständig sind, damit etwas anderes wirksamer in Bewegung sein kann. Abstraktionen lenken von den eher sensorischen und materiellen Besonderheiten der Erfahrung ab. Erinnerungen sind dagegen fixierte Vorstellungen von speziellen sensorischen und materiellen Besonderheiten, aber sie abstrahieren von den Bewegungsreaktionen – auf diese Weise bleibt die Vergangenheit unveränderbar; das ist auch das, was als unveränderlich erfahren wird.[2] Gewohnheiten, Techniken oder Wissen sind Beispiele für andere fixierte Formen: Es sind assimilierte Anteile der eher bewahrenden organischen Struktur.)

Viele dieser fixierten Formen sind gesund, für den kontinuierlichen Prozeß aktivierbar, beispielsweise eine nützliche Gewohnheit, eine Kunst, eine bestimmte Erinnerung, die jetzt zum Vergleich mit einer anderen dient, um eine Abstraktion zu ermöglichen. Andere fixierte Formen sind neurotisch wie der »Charakter«, die zwanghafte Wiederholung. Aber ob gesund oder neurotisch, *die Vergangenheit und andere fixierte Formen bestehen wegen ihrer gegenwärtigen Funktion fort:* Eine Abstraktion besteht weiter, wenn sie sich in der gegenwärtigen Ausdrucksweise bewährt, eine Technik, wenn sie angewandt wird, eine neurotische Eigenart, wenn sie auf einen wiederkehrenden, »gefährlichen« Drang reagiert.

Sobald sie nicht mehr weiter gebraucht werden, stößt der Organismus die fixierten Auswirkungen der Vergangenheit im Zuge der Selbstorganisation von selbst ab; unnützes Wissen wird vergessen, der Charakter löst sich auf. Diese Gesetzmäßigkeit wirkt in beiden Richtungen: *Nicht wegen ihrer Inaktivität, sondern wegen ihrer Funktion besteht eine Form weiter, und sie wird nicht wegen des Verstreichens der Zeit vergessen, sondern wegen mangelnder Funktion.*

[2] Wir diskutieren hier natürlich nicht die metaphysische Frage, was Vergangenheit ist, also ob das, was in der Erinnerungserfahrung auftaucht, existent ist und von welcher Art dieses Existente ist.

4. Der Wiederholungszwang

Der neurotische Wiederholungszwang ist ein Zeichen dafür, daß eine unabgeschlossene Situation in der Vergangenheit auch gegenwärtig noch unabgeschlossen ist. Jedes Mal, wenn sich die Spannung im Organismus aufgebaut hat, so daß die Aufgabe wieder in den Vordergrund tritt, gibt es einen neuen Lösungsversuch. So gesehen unterscheidet sich die neurotische Wiederholung nicht von irgendeinem anderen sich wiederholenden Spannungsaufbau wie Hunger oder sexuelle Erregung; und es erübrigt sich eigentlich, darauf hinzuweisen, daß die neurotische Wiederholung ihre Energie von diesen anderen Wiederholungen des Spannungsaufbaus erhält. Der Unterschied zum gesunden Ablauf ist, daß die Aufgabe beim gesunden Vorgang jedesmal abgeschlossen, das Gleichgewicht wieder hergestellt wird und der Organismus etwas zu seiner Erhaltung beigetragen hat oder durch die Assimilation von etwas Neuem gewachsen ist. Die Umstände ändern sich dauernd, der Organismus begegnet ihnen ohne Beeinträchtigungen durch verfestigte Empfindungen aus anderen besonderen Situationen (jedoch nur mit Hilfe flexibler Werkzeuge, nützlicher Abstraktionen und erhaltender Gewohnheiten); und es ist die Neuartigkeit der neuen Umstände, die interessant ist – nicht, daß dieses Steak genau so ist wie das, welches ich letzte Woche gegessen habe (das würde Abscheu hervorrufen), sondern daß es ein Steak ist (etwas, was ich im allgemeinen gerne esse und was *seinen eigenen,* neuen Duft hat).

Aber die neurotische Spannung wird nicht gelöst; trotzdem ist sie dominant, sie *muß* gelöst werden, bevor eine andere Aufgabe in Angriff genommen werden kann; der Organismus, der nicht durch Erfolg und Assimilation gewachsen ist, nimmt also die alte Haltung ein, um den gleichen Versuch noch einmal zu starten. Unglücklicherweise ist die verfestigte Haltung, die schon vorher versagt hat, notwendigerweise unter den jetzt neuen Bedingungen noch ungeeigneter, so daß ein Abschließen der Situation immer unwahrscheinlicher wird. Das ist ein Teufelskreis: Nur durch Assimilation und Vollendung einer Situation lernt man irgend etwas und ist für eine neue Situation bereit. Aber durch das, was nicht abgeschlossen werden konnte, lernen wir nichts, wir verlieren den Kontakt dazu, und daher bleibt es dauerhaft unabgeschlossen.

Deshalb scheint ein *gegenwärtiges* Bedürfnis für eine *gegenwärtige* Befriedigung »infantil« zu sein. Es sind nicht der Trieb oder das Begehren, die infantil, für Erwachsene nicht mehr bedeutsam sind, sondern die fixierte Haltung, ihre Abstraktionen und Vorstellungen sind altmodisch, unpassend und ineffektiv. Um ein klassisches Beispiel zu geben: Der Wunsch, gestreichelt zu werden, *kennt nur* die Imago von Mutter im Hinblick auf Sprache und Orientierung; diese Vorstellung wird immer stärker, während der Wunsch weiterhin frustriert wird. Aber Mutter ist nirgends zu sehen, und jeder andere, der streicheln könnte, ist *a priori* enttäuschend, oder wenigstens geht man nicht von etwas anderem aus. *Weder* der Wunsch *noch* die Vorstellung sind Vergangenheit, weil die Situation unabgeschlossen ist, aber diese Vorstellung ist unangemessen und veraltet. Wenn die Perspektiven schließlich vergeblich sind und das Leiden zu groß wird, wird der Versuch unternommen, den gesamten Komplex zu unterdrücken und sich zu desensibilisieren.

5. Die Struktur einer vergessenen Szene und die Erinnerung daran

Gehen wir von einer Erinnerung aus, die anscheinend vergessen wurde – nicht einfach wie üblich vergessen (wie unnützes Wissen), auch nicht als etwas Flexibles, das aus dem gegenwärtigen Hintergrund ins Gedächtnis gerufen werden kann (wie nützliches Wissen), sondern eine Erinnerung, die verdrängt wurde.

Ihrer Struktur zufolge kann dies am besten als schlechte Gewohnheit angesehen werden, als untauglicher Versuch, etwas auszulöschen, wobei der vergessene, unauslöschliche Komplex im Zentrum steht. Die schlechte Gewohnheit bildet die gegenwärtige, vorsätzliche Beeinträchtigung – eine Beeinträchtigung, die immer zugleich muskulär, sensorisch und emotional ist (beispielsweise halten die Augenmuskeln den Blick geradeaus gerichtet und verhindern das freie Spiel des Sehens; das Unterdrücken des Wunsches verhindert, daß bestimmte

Visionen auftauchen; und das, was man tatsächlich sieht, lenkt Gefühl und Verhalten in die entgegengesetzte Richtung). Und was unterdrückt wird, der zentrale Komplex, beinhaltet eine bestimmte Szene, die wegen ihrer Besonderheit in dieser Form nicht wieder auftreten und nützlich werden kann – denn um gegenwärtig nützlich zu sein, dürfte sie nicht ausgelöscht, sondern sie müßte zerstört (also in ihre Einzelteile zerlegt) und nach den gegenwärtigen Erfordernissen neu zusammengesetzt werden. Offensichtlich handelt es sich um eine dauerhafte Fixierung: ein Akt des Vergessens, der ständig mit gegenwärtiger Kraft wiederholt wird und durch die Irrelevanz seiner Inhalte vor dem Erinnern geschützt wird.

Wie ist das geschehen? Nehmen wir an, es gab einmal eine Situation, in der man sich eines starken Wunsches in bezug auf bestimmte Objekte bewußt war. (Der Einfachheit halber denken wir an einen einzelnen dramatischen Augenblick, ein »Trauma«.) Der Wunsch wurde frustriert: Seine Befriedigung war gefährlich, und die durch die Frustration ausgelöste Spannung war unerträglich. Dann unterdrückte man den Wunsch und die Bewußtheit des Wunsches absichtlich, um nicht zu leiden und die Gefahr abzuwehren. Der ganze Komplex von Gefühl, Ausdruck, Geste und sinnlichem Eindruck, der besonders tief geht, weil er auf wesentliche Weise unerledigt bleibt, ist außer Funktion; und beträchtliche Energie wird ständig darauf verwendet, ihn in der jeweiligen Gegenwart außer Funktion zu halten. (Beträchtliche Energie deshalb, weil die traumatische Szene in entscheidender Weise unabgeschlossen ist und durch starken Gegendruck in Schach gehalten werden muß.)

Wie kommt es nun zur Wiedererinnerung? Nehmen wir an, die *gegenwärtige* absichtliche Unterdrückung wird gelockert, beispielsweise durch Übungen mit den Augenmuskeln und dem Umherschauen, durch die Vorstellung von erwünschten Objekten oder dadurch, daß man mit den Ablenkungen unzufrieden wird usw. Plötzlich kommen die *immer gegenwärtigen,* aber latenten Gefühle und Gesten zum Ausdruck, und mit ihnen taucht die *alte* Szene bildhaft wieder auf. Nicht das alte Bild hat also das Gefühl ausgelöst, sondern die Lockerung der gegenwärtigen Unterdrückung. *Die alte*

Szene wird wiederbelebt, weil sie zufällig der letzte freie Ausdruck des Gefühls und der Geste in der Sinnesumwelt war bei dem Versuch, die unerledigte Situation zu einem Abschluß zu bringen. Die alte Szene ist quasi das letzte Symbol, mit dem man lernte, die Gefühle auszudrücken.

Denn wenn im Gegensatz dazu das Bild zufällig zuerst oder sogar am Ende einer Reihe freier Assoziationen erscheint, als würde plötzlich das Gesicht eines Vorbeigehenden auftauchen, dann kann man plötzlich ein »fremdes« Gefühl erleben, eine seltsame Anziehung, einen namenlosen Kummer. Aber das ist bedeutungslos, flüchtig, es wird sogleich durch die anhaltende *gegenwärtige* Unterdrückung blockiert.

Daher muß die vergessene Szene in der klassischen Psychoanalyse »gedeutet« werden, um eine Lösung zu bewirken, das heißt, sie muß zur gegenwärtigen Haltung und Erfahrung in Beziehung gesetzt werden. Aber die Deutung wird nur erfolgreich sein, wenn sie dazu führt, daß die Struktur der gegenwärtigen Haltung, der schlechten Gewohnheit, geändert wird.

6. »Trauma« als unerledigte Situation

Wahrscheinlich gibt es nicht einen einzelnen traumatischen Augenblick, sondern eine traumatische Sequenz mehr oder weniger frustrierender und gefährlicher Augenblicke, während dessen die emotionale Anspannung und die gefährliche Explosivität der Reaktion allmählich zunehmen und die Unterdrückung davon immer stärker habitualisiert wird, bis das Gefühl und die Reaktion im Interesse der psychischen Ökonomie ausgelöscht werden. Jede dieser Szenen kann in der späteren Erinnerung für das stehen, was unterdrückt wird. (»Ich erinnere mich, wie mich Vater in einer bestimmten Situation geschlagen hat«.) Man beachte, daß diese traumatische Szene nicht die habituelle Unterdrückung, den Charakter oder die Selbstunterdrückung zum Ausdruck bringt, obwohl sie in der Gegenwart ständig erneuert wird, sondern eben das noch nicht unterdrückte Gefühl in viel organischerer und ständig präsenter Form, beispielsweise den Wunsch, Papa nahe zu sein oder den Haß auf ihn oder beides.

Das Trauma *ruft die Wiederholung nicht hervor*, wie Freud dachte, sondern die wiederholte Anstrengung des Organismus, das Bedürfnis zu befriedigen, führt zur Wiederholung, aber diese Anstrengung wird gegenwärtig immer wieder absichtlich unterdrückt. In dem Maß, in dem das Bedürfnis zum Ausdruck kommt, verwendet es überholte Techniken (»die Wiederkehr des Verdrängten«). Wenn das Gefühl frei wird, kann dies plötzlich eine alte Szene wiederbeleben, muß es aber nicht; aber es strebt in jedem Fall nach unmittelbarer Befriedigung in der Gegenwart. Das Erinnern der frühen Szene ist also ein normales Nebenprodukt der Veränderung der schlechten Gewohnheit und der Freisetzung des Gefühls, aber weder reicht sie aus, noch ist sie notwendig.

Offensichtlich tendiert das verdrängte Trauma dazu, immer wiederzukehren, denn es ist quasi der vitalste Teil des Organismus, es aktiviert am meisten organische Energie. Um einen treffenden Vergleich zu ziehen: Ein Traum ist offensichtlich ein »Wunsch«, wie alptraumhaft er auch immer sein mag, denn wenn das Wachbewußtsein zeitweise außer Kraft gesetzt ist, behauptet sich die darunter liegende organische Situation – und dies ist als nichts anderes anzusehen als die Bewegung vom Unerledigten hin zu einem Abschluß.

7. Der therapeutische Umgang mit der erinnerten Szene

Die erinnerte Szene bewirkt keine Befreiung, aber wenn sie von der erneuerten Überflutung des Gefühls begleitet wird, ist dies sehr wichtig für die Selbstbewußtheit. So, wie sie für das letzte Mal steht, als die unterdrückte Erregung wirksam war, so ist sie nun die erste Erfahrung mit der erneuerten Erregung. Dies liefert unmittelbar eine Art »Erklärung« dafür, was das ungewohnte und lange Zeit nicht erlebte Gefühl »bedeutet« und auf welches Objekt es sich bezieht; aber natürlich *meint* das Gefühl gegenwärtig sicher nicht die archaischen Objekte. An dieser Stelle wird die Deutung wertvoll, um dem Patienten sein neues Gefühl von sich selbst zu erklären. Er muß lernen zu unterscheiden zwischen dem gegenwärtigen Bedürfnis, daß sich in dem Gefühl ausdrückt, und dem Objekt, das *lediglich* eine bestimmte Erinnerung darstellt, und das in bestimmter Weise unwiederbringlich verloren ist. An solch einer Deutung ist nichts Geheimnisvolles; sie weist lediglich auf das Offensichtliche hin, das trotzdem schwer verdaulich sein kann.

8. Das falsche Verständnis von »infantil« und »reif«

Die übliche Auffassung ist jedoch, daß das Bedürfnis, das Gefühl, »infantil« sei, also etwas Vergangenes. Freud geht, wie wir gesehen haben (und wie wir dies in Kapitel 13 im einzelnen erörtern werden), so weit zu behaupten, daß nicht nur bestimmte einzelne Bedürfnisse, sondern der ganze Denkvorgang, der »primäre Prozeß«, infantil sei und notwendigerweise unterdrückt werde. Die meisten Theoretiker halten bestimmte sexuelle Bedürfnisse und Beziehungseinstellungen für kindisch und unreif.

Unsere Auffassung ist demgegenüber, daß *kein* fortdauerndes Bedürfnis als infantil oder illusorisch angesehen werden darf. Nehmen wir beispielsweise an, es sei ein »kindliches« Bedürfnis, von einer »aufopferungsvollen« Pflegerin umsorgt zu werden. Es macht keinen Sinn zu behaupten, dieses Bedürfnis sei ein Klammern an die Mutter. Vielmehr müssen wir sagen, es handelt sich um ein selbstverständliches Bedürfnis; nur das Bild und der Begriff »Mutter« sind unangemessen und tatsächlich auch nicht gemeint.[3] Das Bedürfnis ist – ganz im Gegensatz dazu – jetzt mit ziemlicher Sicherheit auf irgendeine Weise erfüllbar. (Vielleicht: »Sorge zur Abwechslung einmal für Dich selbst; höre auf, dauernd anderen helfen zu wollen!«) Ziel der Therapie kann es ja nicht sein, dem Menschen die Bedürfnisse auszureden. Statt dessen müssen wir sagen: Wenn das Bedürfnis in der Gegenwart nicht erfüllt werden kann und tatsächlich nicht erfüllt wird, dann

---

[3] Die Sprache für die emotionalen Bedürfnisse ist, außer in der Dichtung und in anderen Künsten, extrem grob. Die Psychoanalyse hat die Sprache außerordentlich bereichert, indem sie die Analogien zwischen erwachsenem Leben und frühen Jahren aufzeigte. Unglücklicherweise ist die Verachtung für die Kindheit jedoch derart groß, daß ein Begriff beleidigend ist, wenn er auch für ein Kleinkind gilt. So ist »mütterlich« eine gute Eigenschaft, aber »nuckeln« ist lächerlich.

beginnt der ganze Prozeß der Anspannung und Frustration von neuem, und die Person wird die Bewußtheit wieder auslöschen und wieder der Neurose verfallen, oder, was wahrscheinlicher ist, sie wird sich selbst erkennen und leiden, bis sie die Umwelt entsprechend verändern kann.

Wir können nun auf unsere Frage nach der Bedeutung der Erinnerung an die Kindheit zurückkommen und eine stimmigere Antwort skizzieren. Wir haben behauptet, daß die Erinnerung an die alte Szene unnötig ist; sie ist bestenfalls ein wichtiger Schlüssel für die Bedeutung des Gefühls, aber selbst dafür ist sie entbehrlich. Heißt dies nun, wie beispielsweise Horney behauptet, daß die Aufarbeitung der Kindheit keinen vorrangigen Platz in der Psychotherapie hat? Nein. Wir glauben viel mehr, daß der Inhalt der erinnerten Szene recht unwichtig ist, daß aber das kindliche Gefühl und die Haltung, die diese Szene mit Leben füllte, höchst bedeutsam sind. *Die kindlichen Gefühle sind nicht als etwas Vergangenes, daß man hinter sich lassen muß, bedeutsam, sondern als einige der schönsten Kräfte des Erwachsenenlebens, die wiederbelebt werden müssen: Spontaneität, Phantasie, unmittelbare Bewußtheit und Zupacken.* Es ist vielmehr notwendig, wie Schachtel behauptete, die Art und Weise wiederzuentdecken, wie Kinder die Welt erleben; nicht die tatsächliche Biographie muß befreit werden, sondern der »Primärprozeß des Denkens«.

Nichts ist unglücklicher als der gängige unreflektierte Gebrauch der Wörter »infantil« und »reif«. Selbst, wenn man eine »kindliche Haltung« bei Kindern selbst nicht schlimm findet, runzelt man generell die Stirn, wenn sie im Zusammenhang mit »Reife« auftritt, wobei man nicht unterscheidet, was natürlicherweise überholt ist und was erhalten bleiben sollte, jedoch bei fast allen Erwachsenen ausgelöscht wurde. »Reife« wird vor allem von denen, die behaupten, sich um die »freie Persönlichkeit« zu kümmern, lediglich im Interesse einer unnötig rigiden Anpassung an eine Arbeitsgesellschaft von zweifelhaftem Wert verstanden, die darauf ausgerichtet ist, daß man seine Schuldigkeit und Pflicht tut.

9. Unterscheidung zwischen kindlichen Einstellungen und deren Objekten

Wir haben gesehen, daß das Kind, wenn es als integraler Teil eines Feldes betrachtet wird, in dem Erwachsene einen anderen Teil bilden, nicht isoliert oder hilflos genannt werden kann. Während nun seine Kräfte, seine Mitteilungsfähigkeit, sein Wissen und seine Fertigkeiten zunehmen, wandeln sich bestimmte Funktionen und gehen in einer anderen Ganzheit auf: Wenn es beispielsweise auf eigene Füße zu stehen kommt, entwickelt sich ein Bewegungsselbst, das sein eigenes Selbst genannt werden kann, so daß die Pflegefunktionen in der vorherigen Einheit in vieler Hinsicht zu Selbstversorgungsfunktionen werden. Aber schauen wir dabei auf die damit verbundenen Gefühle und Motivationen: Es wäre tragisch, wenn das vorherige Empfinden von »Abhängigkeit als Teil einer sozialen Einheit« in der veränderten Einheit einfach ausgelöscht würde und nun als Teil einer reifen Einstellung neu »eingeführt« werden müßte, wo es doch eigentlich die lebendige Fortsetzung einer kindlichen Einstellung ist. Ebenso verliert ein so typisch kindliches Verhalten wie das Erforschen des eigenen Körpers und die Faszination prägenitaler Lustempfindungen natürlich an Attraktivität, wenn diese erforscht *sind* und genitale Bedürfnisse dominant werden; aber es wäre tragisch, wenn die körperliche Befriedigung und der Impuls zur Erforschung des Körpers ausgelöscht würden – daraus würde sicherlich nur ein unfähiger Liebhaber werden. Wenn die sogenannten infantilen Eigenarten des Klammerns oder Nuckelns nach ihrer Verdrängung wiederkehren, dann entsprechen sie einem reifen Bedürfnis, aber Sprache und Ausmaße sind oft auf komische Weise veraltet. Dies ist jedoch weitgehend auf unerledigte Situationen zurückzuführen, die wiederum durch die Projektionen der Erwachsenen ausgelöst werden, welche das frühreife Erwachsenwerden forcierten. Oder Kinder experimentieren mit Unsinnssilben und spielen mit den Tönen der Sprechorgane; das führen auch Dichter weiter fort, nicht weil es »infantil« ist, sondern weil es Teil der Fülle menschlicher Sprache ist. Es ist nicht gerade ein Zeichen der Reife, wenn ein Patient so gehemmt ist, daß er nur »korrekte« Sätze in monotoner Sprache von sich geben kann.

10. Wie Freud zwischen »infantil« und »reif« unterschied; kindliche Sexualität und Abhängigkeit

Wir können vier wesentliche Dimensionen des Reifens bei Freud unterscheiden: (1) die libidinösen Zonen, (2) Beziehung zu den Eltern, (3) Anpassung an die »Realität«, (4) Übernahme elterlicher Verantwortung. Bei all diesen Dimensionen vollzog Freud die Spaltung zu absolut, wodurch jede einzelne die Spaltung der jeweils anderen funktional verstärkte. Im großen und ganzen neigte Freud jedoch nicht dazu, die Unterscheidung zwischen »infantil« und »reif« oder gar zwischen »primärem« und »sekundärem« Prozeß zum Nachteil des Kindes zu verwenden.

(1) *Das Primat der genitalen gegenüber den prägenitalen erotischen Phasen.* Diese Art der Selbstregulation vollzieht sich in den frühesten Jahren. Aber die Fortdauer der kindlichen Betätigung wird von den meisten Therapeuten viel zu kühl betrachtet. Von sexuellem Vorspiel wird nicht gerade abgeraten, aber man spricht nicht mit Freuden darüber. Kunst, die darauf angelegt ist, sexuelle Erregung zu bewirken, wird im Gegensatz zu den Zeugnissen primitiver und äußerst vitaler Hochkulturen mißbilligt; aber wenn man sich darüber nicht freut, worüber soll man sich denn dann freuen? Erotische Neugier wird verteufelt, aber sie ist ganz zentral für jede Art von Romanschriftstellerei und Schauspielerei. In den herrschenden Umgangsformen gibt es nicht annähernd soviel Küssen und Streicheln unter Freunden und freundliches Erforschen von Fremden wie bei anderen geselligen Tieren. Und auch jede Art primärer Homosexualität, die auf narzißtischem Erforschen beruht, wird eher entmutigt als ermutigt, was, wie Ferenczi hervorhob, zur zwanghaften Heterosexualität führt, die echtes Gemeinschaftsleben unmöglich macht, denn jeder ist jedem anderen gegenüber eifersüchtig und feindselig.

(2) *Die Überwindung personaler Abhängigkeit von den Eltern.* Wir können diese Art der organismischen Selbstregulation als eine Veränderung und Anreicherung des sozialen Umfeldes betrachten, bei dem die Menge der Beteiligten, deren Mobilität und die Zahl der Optionen sowie das Abstraktionsvermögen zunehmen. Ein Kind also, das Laufen, Sprechen und Kauen lernt und mehr Kraft entfaltet, hört spontan auf, sich wie ein Säugling anzuklammern und ausschließliche Beachtung zu verlangen. Aber in anderen Bereichen bestehen die kindlichen Haltungen fort: kindliches Vertrauen, Lernbereitschaft, das Gefühl der Abhängigkeit von einer Gemeinschaft, der Anspruch, Nahrung und Zärtlichkeit als unverbrüchliches Recht eines frei geborenen Erben der Natur, der sich in der Welt zu Hause fühlen will. Wenn die Welt und die Gemeinschaft, die wir schaffen, nicht so sind, daß wir ihnen mit selbstverständlichem Vertrauen, mit Zuversicht und Unterstützung begegnen, kann jeder dies für sich selbst als angemessen herausfinden, ohne daß irgendein Arzt uns sagt, dies seien infantile Haltungen. Das Gleiche gilt für die Erziehung: Es ist sehr schön, »nichts zu akzeptieren, was man nicht selbst herausgefunden hat«, aber zum Teil besteht dieser Prozeß doch im Vertrauen auf wohlwollende Lehrer und klassische Autoritäten, deren Ansichten wir versuchsweise übernehmen, um sie dann zu testen, durchzukauen und schließlich zu integrieren oder zurückzuweisen. Wenn es keine Lehrer von dieser Art mehr gibt, übertragen wir die gleiche Einstellung auf die natürliche Welt als Ganzes. Die ausschließliche Hochschätzung von Unabhängigkeit durch Therapeuten ist nichts anderes als eine (sowohl imitative wie reaktive) Widerspiegelung unserer gegenwärtigen Gesellschaften, die so einsam und verklemmt sind. Und es ist bemerkenswert zu beobachten, wie deren therapeutisches Vorgehen darin besteht, daß sie – statt Lehrer zu sein, die die ihnen übertragene Autorität akzeptieren und dem Schüler beibringen, sich selbst zu helfen – erst wie schlechte und dann zu gute Eltern sind, auf die eine neurotische Bindung übertragen wird: Dann brechen sie die Beziehung ab und schicken das Kind in die Welt hinaus, damit es für sich selbst sorgt.

11. Kindliche Emotionen und Unwirklichkeit: Ungeduld, Halluzination und Aggressivität

(3) Freud sprach auch von Reifung als Anpassung an die »Realität« und Unterdrückung des »Lustprinzips«. Dies kann erreicht werden, so glaubte er, durch Bedürfnisaufschub und durch verschiedene Arten von Verzicht sowie durch »Sublimierung«,[4] also durch sozial akzeptierte Formen der Spannungsentladung. Es ist recht offensichtlich, daß Freud, der unter einer großen Schicht von Paternalismus oft ein kindliches Herz verriet, diese Art der Reifung mit skeptischem Blick betrachtete; er glaubte, daß der Fortschritt einer Gesellschaft und der Zivilisation insgesamt zu Lasten von jedermanns Wachstum und Glück ginge; und er machte oft deutlich, daß diese Art des Aufwachsens um der Sicherheit willen bereits gefährlich übertrieben wurde. Und nüchtern betrachtet ist die Anpassung an die »Realität«, wie sie Freud formuliert hatte, eben »Neurose«: Es ist das absichtliche Eingreifen in die organismische Selbstregulation und der Wandel von spontanen Entladungen hin zu Symptomen. Eine so verstandene Zivilisation ist eine Krankheit. In dem Maß, in dem dies alles tatsächlich notwendig ist, wäre eine vernünftige Haltung nicht die, so etwas als Reife zu preisen, sondern daß sowohl der Therapeut als auch der Patient »Skandal!« rufen müßten, oder wie Bradley es ausdrückte: »Dies ist die beste mögliche Welt, und die Pflicht jedes ehrlichen Menschen ist es, ›Skandal!‹ zu rufen.« Dies hätte auch den Vorteil, daß man seinen Aggressionen mit gutem Grund freien Lauf lassen könnte.

Wir glauben jedoch, daß das Problem falsch formuliert ist. Zuerst einmal war Freud notorisch zurückhaltend im Hinblick auf die Möglichkeiten eines radikalen Wandels der sozialen Wirklichkeit, die diese etwas mehr in die Nähe (fortdauernder) kindlicher Herzenswünsche bringen würde, beispielsweise durch etwas mehr Unordnung, Schmutz, Zuneigung, weniger Reglementierung

[4] »Sublimierung« betrachten wir als etwas, was nicht wirklich existiert; was darunter verstanden werden kann, erörtern wir nachfolgend (Kapitel 12).

usw.[5] Er scheint zwischen der Radikalität seiner Theorie und der quälenden Verwirrung durch seine Gefühle hin und her geschwankt zu sein. Aber er mißinterpretierte auch das Verhalten von Kindern selbst, indem er es aus dem Kontext riß und aus der Sichtweise eines sehr kontrollierten Erwachsenen betrachtete.

Man denke beispielsweise an das Aufschieben von Bedürfnissen. Die Anwälte der Reife sind sich darin einig, daß Kinder nicht warten können; sie sind ungeduldig. Welche Belege gibt es dafür? Wenn ein kleines Kind zeitweilig frustriert ist, weil es nicht das bekommt, wovon es weiß, daß es dies am Ende bekommen wird, dann schreit und trampelt es. Aber dann sehen wir, wie es sich unmittelbar, nachdem es das Gewünschte bekommen hat – oder kurze Zeit später –, auf verblüffende Weise freut. Es gibt keine Hinweise darauf, daß die vorhergehende dramatische Szene irgend etwas bedeutete, was darüber hinausgeht. Was also bedeutete es? Teilweise war es eine inszenierte Überzeugungsstrategie; teilweise spiegelte es eine lauernde Angst vor echter Entbehrung, weil das Kind nicht wirklich einschätzen kann, ob es die Sache tatsächlich am Ende bekommt. In beiden Fällen handelt es sich um schlichte Unwissenheit, die mit der Zeit verschwindet; es entspringt nicht einer »infantilen Haltung«. Aber das, was davon übrig bleibt, ist interessant: Die Szene dauerte um ihrer selbst willen eine Weile an, um eine kleine Anspannung lösen zu können. Ist das etwas Schlimmes? Weit davon entfernt zu belegen, daß ein Kind nicht warten kann, beweist es vielmehr, daß es sehr wohl warten *kann*, allerdings, indem es vor Ungeduld herumhüpft: Es verfügt über eine organische Technik, einen Spannungsausgleich; und *daher* ist seine Befriedigung danach vollständig und ungetrübt. Der Erwachsene kann nicht warten – er hat die Technik eingebüßt; wir machen keine Szene, deshalb nehmen unser Ressentiment und unsere Furcht zu, und dann freuen wir uns sauertöpfisch und sind unsicher. Worin

[5] Man hat den Eindruck, daß Freud, nachdem er sich erst einmal in die Notwendigkeit des Verbots von Inzest, »der klaffendsten Wunde, die der Menschheit je zugefügt wurde«, hineingesteigert hatte, dachte, auf alles andere würde es nicht so sehr ankommen.

besteht der Schaden des kindlichen Dramas? Es beleidigt das erwachsene Publikum wegen dessen Verdrängung ähnlicher Koller, und zwar nicht wegen des Lärmens und Tobens selbst, sondern wegen der unbewußten Ablenkung. Was hier Reife genannt wird, ist vermutlich eine Neurose. Aber wenn wir an die Erwachsenen in griechischen Epen oder Tragödien oder in der biblischen Genesis und dem Buch der Könige denken, dann stellen wir fest, daß sie – denen es doch nicht an Intellekt oder Verantwortungsbewußtsein mangelt – sich tatsächlich auf höchst kindliche Weise verhalten.

Betrachten wir wiederum die erstaunliche Fähigkeit des Kindes, beim Spielen zu halluzinieren, die Stöcke wie Schiffe zu behandeln, den Sand wie etwas zum Essen, die Steine wie Spielkameraden. Der »reife« Erwachsene hält sich an Realitäten – und wenn er zusammenbricht, flüchtet er sich in Erinnerungen und Zukunftspläne, aber nie in offenes Halluzinieren, es sei denn, es geht ihm sehr schlecht. Ist das etwas Gutes? Die Frage ist, was Realität wirklich *ist*. So lange die erlebte Aktivität gut genug weiterläuft, akzeptiert das Kind jedes Requisit; der Kern des Realen ist jedenfalls die Aktion selbst. Die »reife« Person ist im Verhältnis dazu versklavt, nicht an die Realität, sondern an eine neurotisch fixierte Abstraktion davon, nämlich an ein »Wissen«, das die Verbindung zum Tun, zur Handlung und zum Glück verloren hat. (Wir meinen nicht reines Wissen, das eine schwierige Form des Spiels ist.) Wenn die Fixierung an die Abstraktion akut ist, wird die Vorstellungskraft abgewürgt und damit jede Initiative, jedes Experimentieren und jede Perspektive oder Offenheit für irgend etwas Neues; auch jedes Erfinden, das ja das, was ist, daraufhin prüft, ob es nicht auch etwas anderes sein könnte – und damit langfristig die Effizienz steigert. Alle Erwachsenen, außer großen Künstlern und Wissenschaftlern, sind auf diese Weise ein wenig neurotisch. Ihre Reife besteht in einer furchtsamen Kontrolle des Gegenwärtigen; es ist keine freimütige Akzeptanz dessen, was es jeweils wert ist. Und natürlich projiziert der Erwachsene, während er fest an der Realität klebt, den größten Irrsinn auf die aktuelle Wirklichkeit und nimmt die unsinnigsten Rationalisierungen vor.

Ein Kind unterscheidet vortrefflich zwischen Traum und Wirklichkeit. Tatsächlich unterscheidet es sogar vier verschiedene Aspekte: die gegenwärtige Wirklichkeit, das Als ob, das sich Verstellen und das »Nehmen wir einmal an« (das am schwächsten ausgeprägt ist, denn das Kind hat wenig Sinn für Humor). Es kann ein wirklicher Indianer sein, indem es einen Stock so benutzt, als wäre es eine Flinte, und es weicht trotzdem dem herannahenden Auto aus. Wir können nicht beobachten, daß die Neugier des Kindes oder seine Lernfähigkeit unter der freien Phantasie leiden. Im Gegenteil, die Phantasie wirkt als wesentlicher Vermittler zwischen dem Lustprinzip und dem Realitätsprinzip. Einerseits ist sie Theater, um sie zu auszuprobieren und sich darin zu schulen, andererseits ist sie Therapie, um sich mit der fremden und bitteren Wirklichkeit anzufreunden (indem man beispielsweise Schule spielt). Wenn also, kurz gesagt, ein Therapeut den Patienten auffordert, erwachsen zu werden und sich den Realitäten zu stellen, dann meint er oft nicht die konkrete Wirklichkeit, an die man sich schöpferisch anpassen kann, sondern eine alltägliche Situation, mit der man oft besser umgeht, indem man sich ihr nicht direkt stellt.

Ein weiterer kindlicher Zug, der mit zunehmender Reife verschwinden soll, ist die freie Aggressivität des Kindes. Wir werden ein Kapitel (Kapitel 8) der Unterdrückung der Aggression in unserer Erwachsenenkultur widmen. Hier soll nur darauf hingewiesen werden, daß wir das wilde Um sich Schlagen eines Kleinkindes dann konfrontieren, wenn die Kräfte des Kindes am geringsten sind – die Annahme, daß es auf Vernichtung aus sei, ist vermutlich eine Projektion der Erwachsenen. Die harten Schläge eines Jungen gelten nur einem Feind. Deshalb beißt ein Hund im Spiel zwar, aber er beißt nicht wirklich zu.

Schließlich dürfen wir im Hinblick auf die Anpassung der reifen Person an die Wirklichkeit nicht fragen – man schämt sich, es erwähnen zu müssen –, ob die »Wirklichkeit« nicht sehr stark nach dem Bild und im Interesse der westlichen Industriekultur, dem Kapitalismus oder dem Staatssozialismus konstruiert wird? Stimmt es, daß andere Kulturen, die sich farbenprächtiger kleiden, begieriger auf physische Vergnügungen aus sind, in ihren Gewohnheiten weniger hygienisch, unordentlicher in der Führung, lauter und auffälliger im Benehmen sind, dadurch auch weniger reif waren oder noch sind?

12. Kindliche Unverantwortlichkeit

(4) Letztlich bedeutete Reifung für Freud, daß man ein verantwortlicher Elternteil (Vater) wird statt eines unverantwortlichen Kindes. Freuds Schema zufolge würde dies nach einer normalen Evolution der Objektwahlen erfolgen vom Autoerotischen über das Narzißtischhomosexuelle (Ichideal und Banden) zum Heterosexuellen. Er stellt sich eine gesunde frühe Introjektion des Vaters (Identifikation mit dem Vater) vor; und dann heißt Reife, daß man dieses Introjekt als etwas Eigenes akzeptiert und die Elternrolle übernimmt. (Wir werden uns später mit seiner hier benutzten Ausdrucksweise auseinandersetzen, offensichtlich hat er hier jedoch seinen eigenen Charakter gedeutet.)

Spätere Parafreudianer haben gelernt, gegenüber väterlichen und anderen Autoritäten skeptisch zu sein, und sie betonen eher den Kontrast zwischen dem »unverantwortlichen« Kind und dem »verantwortlichen« Erwachsenen, der für seine Handlungen und deren Konsequenzen einstehen muß. In diesem Sinn scheint Verantwortung eine Art Vertragsverhältnis zu anderen Erwachsenen zu bedeuten.

Wir können dieses Hineinwachsen in die Verantwortung wiederum als organismische Selbstregulation in einem fluktuierenden Feld begreifen. Die Unverantwortlichkeit eines Kindes geht auf dessen Abhängigkeit zurück; in dem Maß, in dem es eng mit dem elterlichen Feld verbunden ist, muß es nicht für sich und sein Verhalten einstehen. Bei größerer Bewegungsfreiheit, bedeutungsvollerem sprachlichen Ausdruck und Wahlmöglichkeiten beginnt es für sich selbst eine engere, *sinnvolle* Verbindung zwischen Versprechen und Handlung, Absicht und Verpflichtung, Entscheidung und deren Konsequenzen zu reklamieren. Und das Vertragsverhältnis wird nicht so sehr als eine Pflicht verstanden als vielmehr als ein Empfinden für Symmetrie, das bei den Jüngsten sehr stark ausgeprägt ist. Mit der Stufe, in der man als Lehrer oder Eltern selbst zur Autorität wird, hat sich das Feld wieder gewandelt: Denn die unabhängige Person ist weniger nur für sich selbst da, andere gehen spontane Bindungen mit ihr ein oder verlassen sich auf sie, einfach weil sie kompetent ist, und im Gegenzug geben sie ihr wiederum Gelegenheit für neue Vorhaben. Selten erlangt eine Person einen Grad an Reife, daß sie anderen Rat geben, diese führen und für sie ohne Scheu und Überlegenheitsgebaren sorgen kann, und zwar einfach, weil sie sich dazu verpflichtet fühlt; sie gibt dabei ihre »unabhängigen« Interessen auf, weil sie diese tatsächlich weniger interessant findet.

Unter diesem Blickwinkel ist ein Kind nicht verantwortlich. Aber es gibt eine grundlegende Verantwortlichkeit, bei der jedes Kind den meisten Erwachsenen überlegen ist. Ein Kind ist oft launisch, aber wenn es involviert ist, gibt es sich selbst vollständig hin. Der Erwachsene dagegen gibt sich selbst zum Teil deshalb weniger ernsthaft einer Sache hin, weil er so sehr damit beschäftigt ist, daß er ja Verantwortung für sich trägt. Wiederum ist es nur die besonders begabte Person, die diese kindliche Fähigkeit beibehalten hat; der normale Erwachsene ist in der Verantwortung für Dinge, an denen er kein großes Interesse hat, gefangen. In unserer Zeit ist der Normalbürger nicht wirklich unverantwortlich oder läßt sich gehen; er ist vielmehr zu verantwortlich, hält sich an die Zeiten, läßt sich nicht hängen, wenn er krank oder müde ist, zahlt seine Rechnungen, bevor er weiß, ob er noch genug zu essen hat, achtet zu engstirnig auf seine Geschäfte, geht kein Risiko ein. Wäre es da nicht weiser, statt der Verantwortlichkeit und ihrer Negation einmal das kindliche Gegensatzpaar von Ernst und Launenhaftigkeit, die beide ihren Wert haben, in den Vordergrund zu rücken?

Ernsthaftigkeit ist die Aktivität, der man sich widmet und von der man nicht lassen kann, denn das Selbst als die unmittelbare Ganzheit ist damit beschäftigt, eine anstehende Situation abzuschließen. Spiel ist wechselhafter, denn die Gegenwart wird halluziniert, und man kann davon ablassen. Wenn jemand zu einem Menschen sagt: »Das ist unverantwortliches Verhalten«, fühlt sich die andere Person schuldig und reißt sich zusammen, um die Sache wieder gut zu machen. Aber wenn man sagt: »Das ist nicht dein Ernst«, kann der andere entscheiden, ob er es ernst meinen will oder nicht; er kann zugeben, daß er spielt, oder sogar, daß es bloß eine Laune war. Wenn er es ernst meint, dann widmet er sich der gegenwärtigen Angelegenheit und seiner Beziehung zu ihr, und das ist ein Ansporn für Wachstum. Ein unverantwortlicher Mensch ist jemand, der es mit dem, was notwendig ist, nicht ernst nimmt. Ein Dilettant spielt launenhaft mit einer Kunst, er gefällt sich selbst dabei, übernimmt aber keine Verantwortung für das Ergebnis; ein Amateur spielt ernsthaft mit der Kunst, er fühlt sich der Kunst gegenüber verantwortlich (beispielsweise gegenüber dem Medium und der Struktur), aber er muß sich nicht auf sie einlassen; einem Künstler ist es ernst mit der Kunst, er fühlt sich ihr gegenüber verpflichtet.

13. Fazit

Wir schließen aus alldem, daß es unangemessen ist, von einer »kindlichen Einstellung« zu sprechen, die es zu überwinden gilt, und im Gegensatz dazu von einer »reifen Einstellung«, die ein erstrebenswertes Ziel darstellt.

Mit zunehmendem Wachstum ändert sich das Organismus/Umweltfeld. Dies führt zu Veränderungen in der Art der Gefühle und auch in der *Bedeutung* – also in den relevanten Bezugsobjekten – von dauerhaften Gefühlen. Viele Eigenschaften und Einstellungen von Kindern sind bald nicht mehr wichtig; und es gibt Eigenschaften, die bei Erwachsenen hinzukommen, denn die Zunahme an Kraft, Wissen, Fruchtbarkeit und technischen Fertigkeiten bildet immer wieder eine neue Einheit. Zugleich sind es aber oft nur die wichtigen Bezugsobjekte, die sich wandeln; wir dürfen dabei die Kontinuität der Gefühle nicht übersehen, da es in einer neurotischen Gesellschaft üblich ist, sowohl eine falsche Einschätzung auf die Kindheit zu projizieren, als auch viele der schönsten und nützlichsten Kräfte des Erwachsenenseins, die sich bei den kreativsten Menschen zeigen, lediglich für kindlich zu halten.

Besonders in der Psychotherapie gilt: Habituelle Kontrolliertheit, Sachlichkeit, Distanziertheit und übermäßige Verantwortlichkeit als

Eigenschaften der meisten Erwachsenen sind neurotisch; während Spontaneität, Vorstellungskraft, Ernsthaftigkeit und Verspieltheit sowie der direkte Ausdruck von Gefühlen, also Eigenschaften von Kindern, gesund sind.

14. Sich für die Zukunft öffnen

Das ist das »Vergangene«, das verloren ist und wieder entdeckt werden muß.

Am Beginn dieses Kapitels sprachen wir jedoch von Vergangenheit *und* Zukunft, von denen, die sich erinnern, und denen, die Projekte initiieren, von frühkindlichen Szenen und der gesamten Lebensspanne. Warum haben wir dann dem jeweils ersteren so viel Raum gegeben? Weil die neurotischen Schwierigkeiten derjenigen, die sich erinnern und die unerledigten Situationen der Vergangenheit bloß verbal auszuleben versuchen, wieder einen Zugang zu den verlorenen Gefühlen und Einstellungen erfordern. Bei denjenigen, die Projekte planen und mit bloßen Worten ihre frustrierten Kräfte auszuleben versuchen, kann die Schwierigkeit nicht dort lokalisiert werden, wo etwas verloren ging, sondern besser dort, wo etwas fälschlicherweise gegenwärtig ist, also die Introjekte, die falschen Ideale, die erzwungenen Identifikationen, die alle im Wege stehen und zerstört werden müssen, wenn die Person zu sich kommen will. Daher sprechen wir darüber lieber im Kapitel über Aggressionen.

Verbale Erinnerungen werden leicht trocken und leblos, denn die Vergangenheit besteht aus unveränderlichen Details. Sie wird nur lebendig, wenn sie mit den gegenwärtigen Bedürfnissen, die teilweise veränderlich sind, in Beziehung gesetzt werden kann.

Verbales Vorwegnehmen dagegen wirkt leicht illusorisch und hohl, denn die Zukunft, falls sie nicht durch ein gegenwärtig empfundenes Bedürfnis und tatsächlich vorhandene Kräfte in ihren Realisierungsmöglichkeiten begrenzt ist, besteht in Einzelheiten, die sich auf jede nur denkbare Weise ändern können. Bei neurotischer Antizipation gibt es fixierte Formen für die unbestimmten Zukünfte; auf der Grundlage von irgendeinem introjizierten Egoideal oder Selbstbild gerinnt dies zu einem Lebensplan. Wer viel von seinen Plänen redet, ist schrecklich langweilig, denn es ist nicht er selbst, der redet; er ist wie die Puppe eines Bauchredners, und nichts, was man erwidern könnte, macht einen Eindruck auf ihn.

Auf diese Weise können wir eine vorläufige Definition der gegenwärtigen Wirklichkeit geben: Die Gegenwart ist die Erfahrung der Besonderheit, zu der man geworden ist, die sich in verschiedene Möglichkeiten auflöst, welche nun zu einer neuen einzigartigen Besonderheit werden können.

6. Die Natur des Menschen und die Anthropologie der Neurose

1. Der Gegenstand der Anthropologie

Im vorherigen Kapitel haben wir die Bedeutung der Wiederherstellung des »Verlorenen«, das unterdrückt wird, der Kräfte der Kindheit im reifen Erwachsenen erörtert. Jetzt wollen wir den Blick erweitern und ein wenig über das sprechen, was in unserer erwachsenen Kultur und im gegenwärtigen Gebrauch der Kräfte des Menschen »verloren« gegangen ist; denn auch hier, in den sich ständig ändernden Feldern, die aufgrund immer neuer Kräfte und Objekte entstehen, übergeht oder unterdrückt man viele Gefühle und Haltungen, die gesunderweise eigentlich gepflegt und benutzt werden sollten.

Dies ist ein Kapitel in klinischer Anthropologie. Der Gegenstand der Anthropologie ist die Beziehung zwischen der Anatomie, Physiologie und den Fähigkeiten des Menschen einschließlich seiner Aktivitäten und der Kultur. Im siebzehnten und achtzehnten Jahrhundert wurde Anthropologie immer auf diese Weise betrieben (wohl mit einem Höhepunkt in Kants *Anthropologie*): Was ist beispielsweise Lachen? Wie manifestiert es sich kulturell zum Wohlergehen des Menschen? In jüngster Zeit haben die Anthropologen die Beziehung als speziellen Gegenstand aus dem Auge verloren, und ihre Bücher verraten eine ganz erstaunliche Trennung in zwei eigenständige Bereiche: die physische Anthropologie, also die Evolution der menschlichen Rassen; und die Kulturanthropologie als eine Art historischer Soziologie. Eine wichtige Annahme der Kulturanthropologie ist beispielsweise, daß sich technische Errungenschaften (wie etwa ein neuer Pflug) schnell in benachbarten Regionen verbreiten, sich aber moralische Innovationen nur langsam und unter Schwierigkeiten ausbreiten. Aber diese Annahme wird nicht weiter begründet, so als läge sie in der Natur dieser kulturellen Gegenstände, statt daß man zeigen würde, wie diese ein Teil der Natur oder der Konditionierung der beteiligten Lebewesen ist, der Mensch also Träger der Kultur ist, und die Menschen wiederum von der sie tragenden Kultur geprägt werden. Wegen des Einflusses der Psychoanalyse wird neuerdings die klassische Wechselbeziehung zwischen Lebewesen und Kultur jedoch wieder im Hinblick auf die Kindheitserziehung, die sexuellen Gewohnheiten usw. erforscht. Und wir tragen hier einige biologisch-kulturelle Gedanken aus Sicht der klinischen Psychologie bei.

2. Die Bedeutung dieses Themas für die Psychotherapie

Wir können die Bedeutung der anthropologischen Frage: »Was ist der Mensch?« erkennen, wenn wir uns die doppelte Verpflichtung der klinischen Psychologie vergegenwärtigen. Als ein Zweig der Medizin geht es ihr »nur« um die biologische Gesundheit. Das schließt nicht nur gesundes Funktionieren und Schmerzfreiheit ein, sondern auch Gefühl und Lust; nicht nur Empfindung, sondern auch scharfe Bewußtheit; nicht nur das Fehlen von Lähmung, sondern auch Anmut und Kraft. Wenn die Psychotherapie diese Art von Gesundheit bei der Arbeit mit einer psychosomatischen Einheit erreichen könnte, wäre ihre Existenz gerechtfertigt. Und in der Medizin sind die Kriterien für Gesundheit recht klar und wissenschaftlich etabliert; wir wissen, wann ein Organ gut funktioniert. Dieser Aspekt der »menschlichen Natur« ist eindeutig.

Aber so etwas wie »nur« biologisches Funktionieren gibt es nicht (beispielsweise gibt es keinen »bloßen« Sexualtrieb ohne die Beteiligung entweder von Liebe oder deren Vermeidung). Daher sind die medizinischen Mittel unzureichend.

Jenseits der Medizin jedoch, bei dem eigentlichen Ziel der Therapie, wird die Norm von Gesundheit und »Natur« zur Meinungssache. Der Patient ist ein kranker Mensch, und der Mensch ist nicht vollständig erforscht, zumal er sich selbst und seine Bedingungen dauernd ändert. Seine Natur ist erstaunlich formbar. Doch gleichzeitig ist er nicht so völlig formbar, daß die Natur außer Acht gelassen werden könnte, wie dies einige demokratische Soziologen und faschistische Politiker anzunehmen scheinen; sie ist auch erstaunlich resistent, so daß einzelne Menschen plötzlich neurotische Reaktionen, alltägliche Dummheit, Stumpfsinn und Rigidität zeigen.

In der Psychotherapie sind diese Veränderungen der Bedingungen darüber hinaus außerordentlich wichtig, denn sie sind das, worauf sich das Interesse des Patienten richtet; sie betreffen seine Ängste und Schuldgefühle sowie seine Hoffnungen, was aus ihm werden soll. Sie aktivieren seine Aufregung – sie sind das einzige, was ihn erregt –, sie steuern seine Bewußtheit und sein Verhalten. Ohne diese besonderen »menschlichen« Interessen gibt es keine biologische Gesundheit und keine Möglichkeit, sie durch Psychotherapie zu erlangen.

3. Die »menschliche Natur« und der Durchschnitt

Also sucht der Arzt nach Modellen und Theorien für die Belebung des Menschen. (In Kapitel 4 haben wir mehrere solcher Theorien erörtert.) Deshalb bestand Freud darauf, daß nicht durch die Mediziner allein, sondern nur durch die Zusammenarbeit mit Literaten, Lehrern, Rechtsanwälten und Sozialarbeitern die beste Therapie zustande kommen würde, denn letztere verstehen die menschliche Natur, sie machen sich mit verschiedenen Ideen vertraut und mischen sich unter die Leute und sind nicht zufrieden damit, ihre Jugend mit dem Erwerb von Spezialwissen zu vergeuden.

Die Aufgabe wäre natürlich unendlich viel leichter, wenn wir gute soziale Einrichtungen und Konventionen hätten, die Zufriedenheit schaffen und Wachstum fördern würden, denn dann hätte man eine grobe Norm dafür, was es heißt, ein vollständiger Mensch in der speziellen Kultur zu sein. Es ginge dabei nicht um Prinzipien, sondern um ein kasuistisches Vorgehen in jedem Einzelfall. Aber wenn wir vernünftige Institutionen hätten, gäbe es auch keine Neurotiker. Wie die Dinge liegen, sind unsere Institutionen noch nicht einmal »nur« biologisch gesund, und die Formen individueller Symptome sind Reaktionen auf rigide gesellschaftliche Fehlentwicklungen. Weit davon entfernt also, die Eignung für gesellschaftliche Institutionen als groben Maßstab heranziehen zu können, kann der Arzt mehr Hoffnung in die selbsttätige Integration eines Patienten setzen, wenn dieser sich an seine Umwelt selbständig anzupassen lernt, als wenn er versucht, sich an die Gesellschaft fehlanzupassen.

Statt einer dynamischen Einheit von Bedürfnissen und sozialen Konventionen, in denen sich die Menschen selbst und einander entdecken könnten, sind wir gezwungen, von drei sich einander bekämpfenden *Abstraktionen* auszugehen: das bloße biologische Wesen, das geschundene individuelle Selbst und die gesellschaftlichen Zwänge. Der normale Mensch hält den in seiner Persönlichkeit tobenden Krieg aus seinem Bewußtsein fern, bemerkt dessen Manifestationen in seinem Verhalten nicht und hält ihn unter der Decke, oder er ist sich dessen bewußt und hat einen unbequemen Waffenstillstand geschlossen, wobei er nach jeder sich bietenden sicheren Gelegenheit greift. In jedem Fall wird viel Energie in die Befriedung gesteckt, und wertvolle menschliche Kräfte werden dabei geopfert. In der neurotischen Persönlichkeit toben die Konflikte bis zum Punkt der Erschöpfung, der Zerreißprobe oder des Zusammenbruchs – man kann daher auch nicht davon ausgehen, daß diese schwächer wäre als die normale Persönlichkeit, denn oft erweisen sich eben die stärkeren Begabungen als sozial verheerend. Es gibt einen wesentlichen Unterschied zwischen dem Normalen und dem Neurotiker, aber dieser besteht nicht darin, daß, wenn ein Neurotiker zum Arzt kommt und ihm ein ernsthaftes *praktisches* Problem präsentiert, sich der Arzt eine normale Anpassung als Ziel setzen könnte, wie er auch keinen Patienten, dessen Tuberkulose zum Stillstand gekommen ist, gesund schreiben kann, selbst wenn er ihn entlassen muß. Statt dessen muß er hoffen, daß der Patient selbst allmählich zu einer Reintegration findet, sich als »menschlicher« erweist, als man erwarten könnte oder als es dem Arzt selbst gelingt.

(Außerdem müssen wir daran denken, daß die Unterscheidung zwischen normal und neurotisch bei dem gegenwärtigen Andrang in der Psychotherapie nicht nur irrelevant geworden ist, sondern sogar in die Irre führt. Denn immer mehr Patienten sind überhaupt nicht »krank«; sie passen sich durchaus in »angemessener« Weise an. Sie sind gekommen, weil sie etwas mehr von sich und vom Leben erwarten und glauben, daß Psychotherapie ihnen dabei helfen kann. Vielleicht verrät das eine zu optimistische Einstellung, aber es ist auch ein Beleg dafür, daß diese Patienten besser sind als der Durchschnitt, statt daß das Gegenteil zutreffen würde.[1])

4. Neurotische Mechanismen als gesunde Funktionsweisen

Neurose ist ebenfalls ein Teil der menschlichen Natur und hat ihre Anthropologie.

Die Persönlichkeitsspaltung – der Zusammenbruch als eine Form des Gleichgewichts – ist wahrscheinlich eine jüngere menschliche Errungenschaft, nicht mehr als ein paar tausend Jahre alt. Aber diese Errungenschaft steht in einer langen Reihe evolutionärer Prozesse, die es sich lohnt, kurz anzuschauen, um unseren Standort zu erkennen. Wenn wir die organismische Selbstregulation als den Prozeß betrachten, durch den die dominanten Bedürfnisse in den Vordergrund der Bewußtheit treten, staunen wir nicht nur über die wunderbaren Systeme spezifischer Anpassungen, Signale, Koordinationen und subtilen Urteile, die für die Aufrechterhaltung des Gleichgewichts sorgen, sondern auch über die Mechanismen, die zur Abfederung und als Sicherheitsventile zum Schutz der Kontaktgrenze dienen. Wir haben das Auslöschen erwähnt, das Halluzinieren und Träumen, das Tun als ob und die Ersatzbefriedigung; und daneben gibt es das sich Totstellen und Isolieren, den mechanischen Versuch und Irrtum (zwanghaftes Wiederholen), die panikartige Flucht usw. Der Mensch ist ein Orga-

---

[1] Wir haben zuvor erwähnt, daß die Patientenauswahl ein immanenter Faktor der verschiedenen psychoanalytischen Theorien ist, denn die Patienten sind sowohl Beobachtungsmaterial als auch Bestätigung für den Erfolg der Methode. Offensichtlich ist der Trend der Patienten zu »ganz gut« oder sogar »mehr als gut genug« ein wichtiger Einflußfaktor auf neuere Theorien, wie sie in diesem Werk dargestellt werden. Auf diese Weise übernimmt Psychotherapie Funktionen der Erziehung, aber dies kommt daher, daß die übliche Erziehung in Familie, Schule, Universität und Kirche zunehmend untauglich wird. Wir hätten natürlich die Hoffnung, daß die Erziehung die Aufgaben der Psychotherapie übernehmen könnte.

nismus von großer Kraft und Wirksamkeit, aber er kann auch rauhe Behandlung und schlechte Zeiten aushalten. Beides greift ineinander: Fähigkeit führt zu Abenteuer, und Abenteuer führt zu Problemen. Der Mensch *muß* formbar sein. All diese Sicherheitsfunktionen spielen natürlich bei Geistesstörungen eine zentrale Rolle, aber für sich genommen sind sie gesund.

Ohne paradox sein zu wollen, könnte man tatsächlich behaupten, daß eben diese Sicherheitsfunktionen – des Auslöschens, Verzerrens, Isolierens, Wiederholens – bei Neurosen, die so besonders »verrückt« erscheinen, recht gesund arbeiten. Es sind die als wertvoller eingeschätzten Funktionen des sich Orientierens in der Welt und des Gestaltens, besonders der sozialen Umwelt, die brüchig und dysfunktional sind. In einem fein abgestimmten Ganzen funktionieren die Sicherheitsfunktionen auch bei Schwierigkeiten weiter, während die üblichen Funktionen für Reparaturzwecke aussetzen. Oder, um es anders auszudrücken: Wenn die Orientierung verlorengeht und die Handlungsmöglichkeiten erschöpft sind, drückt sich die Erregung und Vitalität des Organismus vor allem in Autismus und Lähmung aus. Wenn wir also notwendigerweise von einer gesellschaftlichen oder epidemischen Neurose sprechen, ist es nicht das symptomatische, gesellschaftlich Auffällige (Diktatoren, Kriege, unverständliche Kunst und ähnliches), das pathologisch bedeutsam ist, sondern es sind die normalen Kenntnisse und Techniken, die durchschnittlichen Lebensweisen.

Das Problem der klinischen Anthropologie besteht darin, daß sie zeigen muß, wie das normale Geschehen in einer Kultur oder gar der Zustand des Menschen selbst neurotisch sind oder sich dazu entwikkelt haben. Es geht darum zu zeigen, was der menschlichen Natur »verloren«gegangen ist, und praktische Experimente zu entwickeln, um dieses Verlorene wiederzugewinnen. (Der therapeutische Teil der Anthropologie und Soziologie ist die Politik; aber wie wir sehen, kümmert sich die Politik – glücklicherweise vielleicht – überhaupt nicht darum.)

Wenn wir die evolutionären Stufen betrachten, die zum modernen Menschen und zu unserer Zivilisation geführt haben, betonen wir daher das Gegenteil des Üblichen: Wir heben nicht die zunehmenden Kräfte und Errungenschaften, die jeder Schritt menschlicher Entwicklung gebracht hat, hervor, sondern die Gefahren, die damit einhergehen und die verwundbaren Stellen, die sich zeigen und im Ernstfall pathologisch geworden sind. Die neuen Kräfte erfordern aufwendigere Integrationsleistungen, und diese sind oft zusammengebrochen.

5. Aufrechter Gang, Freiheit von Hand und Kopf

(1) Aufrechter Gang entwickelte sich mit der Differenzierung der Gliedmaßen und letztlich der Finger. Das hatte große Vorteile für die Orientierung, aber auch für die Handlungsmöglichkeiten. Ein großes, aufrecht stehendes Tier hat einen weiten Blick. Wenn es sicher auf großen Füßen steht, kann es seine Hände gebrauchen, um Nahrung zu bekommen und sie zu zerkleinern, während der Kopf frei ist, und es kann mit Gegenständen und seinem eigenen Körper hantieren.

Andererseits ist der Kopf nicht mehr nah an der Wahrnehmung, und die Sinne der »Nähe«, also Riechen und Schmecken, bilden sich etwas zurück. Mund und Zähne werden weniger gebraucht; als solche rücken sie bei einem sehr aktiven Tier aus der Bewußtheit und Reaktionsfähigkeit heraus (es gibt z.B. eine Lücke zwischen Abscheu und spontaner Zurückweisung). Schnauze und Kiefer degenerieren – und werden später zu bevorzugten Stellen für Versteifungen.

Kurz gesagt, das gesamte Feld des Organismus und seines Umfeldes wird enorm erweitert, sowohl hinsichtlich der Größe als auch der Feinstruktur; aber Kontaktnähe wird problematischer. Und mit der aufrechten Position entsteht die Notwendigkeit zu balancieren und somit auch die Gefahr zu fallen, was in der Psychologie später so wichtig werden soll. Der Rücken ist weniger flexibel, und der Kopf ist weiter weg vom Rest des Körpers und vom Boden.

(2) Wenn der Kopf freier ist und weniger stark eingesetzt werden muß, entwickelt sich eine schärfere stereoskopische Sicht, die Perspektiven wahrnehmen kann. Die Augen und die Finger kooperieren

beim Zeichnen von Konturen, so daß das Lebewesen Formen deutlicher sehen und Objekte im Feld besser unterscheiden lernt. Beim Zeichnen der Konturen differenziert man Erfahrungen nach ihren Objekten. Perspektive, Unterscheidung von Objekten und die Fähigkeit zum Gebrauch der Hände: Dies alles erhöht die Zahl der Verknüpfungen zwischen den Eindrücken und Möglichkeiten gezielter Auswahl enorm. Das Großhirn wächst, und in gleichem Maß nimmt die Klarheit des Bewußtseins zu. Die Fähigkeit zum Herauslösen von Objekten aus ihrem Kontext verbessert das Gedächtnis und ist der Beginn des Abstraktionsvermögens.

Andererseits jedoch geht wahrscheinlich auch gelegentlich die Unmittelbarkeit, das bereitwillige Mitschwingen mit der Umwelt verloren. Bilder und Abstraktionen werden zwischengeschaltet: Der Mensch hält inne, sein Bewußtsein wird geschärft, die Unterscheidungen werden absichtlicher getroffen, aber dann kann es sein, daß man vom Ziel abgelenkt wird, und die Situation bleibt unabgeschlossen. Ein gewisses Vergangensein, das mehr oder weniger relevant sein mag, färbt das Gegenwärtige immer stärker ein.

Schließlich wird auch der eigene Körper zum Objekt – jedoch erst später, denn er wird aus großer »Nähe« wahrgenommen.

6. Werkzeuge, Sprache, sexuelle Differenzierung und die Gesellschaft

(3) Wenn die Dinge und andere Menschen einmal zu unterscheidbaren und abstrakten Objekten geworden sind, können sie nützliche, absichtliche, feste und habitualisierte Beziehungen zum Selbst aufnehmen. Neben zufällig benutzten Gegenständen entwickeln sich dauerhafte Werkzeuge, die als spontane Verlängerungen der Gliedmaßen dienen; und eine Symbolsprache wird neben instinkthaften, situativen Ausrufen entwickelt. Objekte werden benutzt und mit Werkzeugen bearbeitet, und auch die Werkzeuge werden zu Objekten und können verbessert, ihr Gebrauch kann gelernt und gelehrt werden. Auch Sprache wird gelernt. Spontane Imitation wird planvoll intensiviert, und die sozialen Bindungen vertiefen sich.

Aber natürlich bestanden die sozialen Bindungen schon vorher; es gab Kommunikation und den Umgang mit der physischen und sozialen Umwelt. Es ist nicht der Gebrauch der Werkzeuge und der Sprache, die die Menschen untereinander oder den Arbeitenden und die Objekte näherbringen; sie waren ja bereits in fühlbarem und strukturiertem Kontakt miteinander – Werkzeuge und Sprache sorgen aber für die angemessenen Differenzierungen des bereits bestehenden Kontakts. Die Gefahr hierbei ist folgende: Wenn die ursprünglich empfundene Einheit schwächer wird, dann werden diese höherrangigen Abstraktionen – Objekt, Person, Werkzeug, Wort – für den ursprünglichen Grund des Kontakts gehalten, als ob es einer absichtlichen, höherrangigen mentalen Aktivität bedürfte, um in Berührung miteinander zu kommen. Zwischenmenschliche Beziehungen werden so vor allem zu verbalen Beziehungen; oder der Arbeitende fühlt sich ohne ein passendes Werkzeug hilflos. Die Differenzierung, die »zusammen mit« der grundlegenden Organisation existierte, tritt nun *an deren Stelle.* Dadurch verringert sich der Kontakt, die Sprache wird weniger gefühlvoll, und das Verhalten büßt an Anmut ein.

(4) Sprache und Werkzeug verbinden sich mit den früheren, präverbalen Bindungen durch Sexualität, Nahrung und Nachahmung und erweitern damit das soziale Feld. Aber solche neuen Verwicklungen können die fein ausbalancierten Aktivitäten, die für das Wohlergehen des Lebewesens entscheidend sind, stören. Bedenken wir beispielsweise, was für einen hochkomplizierten Geschlechtsapparat wir aus der weit zurückliegenden phylogenetischen Vergangenheit geerbt haben mit den Sinnen als Erreger, den motorischen Reaktionen der Gewebeschwellung, dem Umarmen und Eindringen, was alles auf wunderbare Weise zur Steigerung bis zu einem Höhepunkt abgestimmt ist. (Die sogenannte »adoleszente Sterilität« [Ashley Montagu], also die Zeit zwischen der ersten Menstruation und der Fruchtbarkeit, scheint auf eine Phase des Spiels und Übens hinzudeuten.) Neben den Vorteilen der sexuellen Selektion und Kreuzung erfordert diese Komplexität zumindest eine zeitweilige Partnerschaft: Kein

Lebewesen ist für sich ganz vollständig. Und die starken emotionalen Bindungen des Stillens, Säugens und der Pflege verstärken den sozialen Zusammenhalt. Bei höheren Arten erwerben die jungen Lebewesen auch viel an Verhalten durch Imitationslernen. Beachten wir, wieviel von den feinen Abstimmungen abhängt! Beachten wir weiter, daß die Funktion des Orgasmus (Reich) als wesentliche periodische Spannungsentladung mit den Funktionsweisen des fein abgestimmten genitalen Apparates zusammenhängt. Dabei wird deutlich, wie wichtig die soziale Form der Reproduktion und wie anfällig das Wohlbefinden des Lebewesens ist.

7. Differenzierung des Sensorischen, Motorischen und Vegetativen

(5) Eine weitere entscheidende Entwicklung in recht ferner Vergangenheit war die Trennung der motorischmuskulären von den sensorischmentalen Nervenzentren. Bei Tieren wie dem Hund können Empfindung und Bewegung nicht gut entkoppelt werden; darauf wies vor langer Zeit schon Aristoteles hin, als er behauptete, daß ein Hund zwar denken könne, aber er ziehe nur praktische Schlüsse. Die Vorteile einer loseren Verbindung beim Menschen sind natürlich gewaltig: die Fähigkeit des Überblicks, der Zurückhaltung, des Überlegens, kurz, die Fähigkeit zu planen und den Körper durch Muskelanspannung zurückzuhalten, während die Sinne und Gedanken bei gleichzeitigen unmittelbaren kleinen Bewegungen der Augen, Hände, Stimmbänder usw. schweifen können.

Aber bei einer Neurose ist eben diese Trennung fatal, denn sie wird benutzt, um Spontaneität zu verhindern; und damit geht letztlich die praktische Einheit von Sinn und Bewegung verloren. Überlegungen geschehen »an Stelle von« statt »zusammen mit«: Der Neurotiker verliert die Bewußtheit davon, daß kleinere Bewegungen stattfinden, um größere Bewegungen vorzubereiten.

(6) Ursprünglich sind die Bande durch Sexualität, Nahrung und Imitation zwar sozial aber präpersonal: das heißt, sie erfordern wahr-

scheinlich kein Empfinden von Partnern als Gegenüber oder Personen, sondern nur als etwas, womit man in Kontakt ist. Aber auf der Stufe der Werkzeugherstellung, Sprache und anderer Abstraktionsleistungen konstituieren die sozialen Funktionen eine Gesellschaft im spezifisch menschlichen Sinn: die Bindung zwischen Personen. Die Personen werden durch die vorhandenen sozialen Kontakte geformt, und sie identifizieren sich bei ihrem Tun mit der sozialen Einheit. Vom undifferenzierten, gefühlten Selbst werden ein Eindruck, ein Bild, das Verhalten und Gefühl des »Selbst«, das die anderen Personen spiegelt, abstrahiert. Das ist die arbeitsteilige Gesellschaft, in der sich die Menschen gegenseitig absichtlich als Werkzeuge benutzen. In dieser Gesellschaft entwickeln sich Tabus und Gesetze, die den einzelnen Organismus im Interesse des umfassenderen Organismus zügeln, oder besser: um Beziehungen zwischen Personen als Personen und auch zu Tieren zu pflegen. Und diese Gesellschaft ist natürlich die Trägerin dessen, was die meisten Anthropologen für die besonderen Merkmale des Menschseins, der Kultur, des gesellschaftlichen, die Generationen überdauernden Erbes halten würden.

Die Vorteile davon sind ebenso offensichtlich wie die Nachteile. (Hier können wir damit anfangen, nicht von »potentiellen Gefahren« zu sprechen, sondern von aktuellen Überlebensproblemen.) Die Imitationen werden durch Tabus kontrolliert und zu unverdaulichen Introjekten, also quasi zur Gesellschaft im Inneren des Selbst, und sie greifen schließlich auf den Organismus über; die Menschen werden zu isolierten Personen, *statt auch* in lebendigem Kontakt zu sein. Die internalisierte Autorität ebnet den Weg für die institutionelle Ausbeutung des Menschen durch den Menschen und der vielen durch die Gesamtheit. Die Arbeitsteilung kann in einer Art und Weise vorangetrieben werden, daß die Arbeit für die Arbeiter schließlich sinnlos und qualvoll wird. Die ererbte Kultur kann zu einer toten Last werden, die man mühevoll erlernt, von pflichtbewußten Älteren gezwungen wird zu lernen, ohne sie jemals persönlich gebrauchen zu können.

8. Sprachliche Schwierigkeiten bei dieser Darstellung

Es ist aufschlußreich, wenn man bei der Erörterung dieses Themas feststellt, welche sprachlichen Schwierigkeiten sich dabei ergeben: »Mensch«, »Person«, »Selbst«, »Individuum«, »menschliches Lebewesen«, »Organismus« sind manchmal auswechselbar, manchmal müssen sie unterschieden werden. Beispielsweise ist es trügerisch, sich »Individuen« als ursprünglich und in sozialen Beziehungen verbunden vorzustellen, denn es besteht keinerlei Zweifel daran, daß sich die Existenz des »Individuums« nur in einer sehr komplizierten Gesellschaft entwickeln kann. Da es andererseits auch sinnvoll ist zu sagen, daß man aufgrund der organismischen Selbstregulation nachahmt, sympathisiert, »unabhängig« wird und vielleicht Sozial- und Naturwissenschaften studiert, kann doch die Ausdrucksweise »animalischer« Kontakt nicht »nur« animalischen Kontakt meinen. Oder: »Personen« sind Widerspiegelungen einer interpersonalen Einheit, und »Persönlichkeit« wird am besten als Formung des Selbst im Rahmen gemeinsamer sozialer Einstellungen verstanden. Und doch ist das Selbst als System der Erregung, Orientierung, Handlung und der verschiedenen Formen der Identifikation und Entfremdung immer auf bedeutsame Weise originell und kreativ.

Diese Schwierigkeiten können natürlich teilweise durch sorgfältige Definitionen und konsistenten Gebrauch vermieden werden, und wir bemühen uns, so konsistent wie möglich zu sein. Aber teilweise liegen die Schwierigkeiten auch am Thema »Mensch« selbst, da er sich auf vielfältige Weise selbst hervorbringt. Beispielsweise sprachen die frühen philosophischen Anthropologen der Neuzeit im siebzehnten und achtzehnten Jahrhundert gewöhnlich von Individuen, die die Gesellschaft gründeten; nach Rousseau sahen die Soziologen des neunzehnten Jahrhunderts den Ursprung aber wieder in der Gesellschaft; und es war das große Verdienst der Psychoanalyse, diese getrennten Konzepte wieder in eine dynamische Wechselbeziehung zu bringen. Wenn die Theorie oft verwirrend und mehrdeutig ist, kann es daran liegen, daß auch die Natur verwirrend und mehrdeutig ist.

9. Symbole

Wir sind in unserer Geschichtsschreibung nun bei den letzten Jahrtausenden seit der Erfindung der Schrift angekommen. Der Mensch wird auf sehr hohe Abstraktionsgrade hin erzogen, um sich an das gewaltige kulturelle Erbe an Wissen und Techniken anpassen zu können. Abstraktionen für die Orientierung abseits von unmittelbar erlebter Wahrnehmung: Wissenschaften und Wissenschaftssysteme. Abstraktionen für die Manipulation der Umwelt unabhängig von muskulärer Beteiligung: Systeme der Produktion, des Austauschs und der Reglementierung. Der Mensch lebt in einer Symbolwelt. In symbolischer Weise orientiert er sich selbst als ein Symbol in Beziehung zu anderen Symbolen, und er manipuliert diese Symbole auf symbolische Weise. Wo es bisher Methoden gab, gibt es jetzt eine Methodologie: Alles wird zum Objekt von Hypothesen und Experimenten mit einer gewissen Distanz zum unmittelbaren Involviertsein. Das schließt die Gesellschaft, die Tabus, das Übersinnliche, religiöse Halluzinationen, die Wissenschaft und Methodologie selbst mit ein. All dies hat zu einer enormen Zunahme an Reichweite und Macht geführt, denn die Fähigkeit, etwas symbolisch festzuhalten, womit man unmittelbar beschäftigt war, erlaubt eine gewisse schöpferische Indifferenz.

Die Gefahren dabei sind leider nicht nur potentiell, sondern real. Symbolische Strukturen – wie beispielsweise Geld oder Prestige oder öffentliche Ordnung oder Lernfortschritte – werden zu ausschließlichen Zielen aller Aktivitäten, und sie bringen keine Befriedigung auf animalischer, nicht einmal auf persönlicher Ebene; aber abgesehen von animalischem oder zumindest persönlichem Interesse kann es keinen inneren Maßstab geben, sondern nur Verwirrung und unerreichbare Standards. In ökonomischer Hinsicht ist ein gewaltiger Apparat in Betrieb, wie Percival und Paul Goodman in *Communitas*[2] gezeigt haben, der nicht unbedingt genügend Subsistenzmittel pro-

---

[2] Deutsche Ausgabe: Paul Goodman, *Communitas. Lebensformen und Lebensmöglichkeiten menschlicher Gemeinschaften.* Köln: Edition Humanistische Psychologie 1994.

duziert, sich aber trotzdem so hochschaukeln könnte, daß überhaupt kein Überleben mehr möglich ist und die Produzenten und Konsumenten am Ende alle tot sind. Einem Arbeiter wird teils in grober, teils geschickter Weise ein Platz in diesem symbolischem Überfluß zugewiesen, der ihm keinerlei Freude an seinem Können oder seiner beruflichen Qualifikation mehr bereitet. Er versteht wahrscheinlich nicht einmal mehr, wie und was er tut und auch nicht für wen. Unendlich große Energiemengen werden bei der Manipulation von Zeichen auf Papier vergeudet; Belohnungen werden in Form verschiedener Papiersorten verteilt, und Prestige leitet sich aus dem Besitz von solchen Papierstücken ab. In politischer Hinsicht vertreten symbolische Repräsentanten im Rahmen symbolischer Verfassungsorgane den Willen der Menschen, der durch symbolische Stimmabgabe ausgedrückt wurde; fast niemand versteht noch, was es heißt, eine politische Initiative zu ergreifen oder zu einer Vereinbarung zu gelangen. In emotionaler Hinsicht substrahieren ein paar Künstler Symbole der Leidenschaft und der sinnlichen Erregung aus der realen Erfahrung; diese Symbole werden von kommerziellen Nachahmern abstrahiert und stereotypisiert; und nach diesen modischen Normen lieben sich die Menschen oder erleben Abenteuer. Mediziner und Sozialarbeiter liefern weitere Symbole für Gefühl und Sicherheit, und die Menschen lieben sich oder genießen ihre Erholung usw. nach deren Vorschriften. In der Technologie wird über Raum, Zeit und Kraft auf symbolische Weise Kontrolle ausgeübt, indem es immer leichter wird, an immer uninteressantere Orte zu gelangen und immer weniger ansprechende Güter zu bekommen. In der reinen Wissenschaft gilt die Aufmerksamkeit jedem Detail, außer den psychosomatischen Ängsten und der Selbstüberwindung bei diesem Tun, so daß man beispielsweise bei der Frage, ob bestimmte tödliche Waffen hergestellt werden sollen, darüber debattiert, ob der Bedarf eines Landes, die Vorherrschaft über einen Feind zu gewinnen, wichtiger sei als die Pflicht eines Wissenschaftlers, seine Erkenntnisse zu publizieren; aber die einfacheren Beweggründe wie Mitgefühl, Flucht oder Verachtung spielen überhaupt keine Rolle.

Unter diesen Bedingungen ist es nicht verwunderlich, daß Menschen mit dem Sadomasochismus von Diktatoren und Kriegen spielen, wo es wenigstens um die Herrschaft von Menschen über andere Menschen und das unmittelbare körperliche Leiden geht statt nur um Symbole.

10. Neurotische Spaltung

So kommen wir schließlich zu einer ganz neuen Errungenschaft der Menschheit, der neurotisch gespaltenen Persönlichkeit als einer Möglichkeit zur Herstellung des Gleichgewichts. Angesichts einer chronischen Bedrohung aller lebendigen Prozesse fällt der Organismus auf Sicherheitsstrategien und das Ausblenden, auf Halluzination, Verschiebung, Isolierung, Flucht und Regression zurück; und der Mensch macht das »Leben unter nervlicher Anspannung« zu einer neuen evolutionären Errungenschaft.

In frühen Stadien gab es Entwicklungen, die der gesunde Organismus jeweils zu einem neuen integrierten Ganzen verschmelzen konnte. Jetzt aber ist es, als ob die Neurotiker zurückfallen und die verletzlichen Phasen in der vergangenen Entwicklung der Rasse wieder aktivieren würden: Die Aufgabe besteht nicht darin, die aufrechte Haltung in das animalische Leben zu integrieren, sondern sich so zu verhalten, als ob einerseits nur der Kopf in die Luft gestreckt wäre, es andererseits keine aufrechte Haltung oder überhaupt keinen Kopf gäbe; das Gleiche gilt für alle anderen Entwicklungsschritte. Die potentiellen »Gefahren« sind zu tatsächlichen Symptomen geworden: Kontaktlosigkeit, Vereinzelung, Fallangst, Impotenz, Minderwertigkeit, Verbalismus und Gefühllosigkeit.

Es bleibt abzuwarten, ob diese neurotische Wendung zu einem realen Schicksal für unsere Spezies wird oder nicht.

11. Goldenes Zeitalter, Zivilisation und Introjektionen

Wir haben die neurotischen Anpassungen hier allgemein als das definiert, was die neue Kraft *an die Stelle* der vorherigen Natur setzt, die folglich verdrängt wird, statt sie *mit* der neuen Kraft zu integrieren.

Die verdrängten, ungenutzten Naturkräfte neigen dann dazu, als Bilder vom goldenen Zeitalter oder Paradies zurückzukehren; oder als Theorien über den glücklichen Wilden. Wir können nachlesen, wie Homer und Shakespeare sich der Glorifizierung eben dieser Tugenden der vergangenen Zeiten hingaben, als ob ihre Hauptaufgabe darin bestanden hätte zu verhindern, daß die Menschen vergessen, was es früher bedeutete, ein Mensch zu sein.

Und zu allem Übermaß scheinen die Bedingungen des fortgeschrittenen zivilisierten Lebens darauf hinauszulaufen, daß die Kräfte der menschlichen Natur nicht nur neurotisch ungenutzt bleiben, sondern auch noch unter rationalen Gesichtspunkten unbrauchbar werden. Öffentliche Sicherheit und technischer Überfluß sind beispielsweise nicht sehr geeignet für ein jagendes Tier, das die Aufregung vielleicht braucht, um seine Kräfte voll zu spüren. Es ist daher nicht erstaunlich, wenn solch ein Tier ganz beiläufige Bedürfnisse – wie beispielsweise Sexualität – mit Jagen und Gefahr verkompliziert, um die Erregung zu steigern.

Darüber hinaus besteht gegenwärtig ein wahrscheinlich unversöhnlicher Konflikt zwischen der durchaus erwünschten sozialen Harmonie und der ebenso wünschenswerten individuellen Entfaltung. Wenn wir uns also in solch einer Übergangsperiode hin zu engeren sozialen Bindungen befinden, dann besitzen die Individuen wahrscheinlich viele soziale Eigenarten, die unter dem Gesichtspunkt konkurrierender individueller Ansprüche als neurotische und minderwertige, nicht assimilierbare Introjekte erscheinen müssen. Unsere heroischen ethischen Normen (die von inspirierenden Träumen und kreativen Künstlern stammen) sind sicherlich eher rückwärts gewandt zu Werten des Animalischen, Sexuellen, Persönlichen, Tapferen, Ehrenhaften usw.; unsere Verhaltensweisen stehen jedoch im Gegensatz dazu, und ihnen fehlt die Aufregung.

Andererseits ist es auch wahrscheinlich (selbst wenn die verschiedenen Wahrscheinlichkeiten selbst im Widerspruch zueinander stehen), daß es diese »unversöhnlichen« Konflikte schon immer gab, nicht nur in der Gegenwart, und daß diese zum Menschsein gehören; und daß die sie begleitenden Leiden und die Bestrebungen zu einer unbekannten Lösung zu gelangen, die Grundlagen menschlicher Erregung sind.

12. Fazit

Wie dem auch sei, die »Natur des Menschen« ist etwas Potentielles. Wie können sie nur insofern kennen, als sie sich in ihren Errungenschaften und in ihrer Geschichte verwirklicht hat, und wie sie sich heutzutage verwirklicht.

Die Frage, die man ganz ernsthaft stellen kann, ist die nach dem Kriterium, unter dem man die »Natur des Menschen« betrachten will: nach der Spontaneität von Kindern, den Taten von Helden, der Kultur klassischer Epochen, der Gemeinschaft einfacher Menschen, den Gefühlen von Liebenden, der scharfen Bewußtheit und der erstaunlichen Geschicklichkeit von Menschen in Not. Neurose ist auch eine Antwort der menschlichen Natur, und sie ist gegenwärtig epidemisch und normal und hat vielleicht eine dauerhafte gesellschaftliche Zukunft.

Wir können diese Frage nicht beantworten. Aber ein klinischer Psychologe hält sich an die folgenden drei Kriterien: (1) die Gesundheit des Körpers nach einem bestimmten Standard, (2) der Fortschritt des Patienten im Sinne der Selbsthilfe, (3) die Elastizität des Figur/Hintergrundprozesses.

7. Verbalisieren und Poesie

Bei der Entwicklung der Menschheit spielt die Sprache eine besondere Rolle und verdient ein eigenes Kapitel. Wie bei anderen Entwicklungsphänomenen auch besteht der neurotische Mißbrauch der Sprache darin, daß sie »an Stelle von« verwendet wird, statt daß man mit den natürlichen Kräften geht. Darin besteht die Isolation der verbalen Persönlichkeit.

1. Soziale, interpersonale und persönliche Sprache

Die Menschen spüren ihre emotionalen Konflikte normalerweise im Zusammenhang mit ethischen Forderungen und Verantwortlichkeiten. Sie merken den Widerspruch in sich zwischen ihren »persönlichen« Wünschen und ihren sozialen Rollen. Dieser Konflikt mit daraus resultierenden Hemmungen und Schuldgefühlen wird als einer zwischen »Individuum« und »Gesellschaft« angesehen. Das nächste Kapitel wird der Struktur solcher verinnerlichten, fremden Standards gewidmet sein: Konformität und antisoziales Verhalten, Aggression und Selbstunterdrückung.

Wie wir jedoch bereits erläutert haben, ist die Differenzierung des Individuellen im Organismus/Umweltfeld bereits eine späte Entwicklung. Soziale Beziehungen wie Abhängigkeit, Kommunikation, Imitation sowie Objektliebe sind kennzeichnend für jedes menschliche Umfeld, lange bevor man sich selbst als eigenständige Person erkennt oder in anderen soziale Wesen sieht. Persönlichkeit ist eine Struktur, die aus solchen frühen interpersonalen Beziehungen heraus entsteht; und bei der Herausbildung solch einer Struktur gibt es normalerweise bereits eine Fülle von fremdem, nicht assimiliertem oder sogar nicht assimilierbarem Material (und das lässt die späteren Konflikte zwischen Individuum und Gesellschaft natürlich um so schwerer lösbar werden).

Unter einem bestimmten Aspekt ist es nützlich, »Persönlichkeit« als Struktur von Sprachgewohnheiten zu definieren und dies als schöpferische Leistung des zweiten und dritten Lebensjahres zu betrachten; Denken geschieht größtenteils als subvokales Sprechen; Grundüberzeugungen sind im wesentlichen syntaktische und stilistische Gewohnheiten; und jedes Bewerten, das nicht unmittelbar einem organischen Verlangen[1] entspringt, ist wahrscheinlich eine Sequenz von rhetorischen[2] Figuren. Die Persönlichkeit auf diese Weise zu definieren heißt nicht, daß wir sie gering schätzen oder hinweg erklären wollen, denn die Sprache ist selbst eine höchst spontane Aktivität. Ein Kind, das seine Persönlichkeit gestaltet, indem es Sprechen lernt, vollbringt eine spektakuläre Leistung, und seit der Antike waren die Philosophen der Überzeugung, daß Erziehung vor allem in dem Erlernen der menschlichen Sprache und Schrift bestehe, also beispielsweise »der Grammatik, Rhetorik und Dialektik« oder »der klassischen Literatur und der wissenschaftlichen Methode«.

Wir können uns demnach folgende Sequenz vorstellen: (a) präverbale soziale Beziehungen des Organismus, (b) die Bildung einer verbalen Persönlichkeit im Organismus/Umweltfeld, (c) Beziehungen dieser Persönlichkeit zu anderen im Anschluß daran. Die rechte Kultivierung des Sprechens sorgt natürlich dafür, daß diese Sequenz völlig flexibel, offen und kreativ bleibt: Gewohnheiten, die es zulassen, daß das Präverbale frei fließt und Korrekturen ermöglicht, indem man von anderen lernt.

---

[1] Der englische Begriff *appetite*, der in diesem Werk ab hier häufig vorkommt, kann aber nicht wörtlich ins Deutsche übernommen werden und hat verschiedene Bedeutungsvarianten. Wir geben *appetite* je nach Kontext mit »Begehren« oder »Verlangen« oder »Lust auf« usw. wieder – d. Ü.

[2] Der englische Begriff »*rhetorical*« wird in diesem Werk im viel umfassenderen Sinn verwendet, als heute, vor allem im Deutschen, üblich. Daher wird er normalerweise mit »sprachlich« wiedergegeben.

Aber so, wie sich in unserer gesamten Zivilisation eine symbolische Kultur entwickelt hat, die kontakt- und affektlos ist sowie abgetrennt von lebendiger Befriedigung und spontanen sozialen Erfindungen, entsteht – sofern das Wachstum der originären interpersonalen Beziehungen gestört wurde und die Konflikte nicht ausgefochten, sondern in einem vorzeitigen Waffenstillstand durch die Einverleibung von fremden Normen beigelegt wurden – in jedem Selbst eine »verbalisierende« Persönlichkeit, eine Sprechweise, die unsensibel, langatmig, gefühllos, monoton, inhaltlich stereotyp, unflexibel in der Ausdrucksfähigkeit, mechanisch in der Syntax und bedeutungslos ist. Das ist die Reaktion auf oder die Identifikation mit einer akzeptierten fremden und nicht assimilierten Sprechweise. Und wenn wir die Bewußtheit »nur« auf diese Sprachgewohnheiten lenken, dann begegnen wir außergewöhnlichen Ausflüchten, Alibis und letztlich akuten Ängsten – weit mehr also als nur Protesten und Entschuldigungen, die das Aufdecken von bedeutenderen moralischen Fehltritten begleiten. Die Aufmerksamkeit auf die Sprache (oder die Kleidung) zu lenken, ist wirklich ein *persönlicher* Affront.

Aber die Schwierigkeit besteht darin, daß neuere Sprachphilosophen, die Abscheu gegenüber dem leeren Symbolisieren und Verbalisieren empfinden, beengende Sprachnormen aufgestellt haben, die sogar noch stereotyper und affektloser sind; und einige Psychotherapeuten geben aus Verzweiflung auf und versuchen, das Sprechen ganz zu umgehen, als ob nur innere Stille und nonverbales Verhalten potentiell gesund wären. Das Gegenteil von neurotischem Verbalisieren ist jedoch eine abwechslungsreiche und kreative Sprache; es ist weder wissenschaftliche Semantik noch Stille; es ist Poesie.

2. Kontaktvolle Sprache und Poesie

Kontaktvolle Sprache bezieht ihre Energie aus den drei grammatischen Personen Ich, Du und Es und strukturiert sie danach: der Sprecher, der Angesprochene und der Gegenstand des Gesprächs – sofern es ein Bedürfnis gibt, sich etwas mitzuteilen. Als Merkmale des Sprachflusses für jede der drei Personen gelten (1) Stil und vor allem

Rhythmus, Bewegtheit und Steigerungen, die das organische Bedürfnis des Sprechers ausdrücken; (2) die kommunikative Haltung, die in der zwischenmenschlichen Situation (wie Werben, Anklagen, Lehren, Ausschimpfen) wirksam wird, (3) der Inhalt oder die Wahrheit in bezug auf die Gesprächsgegenstände.

Wenn der Kontakt zwischen Organismus und Umwelt enger wird, interagieren wiederum die folgenden Kräfte miteinander:

1. Klang der Rede – die physischen Tätigkeiten des Sprechens und Zuhörens.
2. Gedanken – das Füllen verschiedener skelettartiger Organisationsformen mit Inhalten.
3. Subvokale Zeichen – die Wiederholung unerledigter Gesprächssituationen.
4. Präpersonale soziale Kommunikation (z. B. Aufschreien) und stille Bewußtheit (Vorstellungen, Körperempfindungen usw.).

Bei gutem Kontakt hängen diese Ebenen in der jeweils gegenwärtigen Situation eng zusammen. Der Gedanke strebt effektive Orientierung und Beeinflussung an; die gegenwärtige Situation wird als adäquates Feld für die Möglichkeit der Lösung einer unerledigten Angelegenheit angesehen. Das soziale Wesen drückt sich selbst aus; die physische Übung löst den Redefluß als Vorfreude aus und läßt das Ganze zu einer Umweltrealität werden.

Auf dem Hintergrund dieser psychologischen Ebenen des Sprechens, der Gedanken, der subvokalen Zeichen und Ausrufe sowie der stillen Bewußtheit wollen wir jetzt Poesie als Kunst im Unterschied zu normalem kontaktvollem Sprechen und dann im Kontrast beider zum neurotischen Verbalisieren betrachten.

Das Gedicht ist ein Sonderfall guter Sprache. Bei einem Gedicht wie bei anderer guter Rede drücken sich die drei Personen, Inhalt, Haltung und Stil sowie Ton und Rhythmus, gegenseitig aus, und dies macht die strukturelle Einheit eines Gedichts aus. Beispielsweise besteht der Stil weitgehend in der Wahl der Wörter und der Syntax, aber diese steigen an und fallen mit der Thematik und werden durch das Gefühl in rhythmischer Weise gegenüber dem Erwarteten abgewandelt; oder aber der Rhythmus steigert sich in seiner Dringlichkeit, die Haltung wird direkter, und die Behauptung wird bestätigt usw. Aber die Sprache des Dichters ist, wie die Philosophen sagen, »selbst das Ziel«, will sagen, allein durch die offene Sprachäußerung, den Umgang mit dem Medium, löst er sein Problem. Anders als bei gewöhnlicher guter Sprechweise, dient die Aktivität nicht einer weitergehenden sozialen Situation wie der Überredung eines Zuhörers, der Unterhaltung, der Information oder um den anderen zur Lösung eines Problems zu veranlassen.

Der Fall des Dichters ist im Grunde sehr speziell, wobei das Problem im Lösen eines »inneren Konflikts« besteht (wie Freud sagte, das Kunstwerk ersetzt das Symptom): Der Dichter konzentriert sich auf irgendein unfertiges, subvokales Geschehen und die damit verbundenen Gedanken. Indem er mit seinen gegenwärtigen Worten frei spielt, vervollständigt er eine unabgeschlossene verbale Szene, er spricht tatsächlich die Klage, die Beschuldigung, die Liebeserklärung, den Selbstvorwurf, die er hätte äußern sollen, aus. Jetzt endlich hat er Zugang zu seinem dahinterliegenden organischen Bedürfnis, und er findet die richtigen Worte. Wir müssen daher sehr genau auf das Ich, das Du und das Es des Dichters in der aktuellen Situation achten. Sein Du, seine Zuhörerschaft, ist keine sichtbare Person, auch kein allgemeines Publikum, sondern eine »ideale Zuhörerschaft«: Es ist also nichts anderes als das Einnehmen der angemessenen Haltung und des entsprechenden Stils (in der Wahl des Genres und der Diktion), das mit Präzision und Kraft zum Fließen der unvollendeten Rede führt. Der Inhalt ist keine gegenwärtige, reale Erfahrung, die mitgeteilt werden müßte, sondern der Dichter findet in seiner Erfahrung oder Erinnerung oder Phantasie ein Symbol, das ihn wirklich erregt, ohne daß er um deren verborgenen Inhalt wissen müßte. Das Ich ist sein Stil, wie er ihn gegenwärtig realisiert, nicht seine Biographie.

Während sich die Worte bilden, kann der Dichter gleichzeitig die stille Bewußtheit von Vorstellung, Gefühl, Erinnerung usw. und ebenso reine Einstellungen zur sozialen Kommunikation, zur Klarheit und verbalen Verantwortlichkeit aufrechterhalten. Statt verbaler Stereotypen werden die Worte plastisch zerstört und zu einer lebendigeren Figur kombiniert. Dichtung ist daher das genaue Gegenteil von neurotischem Verbalisieren, denn sie ist Sprechen als organische, problemlösende Aktivität – sie ist eine Form der Konzentration. Demgegenüber handelt es sich beim Verbalisieren um eine Sprechweise, die die Energie beim Reden zu zerstreuen versucht und dabei das organische Bedürfnis unterdrückt, und die sich nicht auf eine unerledigte, subvokale Szene konzentriert, sondern sie nur ständig wiederholt.

Dichtkunst unterscheidet sich auf der anderen Seite von kontaktvollem Sprechen – wie beispielsweise guter Konversation – lediglich insofern, als es eine Spezies einer Klasse ist: Ein Gedicht löst ein Problem, das nur durch verbale Erfindung allein gelöst werden kann, während das Reden meist in Situationen geschieht, in denen die Lösung auch andere Arten des Verhaltens sowie die Reaktion des Zuhörers usw. erfordert. Daraus folgt, daß in der Dichtkunst, in der das gesamte Geschehen vom Sprechen getragen wird, eben die Vitalität des Sprechens akzentuiert ist: Es ist rhythmischer, genauer, gefühlvoller, bildhafter usw., und was am wichtigsten ist, ein Gedicht hat einen Anfang, einen Mittelteil und ein Ende; es schließt die Situation ab. Anderes kontaktvolles Sprechen kann rauher und ungefährer sein; es kann sich auf nonverbale Ausdrucksformen wie Gesten stützen; es muß kaum das erwähnen, was nach einem Ausdruck drängt, und es bricht ab und geht in nonverbales Verhalten über.

3. Verbalisieren und Poesie

Wenn das Reden von seinem Zweck als Instrument in einer umfassenderen sozialen Situation oder auch von seinen eigenen Regeln als lebendige poetische Aktivität abgetrennt ist, dann kann es leicht alles Mögliche widerspiegeln. Es ist leicht sich vorzumachen, daß man etwas fühlt oder tut, wenn man vom Fühlen oder Tun spricht oder daran denkt. Verbalisieren kann also leicht als Ersatz für das Leben selbst dienen; es ist ein rasch verfügbares Mittel, mit dessen Hilfe eine entfremdete Persönlichkeit voller Introjekte mit ihren Glaubensüberzeugungen und Einstellungen, anstatt ihrer selbst leben kann. (Das einzig Störende daran ist, daß die verbalisierte Mahlzeit, die Begegnung usw. nicht nahrhaft sind, keine sexuelle Lust bereiten usw.) Daher ist, um auf ein zuvor erörtertes Thema zurückzukommen, das meiste offensichtliche sich Erinnern und Planen nicht wirklich Erinnerung oder Antizipation als zwei Arten der Vorstellungskraft, sondern etwas, was uns das Selbstkonzept einflüstert. Und meist haben Entrüstung und Urteile wenig mit tatsächlich empfundenem Ärger oder vernünftigen Überlegungen zu tun, sondern drücken nur die Stimmen von Papa und Mama aus.

Es geht nicht darum, *daß* der Verbalisierende spricht, sondern *wie* er spricht. Im Hinblick auf die drei grammatikalischen Personen Ich, Du und Es zeigt er in seiner Rigidität, Fixierung oder Stereotypie, die ihn nur einen winzigen Teil der Potentiale der Situation erfassen läßt, gerade genug, um sein Gesicht zu wahren und die Angst und Betretenheit des Schweigens, des sich Zeigens und der Selbstbehauptung zu vermeiden. Das reicht jedoch, um die Sprechenergie zu erschöpfen, so daß man die unerledigten subvokalen Szenen, die sonst lauten Lärm machen würden, nicht mehr hört. Das bedeutet, daß uns das Verbalisieren, vor dem eigenen Abgetrenntsein (sowohl von der Umwelt als auch vom eigenen Organismus) schützt, statt ein Mittel der Kommunikation oder des Ausdrucks zu sein.

Der Mangel an Kontakt zum Ich wird oft besonders deutlich sichtbar an der Spaltung des Körpers in einen tönenden Mund mit schnellen, mechanischen Lippen- und Zungenbewegungen und einer klanglosen Stimme, wobei der ganze übrige Körper unbeteiligt bleibt; oder manchmal begleiten die Augen und ein paar Gesten aus dem Handgelenk oder Ellbogen die Aktivitäten des Mundes; oder manchmal auch nur ein Auge, während das andere glasig ist, herumwandert oder das Geschnatter mißbilligt; oder das Gesicht ist in zwei Hälften geteilt. Die Worte brechen unabhängig vom Atemrhythmus hervor, der Klang ist monoton. In der poetischen Sprache dagegen entspricht der Rhythmus dem des Atmens (Verse), den Schrittfolgen der Bewegung und des Tanzes (Metrum), den Syllogismen, Antithesen, oder anderen

Takten des Denkens (Strophen und Abschnitte) und der orgiastischen Steigerung des Gefühls (Klimax), um dann in Stille überzugehen. Vielfältiger Klang und reichhaltige Obertöne beinhalten sogar die Möglichkeit, bei passender Gelegenheit einen primitiven Schrei loszulassen. Der Verbalisierer hört seine Stimme selbst nur selten, und wenn er auf sie achtet, ist er überrascht; aber der Dichter achtet genau auf das subvokale Murmeln und Flüstern, er lässt sie hörbar werden, überprüft kritisch deren Klang und verbessert ihn. (Es gibt eine Zwischenfigur, eine Art Interpretationskünstler, der aber kein Dichter ist; er achtet auf nichts als den Ton seiner Stimme, moduliert sie und genießt die Worte; vermutlich zieht er tatsächlich eine orale Befriedigung daraus, er bleibt mitten auf der Bühne stehen während sich die Zuhörer davonstehlen.)

Die kommunikativen Haltungen, das Du des Verbalisierenden, hat keinen Bezug zum sozialen Kontext, aber der Ton, der zu hören ist, weist daraufhin, daß er in rigider Weise irgendeine unerledigte subvokale Situation auslebt. Unabhängig von der tatsächlichen Gegebenheit beklagt sich die Stimme, oder sie macht Vorwürfe und verurteilt, oder sie ist – ganz im Gegensatz dazu – streitsüchtig, oder sie rechtfertigt und verteidigt sich. Bei der Wiederholung dieser Szene – vielleicht im Wechsel zwischen beiden Rollen – bleibt der übrige Organismus starr und unbeweglich. Der Dichter, hatten wir gesagt, zieht Nutzen aus der subvokalen Situation: Indem er sich darauf konzentriert, findet er das richtige Publikum, die ideale Zuhörerschaft für seine Literatur. Er modelliert die Sprache auf plastische Weise, um ein bedeutsames organisches Bedürfnis auszudrücken und zu einer Einsicht und Lösung zu gelangen. Das subvokale Fremde wird auf diese Weise in die eigene Persönlichkeit assimiliert. Oft wird behauptet, Kunstwerke würden keine Probleme *lösen* oder dies geschähe nur zeitweise, weil der Künstler den latenten Inhalt seines Symbols nicht kennt. Wenn dem so wäre, dann wäre Dichtung wiederum nur ein zwanghafter Energieabfluß in Form der Wiederholung einer Situation wie beim Verbalisieren. Das ist zugleich richtig und falsch: Das Problem, das der Künstler ungelöst läßt, ist dasjenige, das ihn zu einem Künstler macht, der nur frei ist bei der lebendigen Aktivität des Redens, aber unfähig, die Worte auch zweckgebunden bei anderen freien Aktivitäten zu nutzen; und viele Dichter empfinden die Zwanghaftigkeit ihrer Kunst in dieser Weise – wenn sie eine Arbeit abgeschlossen haben, fühlen sie sich erschöpft, und dabei haben sie das verlorene Paradies trotzdem noch nicht wiedergefunden. (Es ist übrigens nicht anzunehmen, daß viele andere Aktivitäten – auch Psychotherapie – uns dieses verlorene Paradies zurückbringen könnten.) Aber was die speziellen, subvokalen Probleme angeht, werden sie *wirklich* Schritt für Schritt gelöst. Der Beweis dafür besteht darin, daß die nachfolgenden Kunstwerke grundlegend anders sind, das künstlerische Problem vertieft sich immer weiter. Und tatsächlich geht diese Aktivität manchmal so weit, daß der Dichter schließlich gezwungen ist, sich Lebensproblemen zu stellen, die nicht allein mit künstlerischen Mitteln gelöst werden können.

Bei dem Inhalt, dem Es seiner Sprache, befindet sich der Verbalisierende in einem Dilemma: Er muß sich an die realen Fakten halten, um nicht dement zu wirken oder sich lächerlich zu machen, aber an diesen liegt ihm gar nicht; er kann sich auch nicht erlauben, sie sinnlich und gefühlsmäßig zu dicht an sich heranzulassen, denn, da die Realität dynamisch ist, würden sie seinen Waffenstillstand durchbrechen, seine Projektionen und Rationalisierungen zerstören und Angst hervorrufen; das tatsächliche Leben würde in das Ersatzleben einbrechen. Der Verbalisierende langweilt uns, weil er uns langweilen will, damit wir ihn in Ruhe lassen. Der Kompromiß besteht in stereotypen Redewendungen, vagen Abstraktionen oder oberflächlichen Einzelheiten oder anderen Formen, die Wahrheit zu sagen und trotzdem nichts mitzuteilen. (In der Zwischenzeit wird der Inhalt natürlich durch Projektionen seiner nicht gespürten Bedürfnisse mit Energie aufgeladen.) Der Dichter wiederum macht den gegensätzlichen Gebrauch vom Inhalt: Die echte Wahrheit wird freizügig entstellt und zu einem Symbol für das dahinter liegende Interesse umgewandelt; er zögert nicht zu lügen oder irrational zu sein; er entwickelt die Symbole freimütig mit Hilfe seiner Sinne weiter, und er bemerkt dabei sehr genau, was er wahrnimmt, fühlt und hört, und er ist sich selbst gegenüber empathisch, indem er sich *selbst* in emotionale Situationen hineinversetzt, statt seine eigenen Gefühle zu entfremden und *diese* dann zu projizieren.

Schließlich macht die Tätigkeit des Redens den Verbalisierenden selbst verlegen. Er verwendet bedeutungslose Floskeln, um sich zu vergewissern, »Denken Sie nicht auch?«, »Wissen Sie«, »Meiner Meinung nach«, oder er füllt die Stille mit Grunzen aus; er ist befangen im Hinblick auf die Syntax, und er umzäunt seine Rede mit literarischen Floskeln, bevor er eigene Ansichten, so, wie sie tatsächlich sind, zu äußern wagt wie beispielsweise »Es mag weit hergeholt klingen, aber es hat für mich den Anschein, daß ...«. Aber für den Dichter ist der Umgang mit den Worten die Tätigkeit selbst; die Form, beispielsweise ein Sonett, ist nicht der Rahmen, sondern ein integraler Bestandteil des Handlungsschemas; der Dichter fühlt sich gebunden an die Funktion der Syntax, aber frei für die Formen; und im Fortschreiten des künstlerischen Prozesses wird sein Vokabular immer mehr zu seinem eigenen – immer eigentümlicher, wenn seine subvokalen Probleme im Dunkeln bleiben und schwer zu fassen sind, jedoch immer klassischer, wenn es sich um Probleme handelt, die er in anderen erkennt.

4. Kritik der freien Assoziation als therapeutische Technik

Betrachten wir nun einen Sonderfall des Verbalisierens: das Experiment der freien Assoziation, wie sie die orthodoxe Psychoanalyse praktiziert. Worauf wir dabei unser Augenmerk legen wollen, ist der Unterschied zwischen dem Verhalten des Patienten und dem des Therapeuten bei dieser Technik; und aufgrund dieser kritischen Betrachtung werden wir wieder zu Schlußfolgerungen über das Wesen guter Rede gelangen, ganz ähnlich wie zuvor.

Bei der freien Assoziation wird der Patient zunächst auf den Inhalt A, üblicherweise das Detail eines Traums, den er hatte, hingewiesen; er assoziiert ein anderes Wort B dazu – was immer ihm über die Lippen kommt – und dazu ein weiteres Wort C usw. Er assoziiert »frei«, das heißt, er versucht nicht, die Wortfolge so zu organisieren, daß sie Sinn macht oder einen Sinnzusammenhang ergibt oder daß sie ein

Problem löst. Er darf auch nicht zensieren (sich weigern, eine Assoziation wegen seiner kritischen Einstellung gegenüber dem Fluß seiner Worte zuzulassen). Solches Verhalten kann als Grenzfall oder als Ideal des Verbalisierens bezeichnet werden.

Nach der älteren Assoziationstheorie würde die Wortsequenz dem folgenden Gesetz folgen: Wenn A häufig im Zusammenhang mit B aufgetreten ist oder eine Ähnlichkeit damit oder im weitesten Sinn eine Ähnlichkeit mit dem, was häufig aufgetreten ist, aufweist, dann gibt es eine Tendenz, B hervorzurufen, und so würde B C hervorrufen usw. Auf diese Weise würde die gesamte Kette Stück für Stück analysiert und »erklärt« werden. Das Geniale an der Psychoanalyse bestand darin zu zeigen, daß die freie Assoziation tatsächlich nicht nur dem Gesetz der schrittweisen Assoziation folgt. Vielmehr gibt es die Tendenz, sich in bedeutungsvollen Einheiten oder Clustern zu organisieren und bestimmte Richtungen einzuschlagen, und diese Cluster und Richtungen standen in einer bedeutsamen Beziehung zum ursprünglichen Auslöser, dem Detail aus dem Traum und dem darunterliegenden Problem des Patienten. Der Patient produzierte den Strom keinesfalls »mechanisch«, sondern er drückte, wenn er sich dessen nicht bewußt war, bestimmte Tendenzen aus, die zurückgebunden waren an bestimmte emotionale Bedürfnisse und die auf diese Weise eine unerledigte Figur auszufüllen versuchten. Das war natürlich ein schlagender Beweis für die Existenz des Unbewußten; die Frage bleibt jedoch, ob dies für die Psychotherapie auch von Vorteil ist.

Man beachte dabei, daß es der Therapeut ist, der sich auf den Strom konzentriert und ganze Figuren daraus schafft (er findet und erzeugt sie): Er achtet auf die Cluster und den Zeitpunkt, wann die Assoziationen stoppen und Widerstand andeuten, notiert den Ton und den Gesichtsausdruck. Auf diese Weise wird ihm etwas am Patienten bewußt, nämlich das unbewußte Verhalten des Patienten.

Aber das Ziel der Psychotherapie ist ja nicht, daß sich der Therapeut über etwas vom Patienten bewußt wird, sondern daß der Patient sich seiner selbst bewußt wird. Deshalb muß jetzt ein Prozeß einsetzen, bei dem der Therapeut dem Patienten *erklärt,* was er über ihn weiß. Auf diese Weise gewinnt der Patient zweifellos viel Wissen über sich selbst; aber die Frage bleibt doch, ob damit die Bewußtheit seiner selbst zunimmt. Denn das Wissen über sich ist in gewisser Weise abstrakt, es ist kein Wissen aus eigener Betroffenheit; überdies geschieht es wieder in der gewohnten Weise des Introjizierens der Weisheit einer Autorität. Wenn er erkennen würde, daß *er selbst* das Objekt des Wissens ist, dann würde ihm dieses Wissen – das man kannte, ohne zu wissen, daß es einem bekannt war – furchtbar nahe gehen. Ziel der Therapie ist es, ihm diese Erkenntnis zugänglich werden zu lassen, und genau davon waren wir in erster Linie ausgegangen.

Das Problem besteht darin, daß der Patient bei der Aktivität, in die *er* involviert war, einen Strom sinnloser Wörter verbalisierte. Diese Aktivität hat absolut nichts Besonderes zu seinem Erleben beigetragen – im Gegenteil, es war ziemlich exakt das Abbild normaler Erfahrungen: Er kennt sich in dieser Rolle. Die Regel, keine Zensur auszuüben, entlastete ihn von der Verantwortung für seine Worte – auch keine ungewöhnliche Haltung bei vielen Menschen. Aber das Wissen, das ihm jetzt erklärt wird, bleibt in bezug auf *diese* Aktivität sehr fremd. Es gehört zu einer ganz anderen normalen Tätigkeit: nämlich das Übernehmen und das vollständige Schlucken einer unangenehmen Wahrheit; und wieder einmal sagt der alte Mann schreckliche Dinge über ihn. (Aber vielleicht ist es ein freundlicherer Mann, so daß er denken kann, wie Stekel zu sagen pflegte: »Ich werde gesund, nur um dem alten Narren einen Gefallen zu tun!« Das ist zwar auch eine Heilmethode, aber an sich ist es keine freie Assoziation.)

Die Gefahr bei dieser Technik wäre also die, daß der Patient, der das verantwortliche Selbst, welches sich betroffen fühlt und Entscheidungen fällt, ausklammert, und sein neues Wissen an eben sein Verbalisieren koppelt, wobei das Wissen diesmal durch die Euphorie einer warmen Atmosphäre und die Freundlichkeit des väterlichen Zuhörens eingefärbt ist. In diesem Fall würde die Spaltung durch diese Technik weiter verstärkt werden, statt sie zu heilen.

5. Die freie Assoziation als sprachliches Experiment

Erwägen wir jedoch die nützlichen und schönen Aspekte der freien Assoziation, indem wir sie als das nehmen, was sie ist: als eine spezielle sprachliche Ausdrucksform.

Die Assoziationen kreisen zunächst einmal um ein Detail aus einem Traum. Wir nehmen weiter an, daß der Patient den Traum als seinen eigenen akzeptiert und sagen kann, daß er ihn geträumt hat, statt daß er ihm »widerfahren« sei. Wenn er dann neue Begriffe und Gedanken mit dieser Aktivität verknüpfen kann, kommt es zu einer großen sprachlichen Bereicherung.

Der Traum spricht in der Bildersprache der Kindheit zu uns. Der Vorteil dabei besteht nicht darin, daß wir uns an kindliche Inhalte erinnern, sondern daß wir wieder etwas über die Gefühle und Einstellungen in der Kindersprache erfahren, uns wieder der Stimmungen bildhafter Vorstellungen gewahr werden und das Verbale mit dem Präverbalen verbinden. Aus dieser Sicht bestünde jedoch die beste Übung vielleicht gerade nicht in der freien Assoziation vom Bild *her* und deren Anwendung auf kaltes Wissen *über* das Bild, sondern im genauen Gegenteil: in der sorgfältigen, buchstäblichen und bildlichen Darstellung desselben (Surrealismus).

Aber es kann auch etwas zu Gunsten der freien Assoziation gesagt werden: Es ist sicher hilfreich für einen Patienten, der viele Skrupel hat und sich nur zurückhaltend äußert, wenn er einfach losplappern kann, ohne daß der Himmel einstürzt. Das ist das spielerische Grundmuster der Dichtung: Man kann die Sprache offensichtlich sich selbst entfalten lassen – vom Bild zum Gedanken, zum Rhythmus, zum Ausruf und wieder zum Bild und Reim, wie immer es kommt, aber gleichzeitig spürt man *sich selbst* als denjenigen, der redet, es ist kein automatisiertes Reden. Aber auch hierbei wäre die beste Übung vielleicht ein direkterer Zugang: indem man sich auf den Sprechakt konzentriert, während man frei assoziiert oder unsinnige Silben oder Fetzen eines Liedes von sich gibt.

Es gibt aber auch noch einen Vorzug der freien Assoziation, der näher am klassischen Gebrauch in der Psychoanalyse liegt: Der

Grund, warum der Patient frei assoziieren soll, statt seine Geschichte zu erzählen und Fragen dazu beantworten, ist natürlich der, daß seine gewohnte Ausdrucksweise neurotisch rigide ist, eine falsche Integration seiner Erfahrungen. Die Figur, deren er sich bewußt wird, ist wirr, düster und uninteressant, weil es im Hintergrund andere verdrängte Figuren gibt, deren er sich nicht bewußt ist, die aber dennoch seine Aufmerksamkeit ablenken, seine Energie in Anspruch nehmen und die kreative Entfaltung verhindern. Die freie Assoziation unterbricht diese eingefrorene Relation zwischen Figur und Hintergrund und macht es möglich, daß andere Dinge hervortreten. Der Therapeut notiert sie sich – aber was ist der Vorteil für den Patienten? Er besteht nicht darin, wie wir gesehen haben, daß die neuen Figuren mit seinen habituellen, erfahrungsbedingten Figuren in Beziehung gesetzt werden können, denn die innere Haltung bei der freien Assoziation ist von dieser Erfahrung dissoziiert. Der Patient macht jedoch die Lernerfahrung, daß etwas, was er als nicht zu ihm gehörig kennt und was aus seinen dunklen Schichten auftaucht, dennoch bedeutungsvoll sein kann. Dadurch ist er vielleicht ermutigt, sein Unbewußtes zwar als *terra incognita,* aber nicht als Chaos anzusehen und zu erforschen. Von daher gesehen muß er natürlich ein Partner beim Prozeß der Interpretation sein. Der Gedanke dabei ist, daß die Maxime »Erkenne Dich selbst!« menschlicher Ethik entspricht. Dies ist nichts, was man nur bei Problemen vollzieht, sondern generell für sich selbst als menschliches Wesen. Die geheimnisvolle Haltung des Therapeuten gegenüber Interpretationen, die er zurückhält oder sparsam und im richtigen Moment verteilt, ist kontraproduktiv. Dies heißt nicht, daß der Therapeut sämtliche Interpretationen offenbaren sollte, sondern er sollte sehr wenig interpretieren und dem Patienten lieber die *Werkzeuge* für die Interpretation an die Hand geben. Es ist ja bekannt, daß der schreckliche Mangel der Menschen an Neugier ein epidemisches neurotisches Symptom ist. Sokrates wußte, daß dies auf die Angst vor der Selbsterkenntnis zurückgeht (Freud betonte die spezielle Furcht for dem sexuellen Wissen, das Kindern vorenthalten wird). Dann aber ist es nicht ratsam, ein Heilverfahren in einem Kontext aufrechtzuerhalten, das die Spaltung bestätigt: Der Therapeut, also der Erwachsene, weiß alles, und man kann das Geheimnis niemals wissen, bevor es einem von einem anderen erzählt wird. Die Verfügung über die Werkzeuge kann jedoch helfen, das Gefühl des Ausgeschlossenseins zu überwinden.

Schließlich wollen wir noch die drei Sprachmodi, die bei der freien Assoziation verwendet werden, einander gegenüberstellen: die freie Assoziation des Patienten, der Lernvorgang des Therapeuten in seinen Selbstgesprächen und die Erklärung seines Wissens für den Patienten. Wir haben hier drei verschiedene Wortgruppen für einen realen Fall. Für den Patienten sind seine eigenen Assoziationen äquivalent zu Nonsenssilben: Sie stellen reines Verbalisieren dar. Durch diese Worte wird der Patient dem Therapeuten bewußt, und diese, in Selbstgesprächen ausgedrückte Bewußtheit macht Aussagen über einen realen Fall – es sind Wahrheiten. Aber wenn diese gleichen Sätze dem Patienten gegenüber geäußert werden, sind sie nicht mehr wahr – weder für den Patienten, noch für den Therapeuten: Sie sind nicht wahr, weil sie nicht wirken, sie sind wertlos als Belege, denn es sind *reine* Abstraktionen. Für einen Logiker könnte dieser Aspekt irrelevant sein, also das Interesse des Therapeuten oder das Desinteresse des Patienten an der Übernahme der Behauptungen in die eigene Realität oder deren Zurückweisung. Er würde sagen, dies sei eine rein »psychologische« Frage, therapeutisch wichtig, aber logisch unbedeutend, ob der Patient die Wahrheit der Interpretation begreift und auf welcher Ebene er sie begreift. Wir würden es jedoch so darstellen: Der »tatsächliche Fall« hier ist vorerst nur eine Möglichkeit, eine Abstraktion. Und ob diese eine Wirklichkeit gegeben ist oder eine ganz andere, von der man ein Empfinden von »Wahrheit« hat, hängt ganz von der sprachlichen Formulierung, dem Interesse und der Haltung dem gegenüber ab, was wir dabei erfahren.

Ein im physikalischen Denken geschulter Logiker, für den der »richtige« Gebrauch der Wörter und der Sprache in bezug auf »die Realität« am wichtigsten ist, verfügt nur über ein dürftiges Vokabular für Dinghaftes, eine analytische Syntax, die Komplexes durch Addition ausdrückt, und ihm fehlt der leidenschaftliche Ton; er wäre auch bereit, die Sprache in dieser Hinsicht zu reformieren (z.B. im Sinne des *Basic English*). Aber für einen Psychologen, der sich mit der Gefühllosigkeit unserer Zeit auseinandersetzt, hat richtige Sprache ganz andere Qualitäten: Sie ist erfüllt von den leidenschaftlichen Klängen der Kindersprache, ihre Worte entsprechen komplexen funktionalen Strukturen, ähnlich den Worten von Primitiven, und ihre Syntax ist poetisch.

6. Philosophische Ansätze zur Sprachreform

Angesichts der modernen Epidemie symbolischer sozialer Institutionen anstelle von Gemeinschaften und dem Verbalisieren anstelle von Erfahrungen gab es viele Versuche einer Sprachreform mit Hilfe kommunikationstheoretischer[3] und logischer Analyse. Die verborgenen kommunikativen Motive des Sprechers werden ans Licht gebracht; leere Stereotype und Abstraktionen werden empirisch untersucht und gegenüber dem Standard konkreter Dinge und Verhaltensweisen abgewertet. Für unsere Zwecke können wir diese philosophischen Ansätze für gute Sprache unter den Begriffen »empirisch«, »operational« und »instrumentell« zusammenfassen.

Empirische Sprache reduziert den guten Gebrauch von Wörtern auf Zeichen entweder für Wahrnehmung oder für beobachtbare Phänomene oder leicht handhabbare Objekte und einfache Verhaltensweisen. (Der höchste Grad an Konkretheit wird normalerweise den unbelebten, »physikalischen« Objekten zugesprochen, aber das ist ein metaphysisches Vorurteil; Auguste Comte beispielsweise hielt die sozialen Beziehungen und Institutionen für das Konkreteste.) Die Dingwörter werden dabei mittels einfacher Logik kombiniert.

Operationale Sprachen legen den Hauptakzent auf die Manipulation der Dinge, nicht auf die Dinge selbst. Das schafft wenigstens eine einheitliche sensumotorische Grundlage.

[3] Die Autoren verwenden den Begriff »rhetorical« in einem sehr viel umfassenderen Sinn als heute üblich. Daher wird dieser Begriff je nach Kontext unterschiedlich übersetzt mit »kommunikationstheoretisch«, »kommunikativ« usw. – d. Ü.

Instrumentelle Sprachen erfordern, daß die grundlegenden Einheiten auch die angestrebten Ziele umfassen, also auch Motive und kommunikative Haltungen in der Redeweise.

Es gibt also eine Folge, die immer mehr Faktoren des Kontakts umfaßt; aber keine dieser analytischen Sprachen kann selbst zu einer kontaktvollen Sprechweise führen, denn die kontaktvolle Sprechweise entsteht zum Teil auf kreative Weise in der Wirklichkeit selbst, und der kreative Gebrauch der Wörter zerstört diese wieder plastisch und formt sie neu: Man kann keine Liste mit Grundwörtern nur für Dinge, nonverbales Verhalten oder für Zielangaben aufstellen. Kontakt beinhaltet Orientierung, Manipulation und Gefühl – und Gefühl wird verbal vor allem im Rhythmus, im Ton und in der Wahl und Verformung der Worte und der Syntax ausgedrückt. Die Normen und Regeln guter Sprache können nicht auf einfache konkrete Dinge und Motive zurückgeführt werden – diese sind nicht konkret genug; sie bestehen vielmehr in konkreten und oft sehr komplizierten ganzheitlichen Strukturen. Um es deutlich zu sagen: Eine Sprachreform – die Heilung des leeren Symbolismus und Verbalisierens – ist nur möglich, wenn man die Strukturen der Poesie und der Literatur lernt und letztlich, wenn man selbst dichtet und die Umgangssprache poetisch verwandelt.

Dies hat eine philosophische Bedeutung, die weit über eine Sprachreform hinausgeht. Unter eben den Empirikern und Instrumentalisten gibt es eine fortwährende Suche nach einer »naturalistischen Ethik«, die jedoch keine Normen außerhalb des ablaufenden Prozesses zuläßt. Aber wenn die Kriterien korrekter Sprache so gewählt werden, daß die gefühlvollen und kreativen Aspekte der Sprache zur »Bedeutung« nichts beitragen oder als »bloß subjektiv« gekennzeichnet werden, dann kann es eigentlich keine Ethik geben, denn man kann keiner Bewertung lediglich aufgrund logischer Überlegungen zustimmen. Wenn man andererseits einmal verstanden hat – was eigentlich offensichtlich ist –, daß Gefühle keine isolierten Impulse sind, sondern strukturierte Hinweise auf etwas Wirkliches, nämlich auf die Interaktion im Organismus/Umweltfeld, für das es keinen anderen unmittelbaren Beleg als eben Gefühle gibt; und wenn außerdem ein komplizierter Schaffensvorgang sogar ein noch stärkerer Beweis für Wirklichkeit ist; dann können die Regeln für Sprache so gestaltet werden, daß jedes kontaktvolle Reden bedeutungsvoll ist und die Bewertungen logisch verankert sind.

8. Das Antisoziale und die Aggression

1. Sozial und antisozial

Wir haben uns bemüht zu verdeutlichen, daß die sozialen Faktoren im Organismus – bevor dieser überhaupt eine Persönlichkeit genannt werden kann, und auch schon für den Prozeß der Bildung dieser Persönlichkeit – wesentlich sind. Nun wollen wir uns in einigen Kapiteln der »Gesellschaft« im üblicheren Sinn, also den Beziehungen zwischen Personen und Institutionen, zuwenden. In diesem Sinn können wir von einem Konflikt zwischen dem Individuum und der Gesellschaft sprechen und bestimmtes Verhalten »antisozial« nennen. Wir müssen allerdings auch bestimmte Sitten und Institutionen der Gesellschaft als »antipersonal« bezeichnen.

Die grundlegend soziale Natur des Organismus und dessen Entwicklung zu einer Persönlichkeit – Kindererziehung und Abhängigkeit, Kommunikation, Imitation und Lernen, Wahl von Liebespartnern und Freunden, leidenschaftliche Sympathie und Antipathie, gegenseitige Hilfe und gewisse Rivalitäten –, all dies dient sehr der Erhaltung, es kann zwar unterdrückt werden, ist aber unauslöschlich. Unter dieser Perspektive ist es sinnlos, davon zu sprechen, daß der Organismus über Triebe verfüge, die »antisozial« seien, also im Gegensatz zu seiner sozialen Natur stünden, denn dies wäre ein dauerhafter innerer Widerspruch, der nicht aufrechterhalten werden könnte. Statt dessen gibt es jedoch Schwierigkeiten bei der individuellen Entwicklung, des Aufwachsens, des Bewußtwerdens seines gesamten Wesens.

Wie schon bei der verbalen Persönlichkeit deutlich wurde,[1] ist auch

[1] Vgl. Kapitel 7.

die sich aus Personen zusammensetzende Gesellschaft weitgehend ein Artefakt. Jedes ihrer Details ändert sich ständig. Tatsächlich ist das Anstoßen sozialen Wandels und die Schaffung sozialer Artefakte wahrscheinlich ein Aspekt der grundlegend konservativen sozialen Natur des Menschen, der in jeder Gesellschaft, die man genauer untersucht, verdrängt wird. Danach kann personales Verhalten sinnvollerweise »antisozial« genannt werden, wenn es dazu tendiert, die Sitten, Institutionen oder Persönlichkeiten, die zu dieser Zeit vorherrschen, zu zerstören. In der Therapie müssen wir davon ausgehen, daß ein delinquentes Verhalten, welches im Gegensatz zur sozialen Natur der Person steht, veränderbar ist und die delinquenten Anteile mit zunehmender Integration verschwinden. Aber bei einem delinquenten Verhalten, das nur antisozial ist, also im Widerspruch zum sozialen Artefakt steht, ist die Frage immer, ob es mit zunehmender Integration nicht noch stärker hervortritt und die Person noch nachhaltiger versucht, sich nicht an die Gesellschaft, sondern die Gesellschaft an sich anzupassen.

2. Veränderungen beim Antisozialen

Bei der Betrachtung des Antisozialen wollen wir zunächst unterscheiden zwischen dem, was der Neurotiker für antisozial hält, und was antisozial ist.

Von jedem Trieb und jedem Ansinnen, das wir haben, das wir aber nicht als zu uns gehörig akzeptieren, dessen wir uns nicht bewußt sind oder das wir auf andere projizieren, befürchten wir, daß sie antisozial sind. Wir hinderten sie offensichtlich daran, ins Bewußtsein zu treten, und wir verdrängten sie, weil sie nicht mit einem akzeptablen Selbstbild zusammenpassen; und dieses Selbstbild war eine Identifikation mit oder eine Imitation von Autoritäten, die unsere ursprüngliche soziale Gemeinschaft bildeten. Aber wenn natürlich dem Trieb Raum gegeben und dieser als Teil von uns akzeptiert wird, erweist er sich als wesentlich weniger antisozial; wir erkennen plötzlich, daß er nichts Ungewöhnliches und etwas in unserer Erwachsenengesellschaft mehr oder weniger Akzeptiertes ist – und die destruktive Intensität, die wir dem Trieb zuschrieben, ist geringer als wir befürchteten. Ein Impuls, der sich ganz höllisch oder mörderisch anfühlte, solange er vage bleibt, erweist sich als schlichtes Bedürfnis, etwas zu vermeiden oder zurückzuweisen, und niemand schert sich darum, ob wir dies tun oder nicht. Die Verdrängung jedoch (a) ließ den Gedanken zu einer ständigen Bedrohung werden; (b) sie verschleierte die Begrenztheit der Intention und ließ uns die soziale Wirklichkeit nicht mehr erkennen; (c) sie malte das Verbotene in düsteren Farben aus, und (d) brachte selbst die Idee der Destruktivität hervor; denn Verdrängung ist eine Aggression gegen das Selbst, und diese Aggression wurde dem Trieb zugeschrieben. (Um das klassische Beispiel zu zitieren: 1895 dachte Freud, daß Masturbation zur Neurasthenie führe; später fand er heraus, daß es die schuldbewußte Masturbation war, also der Versuch, die Masturbation zu unterdrücken und die orgiastische Lust zu blockieren, die Neurasthenie erzeugte. Es war also die Furcht vor dem Schaden selbst, die irrtümliche Verstärkung des Sexualtabus durch die Medizin, die den Schaden verursachte.) Seit Freuds ersten Schriften sind die »Inhalte des Es« weniger höllisch und statt dessen handhabbarer geworden. Wahrscheinlich würde er sich heute nicht mehr bemüßigt fühlen, das hochtrabende Motto zu zitieren:

Flectere si nequeo superos, Acheronta movebo,[2]

was sehr schade wäre.

Aber an der neurotischen Bewertung ist auch etwas Richtiges. Die Theoretiker sind zu weit gegangen, indem sie meinten, die grundlegenden Triebe seien »gut« und »sozial«; sie haben sich zu sehr angestrengt, auf Seiten der Engel zu stehen.

Während der letzten 50 Jahre[3] gab es ja tatsächlich eine enorme Umwälzung der Sitten und Werte, so daß das, was einst als böse galt,

---

[2] Etwa: »Wenn ich die Götter nicht beugen kann, werde ich die Hölle in Bewegung setzen« (ein Vers von Vergil) – d. Ü.

[3] Es sei darauf hingewiesen, daß sich diese Zeitangabe auf die erste Hälfte des 20. Jahrhunderts bezieht, da die amerikanische Erstveröffentlichung auf 1951 datiert ist – d. Ü.

heute keineswegs mehr böse ist. Nicht, daß gewisse Verhaltensweisen heute akzeptiert werden, weil sie gut oder sozial oder harmlos sind, sondern weil sie jetzt als ein Bestandteil des Menschenseins anerkannt werden. Der Mensch strebt nicht danach, gut zu sein; vielmehr ist es menschlich, das Gute anzustreben. Um es anders zu formulieren: Gewisse »Inhalte des Es« waren nicht nur deshalb höllisch, weil sie durch Unterdrückung dazu geworden waren, sondern auch, weil sie auch (e) einen Rest enthielten, der wirklich destruktiv für die sozialen Normen war, also etwas, was eine reale Versuchung oder ein Laster darstellte –, und andererseits war es eben auch echter sozialer Druck, der von den frühen Autoritäten ausgeübt worden war und später zu neurotischer Verdrängung führte.

Wo die verdrängte Versuchung jedoch recht allgemein verbreitet war, fand sie erstaunlich rasch ihren Weg in die Öffentlichkeit, nachdem sie einmal als normal entlarvt und irgendwie akzeptiert worden war; nachdem sie einmal öffentlich und halbwegs befriedigt worden war, verlor sie ihre höllischen Qualitäten. Und im Laufe einer Generation hatte sich die soziale Norm dann gewandelt. Es ist wirklich erstaunlich, in welcher Einmütigkeit die Gesellschaft dann zu einem neuen Bild ihrer selbst findet. Man könnte erwarten, daß Teile des Moralkodex hartnäckiger konservativ wären (aber natürlich haben soziale Faktoren jeglicher Art dabei zusammengewirkt: Wirtschaftswandel, Urbanisierung, internationaler Austausch, Steigerung des Lebensstandards usw.). Man braucht nur eine sehr provinzielle Gemeinde zu besuchen oder einen Ratgeber für die Kindererziehung oder einen Aufsatz über »Das Christentum und das Theater« zu lesen, um die Radikalität des Wandels zu erkennen. Und was dabei das Wichtigste ist: Die vorherige Einstellung ist nicht notwendigerweise nur schrecklich, übertrieben oder besonders ignorant; sie beruht vielmehr auf einem nüchternen und überlegten Urteil, daß man etwas für wenig ratsam oder destruktiv hielt, was man heute für nützlich und heilsam hält. Beispielsweise hielt man es generell für völlig selbstverständlich, daß strenge Sauberkeitserziehung nützlich für einen ordnungsliebenden Charakter ist. Das ist keineswegs ignorant, wahrscheinlich ist es sogar wahr. Aber man sagte: Deshalb musst Du es tun! Und wir sagen heute: Deshalb darfst Du es nicht tun! Ein Grund für den Wandel ist beispielsweise, daß die alten Standards für Beharrlichkeit, Fleiß und Pflichtbewußtsein in der heutigen Wirtschaftsweise und Technologie sozial unverträglich wären.

Freud nahm diesen feindseligen Rest, also das, was tatsächlich sozial destruktiv war, sehr ernst. Er warnte immer wieder vor dem gesellschaftlichen Widerstand gegen die Psychoanalyse. Wenn unsere modernen Psychohygieniker behaupten, daß das, was sie freisetzen, zweifelsfrei gut und nicht antisozial sei, und daß sie daher auf keinen Widerstand unter den Liberalen und Toleranten stoßen würden, dann führen sie Schlachten, die im großen und ganzen schon gewonnen sind, und sie betreiben nur noch – zweifellos notwendige – Aufräumarbeiten. Aber aggressive Psychotherapie ist natürlich ein gesellschaftliches Risiko. Das sollte klar sein, denn der gesellschaftliche Druck deformiert keine organismische Selbstregulation, die »gut« und »nicht antisozial« ist, wenn diese richtig verstanden und mit akzeptablen Worten ausgedrückt wird. Die Gesellschaft verbietet nur das, was für sie destruktiv ist. Es handelt sich hier nicht um ein semantisches Mißverständnis, sondern um einen echten Konflikt.

3. Ungleichmäßiger Fortschritt und gesellschaftliche Reaktionen

Betrachten wir zwei spektakuläre, neuere Änderungen der Sitten, bei denen die Psychoanalyse eine maßgebliche Rolle spielte: die positive Einstellung gegenüber sexueller Lust und freizügige Einstellungen in der Kindererziehung. Diese Veränderungen sind heute so weit verbreitet, daß sie sich wohl durchsetzen werden; das heißt, es müßte (in bestimmten Bereichen) nur genügend tatsächliche Befriedigung und Selbstregulation geben, damit öffentliche Ressentiments und Feindbildprojektionen reduziert werden. Besonders bei Kindern sollte die Erlaubnis des Daumenlutschens, die weitgehende Selbstbestimmung bei der Nahrungswahl, das Zulassen von Masturbation, die Lockerung der Reinlichkeitserziehung und der Verzicht auf körperliche Züchtigung Früchte im Glücksgefühl bei der nachfolgenden Generation zeigen. Aber betrachten wir die Angelegenheit genauer.

Wir haben es hier mit einem interessanten Beispiel ungleichmäßiger Entwicklung zu tun: auf der einen Seite ein Fortschritt in Richtung auf Selbstregulation, während auf der anderen Seite die neurotische Befangenheit aufrechterhalten oder sogar verstärkt wird. Wie reguliert sich die Gesellschaft, um ein neues Gleichgewicht bei der ungleichmäßigen Entwicklung zu erreichen und um eine revolutionäre Dynamik zu verhindern, die mit jeder neuen Freiheit einhergehen kann – denn jede Freiheit setzt erwartungsgemäß Energie für einen verstärkten Kampf frei? Das Bestreben der Gesellschaft besteht darin, daß sie isoliert, abtrennt und der »Bedrohung von unten« die Zähne zieht.

Die quantitative Zunahme an recht uneingeschränkter Sexualität wurde daher von einer Verringerung der Erregung und Tiefe des Lustempfindens begleitet. Was heißt das? Man hat argumentiert, daß Enthaltsamkeit als solche für den Spannungsaufbau erforderlich sei; aber organismische Selbstregulation sollte ausreichen, um die Zeiten des Verlangens und seiner Befriedigung ohne äußere Eingriffe in ausreichendem Maß auszubalancieren. Man sagt, übertriebenes Buhlen und übermäßige Nachgiebigkeit würden das sexuelle Lustempfinden verwässern; das stimmt zwar, aber wenn es mehr Befriedigung, mehr Kontakt und Liebe gäbe, gäbe es weniger zwanghafte und routinehafte Nachgiebigkeit. Und die Frage, die wir jetzt stellen, lautet: *Warum* gibt es weniger Befriedigung usw.? Wir halten mehr davon, diese spezielle Form der Desensibilisierung in Relation zur übrigen, epidemischen Desensibilisierung, Kontaktlosigkeit und Gefühlsarmut zu setzen. Diese sind die Folge von Angst und Schrecken. Bei der ungleichmäßigen Entwicklung ist die sexuelle Befreiung auf die Blockierung dessen gestoßen, was nicht freigesetzt wurde; die Angst wird verstärkt; die Handlungen werden vollzogen, aber deren Bedeutung und die sie begleitenden Gefühle werden ihnen entzogen. Da die Handlungen nicht vollständig ausgeführt werden, wiederholt man sie. Schuld wird durch Angst und das Fehlen von Befriedigung erzeugt. Und so geht es weiter.

Eine Hauptblockierung, die wir kurz erläutern wollen, ist die Hemmung der Aggression. Und dies wird auch an der Tatsache deutlich, daß sich die kommerzielle Ausbeutung der Sexualität in den Kinos, Romanen, Komikserien usw. (wie Legman-Keith gezeigt hat) auf Sadismus und Mord konzentriert. (Der Stil dieser Art kommerzialisierter Träume ist immer ein untrügliches Anzeichen dafür, was vorgeht, denn es gibt kein anderes Kriterium dafür als die Befriedigung der Nachfrage und der Verkaufsinteressen.)

Ein wesentliches gesellschaftliches Mittel zur Abspaltung der Sexualität besteht paradoxerweise in der gesunden, vernünftigen, wissenschaftsorientierten Einstellung von Erziehern und fortschrittlichen Eltern zur Sexualerziehung. Diese Einstellung sterilisiert die Sexualität und macht öffentlich, autoritativ, und fast verpflichtend, was von Natur aus kapriziös, irrational und unter psychologischen Aspekten explosiv ist (wenn es auch organisch einer Selbstbegrenzung unterliegt). Sexualität tritt natürlicherweise periodisch auf, aber es ist nicht gesagt, daß man dabei liebt. Gegen eben diese Abspaltung hat sich Rank mit seiner Warnung gewandt, als er behauptete, daß der Ort zum Kennenlernen der Tatsachen des Lebens die Gosse wäre, wo man ihr Geheimnis respektiert und darüber lästert – wie nur wahrhaft Gläubige lästern können. Jetzt wird gelehrt, daß Sexualität schön, ekstatisch und keinesfalls »schmutzig« sei. Aber natürlich ist Sexualität schmutzig, *inter urinas et faeces,* und zu *lehren,* sie sei ekstatisch (statt dies der Überraschung des Augenblicks zu überlassen), muß bei der überwiegenden Zahl der Personen, deren Aggressionen blockiert sind und die sich weder hingeben, noch die Widerstände bei anderen zerstören können, nur Enttäuschung hervorrufen und sie fragen lassen: »War das schon alles?« Es ist dann weit besser, alles zu erlauben und gar nichts zu sagen. Aber die sogenannte gesunde Einstellung, die eine Lebensäußerung zu einer hygienischen Praxis werden läßt, ist ein Mittel der Kontrolle und Isolierung.

Die Pioniere der Sexualerziehung waren gleichwohl Revolutionäre; sie hatten es darauf angelegt, die zeitgenössische Verdrängung aufzubrechen und die Heuchelei zu enttarnen; deshalb griffen sie wohlweislich zu all den guten und himmlischen Begriffen. Aber eben diese Begriffe sind heute zu neuen Tabus geworden – »Sex ist schön, halte ihn sauber« – dies entspricht einer gesellschaftlichen Abwehr auf einer tieferen Ebene. Das ist auch der Grund, warum Enthaltsamkeit und das Verbotene scheinbar zu intensiverer sexueller Erregung führen; nicht daß der Organismus diese Hilfe von außen benötigte, aber in einem blockierten Organismus verhindert dies die Abspaltung, es hält die Verbindungen zu Ressentiments und Wut und unbewußten Aggressionen gegen die Autorität aufrecht, und auf einer sehr tiefen Ebene wird das Selbst in verzweifelter Weise aufs Spiel gesetzt. Denn in dem Augenblick, in dem man das Tabu bricht und sich in tödliche Gefahr begibt, erlebt man wahrscheinlich einen Schauder spontaner Freude.

Auch die permissive Haltung in der Kindererziehung ist ein erstaunliches Beispiel für ungleichmäßige Entwicklung und die gesellschaftlichen Abwehrmechanismen. Nur ein genialer Komiker wie Aristophanes könnte dem gerecht werden. Man denke nur daran, daß unsere Generation auf der einen Seite gelernt hat, der lärmenden Wildheit der Kinder weitgehend freien Lauf zu lassen. Auf der anderen Seite aber haben wir die Kasernenhofordnung in unserer gesamten physischen und sozialen Umgebung zementiert. Wir leben in den großen Städten auf engstem Wohnraum – und wir haben saubere Spielplätze, in denen ein Junge, der etwas auf sich hält, unter gar keinen Umständen gesehen werden möchte. Natürlich sind die Eltern in der Klemme. Die erstaunliche Überschätzung, die Kindern in unserer Kultur entgegengebracht wird, eine Überschätzung, die die Griechen oder die Patrizier in der Renaissance verblüfft hätte, ist nichts als die Reaktion auf die Verdrängung der Spontaneität bei Erwachsenen (einschließlich solcher spontanen Impulse, die eigenen Kinder umzubringen). Wir sind auch überwältigt von unserer eigenen Minderwertigkeit, und wir identifizieren uns mit den Kindern und versuchen ihre ursprüngliche Lebenskraft zu schützen. Wenn die Kinder dann groß werden, müssen sie eine immer straffere und kompliziertere Anpassung an die wissenschaftsorientierte, technische und überregulierte Zivilisation vollziehen. Daher wird die Zeit der Abhängigkeit immer länger. Kindern werden alle Freiheiten gewährt bis auf die entscheidende, erwachsen zu werden und ökonomische sowie persönliche Initiative zu ergreifen. Sie hören daher nie auf zur Schule zu gehen.

Die Widersprüche bei diesen Abspaltungen sind offensichtlich: In progressiven Familien und Schulen ermutigen wir Selbststeuerung, lebendige Neugier, *learning by doing,* demokratische Freiheiten. Und eben das alles ist in unseren Städten unmöglich, wenn wir unseren Lebensunterhalt verdienen, eine Familie ernähren und das Gemeinwesen organisieren wollen. Wenn diese Anpassungsleistung mit der Zeit vollzogen wurde, haben wir keine krasse Frustration erlebt, die eine tiefsitzende Empörung hätte auslösen können, sondern nur einen anhaltenden Druck, der gute und gesunde Bürger prägt, die frühzeitig Nervenzusammenbrüche erleiden und sich beschweren, daß das Leben an ihnen vorbeigegangen ist. Ein anderes Ergebnis ist auch, wie wir zeigen werden, daß wir gute, wohlerwogene, ordentliche und unendlich zerstörerische Kriege führen.

Die Geschichte der Psychoanalyse selbst ist ein Beleg dafür, wie ihr bei der Gewinnung öffentlicher Anerkennung die Zähne gezogen wurden. Es ist ein perfektes Anschauungsbeispiel für Max Webers Gesetz der Bürokratisierung des Prophetischen. Aber dieses Gesetz gilt nicht unausweichlich; es ist vielmehr eine Konsequenz der ungleichmäßigen Entwicklung und der daraus resultierenden Angst, der Notwendigkeit des Ganzen, sich an die neuen Kräfte anzupassen und die neuen Kräfte selbst anzupassen. Wie muß Psychotherapie vorgehen, um diese Bürokratisierung im Zuge öffentlicher Anerkennung zu verhindern? Sie muß einfach *auf den nächsten Widerstand drücken.*

4. Das Antisoziale ist gegenwärtig das Aggressive

Die hervorstechendsten emotionalen Merkmale unserer Epoche sind Gewalt und Zahmheit. Es gibt Staatsfeinde und öffentlich erklärte Kriege, die in ihren Ausmaßen, ihrer Intensität, ihrer Reichweite und ihrem terroristischen Klima unglaublich sind. Gleichzeitig herrscht eine bisher nie dagewesene zivile Friedfertigkeit und die fast vollständige Unterdrückung persönlicher Ausbrüche und neurotische Kontaktlosigkeit, gegen sich selbst gerichtete Feindseligkeit vor, und es gibt somatische Symptome von unterdrückter Wut (Geschwüre, Zahnverfall usw.) als Begleiterscheinungen. Zu Freuds Zeiten und in seinem Land scheint das emotionale Klima weit mehr durch Entbehrung und Ressentiments im Hinblick auf Vergnügungen und Lebensunterhalt gekennzeichnet gewesen zu sein. Gegenwärtig gibt es in den Vereinigten Staaten einen hohen Lebensstandard, und die Sexualität wird weniger oft frustriert, aber sie befriedigt nicht. Auf einer etwas oberflächlichen Ebene hat die Neurose mit Isolation und Minderwertigkeit zu tun; diese werden jedoch allgemein empfunden und sind daher nicht so schwerwiegend. Die Sitten richten sich in stark zunehmendem Maß auf Geselligkeit aus. Darunter liegt unterdrückter Haß und Selbsthaß. Die tiefergehende Neurose, die sich in maskierter Form in Traumprodukten wie Comicheften und in der Außenpolitik findet, ist retroflektierte und projizierte Aggression.

Der Komplex von Trieben und Perversionen, der Aggression genannt wird – Vernichten, Zerstören, Töten, Kampflust, Initiative, Jagd, Sadomasochismus, Eroberung und Herrschaftsausübung – werden nun als das Antisoziale *par excellence* betrachtet. »Aber,« kann man den wütenden Einwand hören, »diese sind doch *offensichtlich* antisozial, für die gesellschaftliche Ordnung destruktiv!« Die Tatsache dieser unmittelbaren und nicht hinterfragten Ablehnung verschiedener Formen der Aggression kann als erster Beleg dafür gelten, daß der nächste Schritt in der gesellschaftlichen Entwicklung hin zu Normen, die eher Glück verheißen, in der Analyse und Freisetzung von Aggressionen bestehen muß.[4]

---

[4] Der Wandel des Antisozialen seit Freuds Zeiten ist auch erkennbar am Wandel der psychotherapeutischen Methoden von der Symptom-Analyse hin zur Charakteranalyse und darüber hinaus. Dies bedeutet zum einen eine Verbesserung der Technik, aber zum anderen trifft man auch auf andere Fälle. Die Symptome waren ursprünglich »neurasthenisch«; sie waren, wie Freud (um 1895) meinte, das direkte Ergebnis sexueller Frustration; durch die psychogenen Symptome schienen sexuelle Akte hindurch. (Mediziner weisen auf das Verschwinden von Fällen der klassischen Hysterie hin.) Diese direkte sexuelle Vergiftung ist jetzt scheinbar weniger verbreitet; beispielsweise gibt es sicher viel mehr Masturbation ohne überwältigende Schuldgefühle. Bei der Charakterneurose ist die sexuelle Blockierung nicht mit der Entladung verknüpft, sondern irgendwie mit dem Akt selbst und weitgehend auch mit Kontakt und Gefühl. Auch die therapeutische Einstellung hat sich geändert: Die ältere Orthodoxie war eine Art (mißbilligter) Verführung, die Charakteranalyse dagegen ist kämpferisch.

5. Vernichten und Zerstören

Die Einstellungen und Handlungen, die man »aggressiv« nennt, umfassen ein Bündel von sehr unterschiedlichen Kontaktfunktionen, die normalerweise im Handeln dynamisch miteinander verbunden sind – daher laufen sie unter ein und demselben Namen. Wir werden nachzuweisen versuchen, daß zumindest das Vernichten, Zerstören, die Initiative und die Wut für Wachstum im Organismus/Umweltfeld wesentlich sind. Vorausgesetzt, die Ziele sind vernünftig, sind sie immer »gesund« und in jedem Fall unverzichtbar, wenn nicht wesentliche Teile der Persönlichkeit auf der Strecke bleiben sollen, insbesondere Selbstvertrauen, Gefühl und Kreativität. Andere Arten der Aggression wie Sadomasochismus, Eroberung und Beherrschung sowie Selbstmord werden wir als neurotische Derivate interpretieren. Meist jedoch wird die ganze Mischung nicht genau analysiert und *en bloc* zu sehr »reduziert«. (Die unauslöschlichen Faktoren werden dabei wiederum verdrängt.)

Zunächst sollten wir Vernichten und Zerstören unterscheiden. Vernichten heißt zunichte machen, das Objekt zurückweisen und es in seiner Existenz auslöschen. Die Gestalt schließt sich dann ohne dieses Objekt. Zerstören (Destrukturieren) ist das Zertrümmern eines Ganzen in Fragmente, um sie als Teile in einem neuen Ganzen zu assimilieren. Ursprünglich ist Vernichten eine Abwehrreaktion auf Schmerz, einen körperlichen Eingriff oder Gefahr. Durch Vermeidung und Flucht befördert sich das Lebewesen aus dem schmerzerzeugenden Feld; durch Töten beseitigt es kaltblütig das verletzende Objekt. Verhaltensmäßig geschieht dies durch festes Verschließen des Mundes und Abwenden des Kopfes sowie durch Schlagen und Treten. Die Abwehrreaktion ist deshalb »kalt«, weil dahinter keine Lust steckt (die Bedrohung kommt von außen). Die Existenz des Objekts ruft Schmerz hervor, aber die Nichtexistenz des Objekts bereitet keine Freude; diese stellt sich bei der Vervollständigung des Feldes nicht ein; das, was manchmal wie Freude aussieht, ist die Entspannung beim Lösen der verschreckten Haltung: ein Seufzer der Erleichterung, Schweißperlen usw.

Wenn weder Flucht noch Vernichten möglich sind, nimmt der Organismus zum Auslöschen der eigenen Bewußtheit Zuflucht, er entzieht sich dem Kontakt, wendet die Augen ab, beißt die Zähne zusammen. Diese Mechanismen werden sehr wichtig, wenn die Umstände gegenteilige Reaktionen auf »ein und dasselbe« Objekt erfordern (tatsächlich auf verschiedene Eigenschaften, die eine Einheit bilden): Dies gilt vor allem, wenn ein Bedürfnis oder Wunsch die Gegenwart eines Objektes erfordern, das zugleich auch schmerzhaft und gefährlich ist. Man ist dann gezwungen, etwas zu besitzen, ohne sich spontan daran zu freuen, etwas zu halten, ohne Kontakt dazu zu haben. Das ist die übliche, unvermeidliche Qual von Kindern und oft auch von Erwachsenen. Die Analyse muß klären, welche Eigenschaften des Objekts notwendig sind und was zurückgewiesen wird, so daß es möglich ist, den Konflikt aufzudecken, damit er dann entschieden oder erlitten wird.

Zerstören ist dagegen eine Funktion des Begehrens bzw. der Lust. Jeder Organismus wächst in seinem Feld, indem er Neues aufnimmt, verdaut und assimiliert, und dies erfordert es, daß die bestehende Form in seine assimilierbaren Elemente zerlegt wird, sei es Nahrung, ein Vortrag, der Einfluß des Vaters, der Unterschied zwischen den häuslichen Gewohnheiten des Partners und den eigenen. Das Neue muß nur gemäß seinem Stellenwert beim neuen, spontanen Funktionieren akzeptiert werden. Wenn die vorhergehende Form nicht völlig zerstört und verdaut wird, ereignet sich statt einer Assimilation entweder die Introjektion, oder es gibt kontaktlose Zonen. Das Introjekt kann zwei Schicksale erleiden: Entweder es handelt sich um schmerzhaftes, fremdes Material im Körper und wird daher ausgespieen (eine Art der Vernichtung); oder das Selbst identifiziert sich teilweise mit dem Introjekt, verdrängt den Schmerz und versucht dann, Teile seines Selbst zu vernichten – aber da die Zurückweisung zwingend erforderlich wäre, gibt es einen permanenten Krampf, eine neurotische Abspaltung.

Das destruktive Begehren ist warm und lustvoll. Es nähert sich mit bleckenden Zähnen, packt die Beute und schlabbert beim Kauen. Solch eine Haltung ist natürlich brutal, besonders wenn es sich um einen Tötungsvorgang im tatsächlichen oder übertragenen Sinn handelt. Lehnt man es ab, die Zerstörung auszuführen, kann das Selbst entweder nur introjizieren oder aber das Verlangen vollständig unterdrücken (und damit verzichtet man auf bestimmte Erfahrungsbereiche). Ersteres ist vor allem eine Reaktion auf ein Erbe aus der Familie und der sozialen Vergangenheit; das zwangsweise, nicht nach seinem eigenen Rhythmus und Bedürfnis gefütterte Selbst introjiziert die Eltern, die Kultur und kann sie dann weder zerstören noch assimilieren. Es gibt zahlreiche Teilidentifikationen; diese zerstören das Selbstvertrauen, und letztlich zerstört die Vergangenheit die Gegenwart. Wenn das Begehren unter Übelkeitsgefühlen und Ängsten vor dem Beißen und Kauen unterdrückt wird, gibt es einen Affektverlust.

Andererseits bringt das warme und lustvolle (und wütende) Zerstören bestehender Formen in persönlichen Beziehungen oft gegenseitige Vorteile und Liebe mit sich wie bei der Verführung und Defloration einer scheuen Jungfrau oder beim Niederreißen von Vorurteilen zwischen Freunden. Denn, wenn das Miteinander von zwei Menschen tatsächlich besonders vorteilhaft sein soll, dann ist die Zerstörung der unvereinbaren Formen, die aufeinander treffen, ein Schritt zu einem tieferen Selbst hin – das in der neu entstehenden Figur aktualisiert wird. Beim Zulassen des tieferen Inneren wird die gebundene Energie befreit, und dies überträgt sich auf den Befreienden in der Form von Liebe. Der Prozeß gegenseitiger Zerstörung ist wahrscheinlich der intensivste Beweis für eine tiefgehende Vereinbarkeit. Unser Sträuben, dieses Risiko einzugehen, rührt wahrscheinlich von der Furcht her, daß wir ohne alles dastehen, wenn wir dies eine verlieren. Lieber nehmen wir schlechte Nahrung zu uns als gar keine, und wir gewöhnen uns an Knappheit und Hunger.

6. Initiative und Wut

Aggression ist der Schritt auf den begehrten oder verhaßten Gegenstand zu. Den Übergang vom Impuls zur Abstraktion bildet die Initiative: das Akzeptieren des Impulses und der motorischen Umsetzung als zu sich gehörig. Offensichtlich kann die Initiative durch Unterdrückung des Verlangens, wie zuvor beschrieben, vollkommen erstickt werden. Aber stärker verbreitet ist in unseren Zeiten wohl die Abspaltung des Verlangens von der motorischen Umsetzung, so daß es nur noch als geschwätziges Planspiel oder Zukunftstraum manifest wird. Man hat den Eindruck, daß die Menschen sich, nachdem sie das Jagen und Kämpfen aufgegeben haben, überhaupt nicht mehr bewegen; die Bewegungen in athletischen Spielen werden nicht mit organischen Bedürfnissen verknüpft, die Bewegungen in der Industrie sind nicht mehr unsere eigenen Bewegungen.

Die Aussage eines Kindes: »Wenn ich einmal groß bin, werde ich dies und jenes tun,« weist auf seine Initiative hin, auf die imitierte Vorstellung von einem Verhalten, das den noch im Kind schlummernden Wunsch verwirklicht, solange es ihn noch nicht ausgelebt hat. Wenn dies vom Erwachsenen wiederholt wird, bleibt der unerfüllte Wunsch aufrechterhalten, aber die Initiative ist weg. Was ist inzwischen geschehen? In unserer Wirtschaft, Politik und Erziehung sind die sogenannten Ziele zu fremd, und die Wege, um sie zu erreichen, sind zu kompliziert und schwer handhabbar. Alles erschöpft sich in der Vorbereitung, nicht in der Realisierung und Befriedigung. Das Ergebnis ist, daß die Probleme nicht durchgearbeitet und assimiliert werden. Das Bildungssystem erschöpft sich in einer Serie nicht assimilierter Introjekte. Nach einiger Zeit geht dem Selbst das Vertrauen in sein eigenes Interesse verloren. Es herrscht ein Mangel an Glauben vor, denn glauben heißt, jenseits unserer Bewußtheit zu wissen, daß es einen Grund geben wird, auf den der Fuß aufsetzen kann, wenn man einen Schritt macht. Man gibt sich ohne Zögern dem Akt hin, man vertraut darauf, daß der Hintergrund die entsprechenden Mittel zur Verfügung stellen wird. Am Ende wird der Versuch der Assimilation aufgegeben, und zurück bleiben Verwirrung und Abscheu.

Während die Initiative mit der Verwirrung, der Verfolgung zu schwieriger Ziele verlorengeht, wird sie auch bei der Verfolgung einfacher Ziele auf direktem Weg in einer Weise entmutigt, etwa wie ein Kind für das Vorlautsein eine Ohrfeige bekommt. Furcht führt zur

Aufgabe des Verlangens. Insgesamt führt dies alles zu einer niederen Stufe des Begehrens, zu Initiativlosigkeit und Abhängigkeit: Man will gefüttert und versorgt werden, ohne zu wissen wie, und dies führt zu dauerhafter Unsicherheit und Minderwertigkeit.

Nehmen wir jedoch an, daß ein Verlangen stark ist und sich auf dem Weg zu seinem Ziel befindet; dann trifft es auf ein Hindernis, das das Verlangen frustriert. Spannung flammt auf, und dies ist heiße Wut.

Wut beinhaltet drei aggressive Komponenten: Zerstören, Vernichten und Initiative. Die Hitze der Wut ist die des Begehrens und der Initiative selbst. Zunächst wird das Hindernis einfach als Teil der bestehenden Form betrachtet, die zerstört werden muß; und dies wird auch selbst mit heißem Vergnügen attackiert. Aber wenn die frustrierende Qualität des Hindernisses spürbar wird, wird die andauernde Spannung des sich engagierenden Selbst schmerzhaft, und nun kommt das kalte Bedürfnis auszulöschen zum heißen, destruktiven Begehren hinzu. In extremen Fällen wird das Begehren (die Bewegung auf ein Ziel hin) überzogen, und es entsteht wilde Weißglut. Der Unterschied zwischen Weißglut (Mordlust) und schlichtem Vernichtungswillen (das Bedürfnis, daß das Objekt nicht mehr im Feld sein möge) ist das umfassende Engagement des Selbst; man hat sich nun schon auf die Situation eingelassen, wischt sie nicht einfach weg; Mordlust ist nicht einfach ein Abwehrmechanismus, denn man ist selbst dabei involviert und kann daher nicht einfach etwas vermeiden. Wird ein Mensch geohrfeigt, gerät er in wilde Wut.

Normalerweise ist Wut eine sympathische Leidenschaft; es vereint Menschen, denn es ist vermischt mit Begehren. (Deshalb steht Haß in einem notorisch ambivalenten Verhältnis zur Liebe.) Wenn das Überschreiten des Begehrens hin zu »reiner« Wut auf einer Verdrängung des Begehrens beruht, dann geht das Selbst vollständig im feindlichen Angriff auf, und wenn sich die Verdrängung plötzlich löst – beispielsweise, indem man feststellt, daß man stärker ist und sich sicher fühlt –, dann kommt Liebe zum Vorschein.)

Wir werden noch sehen, daß die übliche Formel: »Frustration führt zu Feindseligkeit« wahr aber zu schlicht ist, denn sie übersieht das heiße Verlangen und die wütende Aggression. Dann wird es auch schwierig zu verstehen, warum Wut oder eine wütende Grundstimmung anhält, wenn die Vernichtung des Hindernisses erfolgreich durch Tod oder Entfernung vollzogen wurde (beispielsweise sind die Eltern tot, aber das Kind ist immer noch wütend auf sie), oder auch, warum die Vernichtung des Feindes bei Rache und Haß Befriedigung gibt, seine Nichtexistenz also *nicht* gleichgültig ist, sondern man weidet sich an ihr: Der Feind wird nicht nur beiseite geräumt, sondern zerstört und assimiliert. Dies ist jedoch so, weil das frustrierende Hindernis zunächst als Teil des Zieles angesehen wird. Das Kind ist wütend auf die toten Eltern, denn sie sind immer noch Teil des unbefriedigten Bedürfnisses – es reicht ihm nicht zu verstehen, daß sie als Hindernisse nicht mehr im Weg stehen. Und auch das Opfer der Rache und des Hasses ist ein Teil von einem selbst, es wird unbewußt geliebt.

Auf der anderen Seite erregt die Beimischung des Vernichtungswillens zur Wut solche intensiven Schuldgefühle im Hinblick auf schwierige Objekte der Liebe; denn wir können es uns nicht leisten, das zunichte zu machen, was wir brauchen, auch wenn es uns frustriert. Es ist also die anhaltende Wut, die Kombination von Verlangen und Vernichten, die zur Unterdrückung des Verlangens schlechthin führt, und dies ist ein verbreiteter Grund für Impotenz, Inversion usw.

Bei roter Wut ist die Bewußtheit etwas verschwommen. Bei einem weißen Wutausbruch ist sie dagegen geschärft, sofern sie sich bei gleichzeitigem Abwürgen aller körperlichen Lust noch auf die Lebhaftigkeit der bildhaften Vorstellung bezieht, die mit dem verzögerten Verlangen einhergeht, da das Selbst sich dem Objekt des Verlangens stellt, um es zu vernichten. Bei purpurroter oder erstickter Wut explodiert das Selbst vor frustrierten Impulsen und ist wirklich verwirrt. Bei schwarzem Zorn oder Haß hat das Selbst angefangen, sich selbst angesichts des feindlichen Ziels zu zerstören. Es sieht keine Realität mehr, sondern nur noch seine eigene Idee.

7. Fixierungen von Initiative, Wut und Sadomasochismus

Vernichten, Zerstören, Initiative und Wut sind Funktionen guten Kontakts und unerläßlich für das Überleben, für Lust und für den Schutz jeden Organismus in einem schwierigen Feld. Wir haben gesehen, daß diese in unterschiedlichen Kombinationen auftreten und wahrscheinlich insgesamt lustvoll sind. Beim Ausagieren der Aggression füllt der Organismus sozusagen seine Haut aus und berührt die Umwelt ohne Schaden am Selbst. Die Aggressionen zu behindern, löscht sie nicht aus, sondern wendet sie gegen das Selbst (wie wir im nächsten Kapitel erörtern werden). Ohne Aggression stagniert die Liebe und wird kontaktlos, denn das Zerstören ist das Mittel der Erneuerung. Darüber hinaus ist feindselige Aggression häufig dort vernünftig, wo sie als neurotisch angesehen wird: beispielsweise könnte die Feindseligkeit gegen einen Therapeuten gerichtet werden, nicht weil er der »Vater« ist, sondern weil er wieder jemand ist, der einem unverdauliche Interpretationen aufzwingt und einen ins Unrecht setzt.

Die Fixierungen von Funktionen wie Haß, Rache und vorsätzlicher Mord, Ehrgeiz und zwanghaftes Jagen nach Liebe oder habituell kämpferisches Verhalten sind jedoch nicht so begrüßenswert. Für diese verfestigten Leidenschaften werden andere Funktionen des Selbst geopfert; sie sind daher selbstzerstörerisch. Wenn man etwas haßt, dann bindet dies Energie an das, was per Definition schmerzlich oder frustrierend ist, und man hat normalerweise wenig Kontakt mit der sich ständig ändernden Situation. Man klammert sich an das Verhaßte und hält es ganz fest. Bei Rache und vorsätzlichem Mord gibt es ein brennendes, fixiertes Bedürfnis, eine »Person« zu vernichten, deren Existenz eine Beleidigung für das eigene Selbstkonzept darstellt. Wenn dieses Konzept jedoch analysiert wird, stellt man fest, daß es sich um ein inneres Drama handelt. So ist die selbstgerechte Empörung meist gegen die eigene Versuchung gerichtet. Der kaltblütige Mörder wiederum versucht, seine Umwelt zu vernichten, was gleichbedeutend mit Selbstmord ist. »Die sind mir egal,« heißt soviel wie »Ich bin mir egal,« und das ist eine Identifikation mit dem schrecklichen Urteil: »Du bist uns egal!« Der streitsüchtige Mensch erscheint uns als jemand mit einem Interesse, der Annäherungsschritte unternimmt und dann plötzlich frustriert ist, weil er sich unzureichend, wertlos usw. fühlt. Seine Wut entbrennt gegenüber dem Frustrierenden, und er projiziert das »Hindernis« auf irgendein passendes oder unpassendes Objekt. So jemand will offensichtlich geschlagen werden.

Generell kann man sagen, daß sich das Selbst bei einem Verlangen, das verdrängt und habituell im Unbewußten festgehalten wird (und wir werden dies im folgenden Kapitel weiter ausführen), in rigider Weise feindselig gegen sich selbst verhält. In dem Maß, in dem diese Aggression auf das eigene Innere begrenzt bleibt, herrscht wohlerzogener Masochismus vor. In dem Maß, in dem das Selbst irgendein Bild seiner Selbst im Außen findet, entsteht rigider Sadismus. Die Lust beim Sadismus liegt in der Steigerung des Verlangens, das durch die Entlastung des Selbst freigesetzt wird. Schlagen, Zustechen usw. ist die Form, in der der Sadist das Objekt zu berühren begehrt. Und das Objekt wird geliebt, weil es dem eigenen, unterworfenen Selbst ähnelt.

Beim primären Masochismus (Wilhelm Reich) ist es nicht der Schmerz, der herbeigesehnt wird, sondern die Befreiung der verurteilten Triebe. Der Schmerz ist ein »Vorschmerz«, eine Empfindung, für die wir habituell desensibilisiert waren, was es jetzt ermöglicht, viel mehr Gefühle zuzulassen.[5] Je stärker die triebhafte Erregung ohne entsprechende Bewußtheit davon, daß es unsere eigene Erregung ist und auch unsere eigene Kontrolliertheit bei der Dämpfung der Erregung, gesteigert wird, desto größer ist das masochistische Verlangen.

---

[5] Wir würden das Freudsche Konzept der »Vor-Lust« als das kleine Element, das einen großen Gefühlsstrom freisetzt, durch das Konzept des »Vor-Gefühls« ersetzen; denn offensichtlich funktioniert der Vor-Schmerz auf gleiche Weise: Ein Mensch stößt sich an seinem Zeh, und sein ungeheurer Zorn und Kummer quellen hervor. Oder eine Vor-Lust führt zu einem tiefen Gefühl, das man nicht Lust nennen würde: als würde ein Liebhaber uns mit tröstender Hand berühren, und, wie D. W. Griffith sagt, alle Tränen der Welt unsere Herzen überschwemmen.

(Es sieht übrigens so aus, als ob diese Situation experimentell durch eine physiologische Therapie wie die Reichs absichtlich herbeigeführt werden kann.) Beim Masochismus wird das Verlangen immer größer und steigert die Spannung; und die Zurückhaltung wird entsprechend verstärkt. Die Sehnsucht nach Entladung wird neurotischerweise als Wunsch interpretiert, es angetan zu bekommen, dazu gezwungen, gebrochen, angestochen zu werden, um den inneren Druck loszuwerden. Der Masochist liebt den brutalen Liebhaber, der die ersehnte Entlastung gewährt, und der dabei doch mit seinem eigenen, selbstbestrafenden Selbst identifiziert ist.

8. Moderner Krieg ist Massensuizid ohne Schuldgefühle

Kehren wir zum weiteren sozialen Kontext zurück, um einige Ausführungen über die Art der Gewalttätigkeit zu machen, die für unsere Zeit charakteristisch ist.

In den Vereinigten Staaten haben wir gegenwärtig eine Verbindung von allgemeinem Wohlstand und nie zuvor erlebtem zivilen Frieden. Ökonomisch und soziologisch gesprochen sind dies sich ergänzende Faktoren: je mehr zivile Ordnung, desto mehr Produktivität, und je mehr Wohlstand, desto weniger Anlässe zur Zerstörung der zivilen Ordnung. Mit ziviler Ordnung meinen wir nicht das Fehlen von Kriminalität und Gewalt, sondern eine flächendeckende Sicherheit für Stadt und Land. Im Vergleich zu anderen Zeitaltern und Orten ist das Reisen überall zu Tag und Nacht gefahrlos möglich. Es gibt fast keine Schlägereien, Aufstände oder bewaffnete Banden. In den Straßen laufen keine Verrückten Amok; es gibt keine Seuchen. Krankheiten werden rasch in Kliniken abgeschirmt. Den Tod bekommt man nie zu Gesicht, Geburten nur selten. Zwar wird Fleisch gegessen, aber kein Städter sieht jemals, wie ein Tier geschlachtet wird. Nie zuvor hat es so einen Zustand der Gewaltlosigkeit, Sicherheit und Sterilität gegeben. Im Hinblick auf unseren Wohlstand sei erwähnt, daß keine der Debatten über ökonomische Fragen mit Überlebensnotwendigkeiten zu tun hat. Die Gewerkschaften verlangen kein Brot, sondern bessere Löhne, niedrigere Arbeitszeiten und mehr Sicherheit. Die Kapitalbesitzer fordern weniger Kontrollen und bessere Investitionsbedingungen. Ein einziger Fall des Verhungerns sorgt für einen Skandal in der Presse. Weniger als zehn Prozent der Wirtschaft dienen der grundlegenden Lebensversorgung. Mehr als je zuvor in der Geschichte herrschen Komfort, Luxus und Unterhaltung.

Aus psychologischer Sicht ist die Situation allerdings fragwürdiger. Es gibt wenig physisch überlebensgefährdende Frustration, aber auch wenig Befriedigung, und es gibt Anzeichen für akute Angst. Die allgemeine Verwirrung und Unsicherheit der isolierten Individuen in übergroßen Gesellschaften zerstören das Selbstvertrauen und die Initiative, ohne die es keine gelebte Freude geben kann. Sport und Unterhaltung bleiben passiv und symbolisch; die Wahlmöglichkeiten auf dem Markt sind passiv und symbolisch; die Menschen tun nichts für sich selbst, es sei denn auf symbolische Weise. Die Menge sexueller Aktivität ist groß, die Desensibilisierung nimmt extreme Ausmaße an. Man hatte einmal das Gefühl, daß Wissenschaft, Technologie und die neuen Sitten ein Zeitalter des Glücks einläuten würden. Diese Hoffnung wurde enttäuscht. Überall sind die Menschen enttäuscht.

Selbst oberflächlich gesehen gibt es also Gründe, alles zu zertrümmern, nicht dies oder jenes zu zerstören (z. B. die Oberschicht), sondern das ganze System *en bloc,* denn es eröffnet keine Perspektiven mehr, es hat sich in der bestehenden Form als nicht assimilierbar erwiesen. Dieses Gefühl ist sogar in unterschiedlichem Maß bewußt.

Wenn wir aber tiefere Aspekte, die wir zuvor erörtert haben, ins Auge fassen, erkennen wir, daß die zuvor genannten Bedingungen fast genau zur Erregung des primären Masochismus passen: Es herrscht permanente Stimulation vor und nur partielle Spannungsabfuhr, eine unerträgliche Steigerung der unbewußten Spannung – unbewußt, weil die Menschen nicht mehr wissen, was sie wollen, auch nicht, wie sie es bekommen könnten, und die verfügbaren Mittel sind zu umfassend und nicht handhabbar. Das Bedürfnis nach endgültiger Befriedigung, nach Orgasmus, wird als Wunsch nach totaler Selbstzerstörung interpretiert. Unausweichlich entsteht daher der öffentliche Traum einer universellen Katastrophe mit riesigen Eruptionen, Feuersbrünsten und elektrischen Schocks; und die Menschen konzentrieren ihre Anstrengungen darauf, diese Apokalypse Wirklichkeit werden zu lassen.

Gleichzeitig wird jedoch jeder offensichtliche Ausdruck von Destruktivität, Vernichtungswillen, Wut oder Kampfbereitschaft im Interesse der zivilen Ordnung unterdrückt. Auch das Gefühl der Wut wird blockiert und sogar verdrängt. Die Menschen sind empfindsam, tolerant, höflich und kooperativ, während sie sich herumschubsen lassen. Aber die Anlässe für Wut sind keineswegs geringer. Im Gegenteil, wenn man die vorherrschenden Bewegungsmuster in Begriffen der Wettbewerbsroutinen in den Büros, in der Verwaltung und in Fabriken beschreibt, dann gibt es kleinliche Reibereien, verletzte Gefühle oder kleine Gemeinheiten. Ständig wird kleiner Ärger erzeugt, der sich nie Luft verschafft; große Wut, die mit großem Engagement einhergeht, wird verdrängt.

Deshalb wird die wütend machende Situation nach draußen projiziert. Die Menschen müssen große, weit entfernte Ursachen finden, um den Druck, den die Wut auslöst und der sicherlich nicht mit den kleinen Frustrationen erklärt werden kann, plausibel werden zu lassen. Man muß etwas finden, was dem Haß entspricht, den man selbst unbewußt empfindet. Kurz gesagt: Man ist wütend auf den großen Feind.

Der große Feind ist natürlich grausam und kaum menschlich; es hilft nichts, ihn so zu behandeln, als wäre er menschlich. Denn wir müssen daran denken, daß der amerikanische Liebestraum, wie er inhaltlich in allen populären Filmen und in der Unterhaltungsliteratur repräsentiert ist, sadomasochistisch ist. Aber das tatsächliche Verhalten in der Liebe ist nicht sadomasochistisch, denn das wäre antisozial und unanständig. Es ist »jemand anderes«, der sadistisch ist; und sicher auch »jemand anderes«, der masochistisch ist.

Im zivilen Leben sind die meisten Aggressionen, wie wir behauptet haben, antisozial. Aber glücklicherweise sind sie im Krieg gut und sozial. Die Menschen, die sich nach kosmischen Explosionen und Katastrophen sehnen, führen Krieg gegen Feinde, die sie durch ihre Grausamkeit und untermenschliche Stärke tatsächlich in Rage versetzen und faszinieren.

Die Armee in der Demokratie der Massen ist für die verbreiteten Bedürfnisse hervorragend geeignet. Sie sorgt für persönliche Sicherheit, die im zivilen Leben sonst fehlt; sie übt personale Autorität aus ohne Ansprüche an das geheime Selbst, denn man ist ja letztlich nichts anderes als ein einzelner in der Masse. Die Armee holt uns weg von Jobs und Heimen, wo man es ohnehin zu nicht viel bringt und wo man kein rechtes Vergnügen hat; und sie organisiert die Bemühungen um sadistische Praktiken und masochistische Debakel viel effektiver.

Die Menschen sehen zu, wie das Debakel kommt. Sie hören auf vernünftige Warnungen und treffen alle möglichen Vorkehrungen. Aber die Energie für Flucht oder Widerstand ist gelähmt, oder die Gefahr ist zu faszinierend. Die Menschen wollen die unerledigte Situation zu Ende bringen. Sie tendieren zum Massenselbstmord ohne persönliche Schuldgefühle als Lösung für alle Probleme. Die Gegenpropaganda der Pazifisten ist schlimmer als sinnlos, denn sie löst ja keine Probleme und steigert nur das persönliche Schuldgefühl.

9. Kritik an Freuds Thanatos

Unter ähnlichen Bedingungen dachte sich Freud seine Theorie des Todestriebs aus. Aber die Umstände waren weniger extrem als heute, denn er konnte damals im Zuge der Libidotheorie von einem Konflikt zwischen Thanatos und Eros sprechen und auf Eros als Gegengewicht zu Thanatos setzen. Die neuen Sitten waren noch nicht angebrochen.

Freud scheint seine Theorie auf drei Annahmen gegründet zu haben: (a) die Art der sozialen Gewalt, wie wir sie beschrieben haben: der Erste Weltkrieg, der offensichtlich im Widerspruch zu allen Prinzipien des Lebens und der Kultur stand. (b) Den neurotischen Zwang zur Wiederholung oder Fixierung, den er auf die Anziehungskraft des Traums zurückführte. Wir haben jedoch gesehen, daß der Wiederholungszwang einfacher erklärt werden kann als ein Drang des Organismus, seine *gegenwärtigen* unerledigten Situationen mit archaischen

Mitteln jedes Mal dann zum Abschluß zu bringen, wenn die organische Spannung wieder in einem ausreichenden Maß aktiviert worden ist, um den schwierigen Versuch erneut zu wagen. Aber in bedeutsamer Weise kann diese Wiederholung und das Kreisen um das Trauma korrekterweise als Todeswunsch bezeichnet werden: Aber es ist eben der Tod des sich absichtlich selbst unterdrückenden Selbst, der im Interesse der lebendigeren, darunterliegenden Situation (seinen offenkundigen, gegenwärtigen Bedürfnissen und Mitteln) herbeigewünscht wird. Was unter neurotischen Gesichtspunkten notwendigerweise als Todeswunsch gedeutet wird, ist der Wunsch nach einem erfüllteren Leben. (c) Aber Freuds wichtigster Beweis war wohl der scheinbar nicht reduzierbare primäre Masochismus. Denn er stellte fest, daß dieser – weit davon entfernt, geringer zu werden – genau dann katastrophalere Träume hervorbrachte (und zweifellos auch bei Freud selbst), wenn die Patienten anfingen, besser zu funktionieren. Der Theoretiker war dann aufgrund der Beweislage gezwungen, den totalen Masochismus als Voraussetzung für das perfekte Funktionieren anzunehmen; das heißt, Sterben ist eine instinktive Sehnsucht. Aber nach der Theorie, die wir angeboten haben, kann diese Beweislage besser wie folgt erklärt werden: je mehr Triebabfuhr ohne entsprechende Stärkung der Fähigkeiten des Selbst, mit der neuen Energie etwas Neues anzufangen, desto explosiver und gewalttätiger werden die Spannungen im Feld. Und genau so, wie die physiologische Methode Reichs diese Bedingung im Experiment herbeiführt, so auch die anamnestische freie Assoziation Freuds: Es gibt Spannungsabfuhr ohne Integration. Aber Reichs bessere Kontrolle der Situation ermöglichte es ihm, eine einfachere Erklärung zu finden.

Aus biologischer Sicht ist Freuds Theorie jedoch keineswegs irrelevant und muß auch theoretisch berücksichtigt werden. Wir wollen sie in die folgende schematische Form kleiden: Jeder Organismus, so besagt die Theorie, versucht Spannung zu reduzieren und ein Gleichgewicht herzustellen; indem er jedoch auf eine Struktur niederer Ordnung zurückfällt, kann er ein noch stabileres Gleichgewicht herstellen; demnach strebt jeder Organismus letztlich zum unbelebten Zustand. Das ist der Todestrieb und ein Beispiel für die universelle Tendenz zur

Entropie. Im Gegensatz dazu steht das Verlangen (Eros), das nach immer komplexeren Strukturen der Evolution strebt.

Das ist eine machtvolle Hypothese. Wenn wir die Voraussetzungen und die Mystik der Wissenschaft des 19. Jahrhunderts akzeptieren, ist dem kaum etwas entgegenzusetzen. Die Zurückweisung dieser Theorie durch die meisten Gelehrten, einschließlich der orthodoxen Gelehrten, beruht vermutlich überwiegend darauf, daß sie uns beleidigt und antisozial ist, nicht jedoch, daß sie falsch ist.

Aber so zu denken wie Freud, daß es eine Ursachenkette gibt, die aus elementaren Gliedern besteht und uns an den Anfang zurückbindet, ist eine Fehlinterpretation der Evolutionsgeschichte. Sie betrachtet das als real und konkret, was eine Abstraktion ist, also eine Beweislinie (z.B. Fossilien in den Gesteinsschichten), durch die wir etwas über die Geschichte erfahren. Freud spricht davon, als ob die aufeinander folgenden komplexen Einheiten zu einer einzigen Wirkkraft des »Lebens«, die von den konkreten Situationen isoliert werden könnte, »hinzuaddiert« worden wären; als ob also zu einem Protozoon die Seele eines Metazoon hinzugefügt würde usw.; oder anders herum, als ob ein Ringelwurm in ein Wirbeltier eingepflanzt worden wäre, so daß das Tier, das einschläft, erst zu einem einschlafenden Ringelwurm, dann zu einer Amöbe und schließlich zu einem unbelebten Stoff wird. Tatsächlich aber ist jede nachfolgende Stufe ein neues Ganzes, das als Ganzheit in seiner eigenen Lebensweise wirksam ist. Es will *seinen eigenen* Modus als konkretes Ganzes vollenden; es ist nicht daran interessiert, einen »allgemeinen Gleichgewichtszustand« herbeizuführen. Die Lebensbedingung eines Moleküls oder einer Amöbe ist keine unerledigte Situation für ein Säugetier, denn die existierenden organischen Teile, die zur Vervollständigung streben, sind in jedem Fall sehr unterschiedlich. Nichts wäre für einen Organismus gelöst, wenn er das Problem einer anderen Art von Organismus lösen würde.

(Es ist hilfreich, Freuds Theorie als ein psychologisches Symptom zu betrachten: Wenn jemand die Möglichkeit gegenwärtiger Lösungen zurückweist, muß er die gegenwärtigen Bedürfnisse auslöschen; und dadurch bringt er andere Bedürfnisse niederer Art in den Vordergrund. Der niederen Ordnungsstruktur wird also durch den gegenwärtigen Akt des Verzichts eine Art Existenz verschafft.)

Freud scheint das Wesen einer »Ursache« mißzuverstehen. Eine »Ursache« ist selbst nichts Existentes, sondern ein Erklärungsprinzip für ein gegenwärtiges Problem. Eine *Ursachenkette* – das Fortschreiten in jeder Richtung, ob als letztes Telos oder als primitiver genetischer Ursprung – löst sich, je länger sie wird, in nichts auf, denn wir suchen eine Ursache, um uns bei einem speziellen Problem orientieren zu können, damit wir die Situation entweder verändern oder akzeptieren können. Eine gute Ursache löst das Problem (der speziellen Orientierung) und beschäftigt uns dann nicht mehr. Wir arrangieren Ursachen zu einer Reihenfolge wie in einem Textbuch nicht, wenn wir aktiv handeln, sondern wenn wir etwas lehren.

Letztlich isoliert Freuds Theorie den Organismus in systematischer Weise von den Prozessen im Organismus/Umweltfeld; und er isoliert eine abstrakte »Zeit« als einen weiteren Faktor. Aber dieses Feld existiert wirklich; seine Gegenwärtigkeit, seine Dauer mit einer ständigen Folge von Neuartigem sind wesentlich für dessen Definition und für die Definition eines »Organismus«. Er ist Teil dieses immer neuen Feldes, das man sich vorstellen muß, wenn man sich einen wachsenden Organismus und die sich wandelnde Spezies vergegenwärtigt.

Das Verstreichen der Zeit, Veränderung in der Zeit, werden nicht einem Urtier hinzugefügt, das über ein inneres Wachstumsprinzip isoliert von Zeit und Raum verfügt und das sich irgendwie an ständig neue Situationen anpaßt. Es ist vielmehr die Anpassung an ständig neue Situationen, die sowohl den Organismus als auch das Feld verändert, die das Wachstum und die Zeitform der Organismen ausmacht – denn jeder wissenschaftliche Gegenstand hat seine eigene Zeitform. Für die Geschichte sind Neuartigkeit und Irreversibilität wesentlich. Ein Lebewesen, das bestrebt ist, sein Leben erfüllt zu leben, will notwendigerweise wachsen. Schließlich gelingt dies nicht mehr, und es stirbt, aber nicht weil *es* eine niedere Ordnungsstruktur anstrebt, sondern weil sich das Feld als Ganzes mit diesem Wesen in dieser Form nicht mehr selbst organisieren kann. Wir werden zerstört, so, wie wir wachsen, indem wir zerstören.

Die aggressiven Triebe sind ihrem Wesen nach nicht verschieden von den erotischen Trieben; es handelt sich um verschiedene Wachstumsstufen in Form entweder von Selektieren, Zerstören und Assimilieren oder von Genießen, Aufnehmen und ein Gleichgewicht herstellen. Und, um zu unserem Ausgangspunkt zurückzukehren, es ist daher die Gesellschaft, die gegen das Leben und den Wandel (und die Liebe) ist, wenn aggressive Triebe als antisozial angesehen werden; sie wird dann entweder vom Leben zerstört werden, oder sie wird das Leben in einen allgemeinen Ruin hineinziehen und das menschliche Leben dazu bringen, daß es die Gesellschaft und sich selbst zerstört.

9. Konflikt und Selbstunterdrückung

1. Konflikt und schöpferisches Desinteresse

Wir müssen jetzt etwas über das Endziel der Aggression sagen: Sieg (oder Niederlage), Eroberung und Beherrschung. Denn bei Neurosen ist das Bestreben, siegreich zu sein, zentral; und bei diesem Ziel gibt es ein leicht verfügbares Opfer, das Selbst. Neurose kann also als Selbstunterdrückung betrachtet werden.

Das neurotische Verlangen nach einem Sieg ist jedoch kein Bedürfnis nach etwas, um das man kämpft, indem man in einem offenen Konflikt Aggressionen einsetzt; es ist ein Bedürfnis danach, gewonnen zu *haben,* an sich ein Sieger zu sein. Der Sinn besteht darin, daß man bereits viel verloren hat und gedemütigt wurde und den Verlust nicht integriert hat, und nun versucht man immer wieder, sein Gesicht durch kleine Triumphe zu wahren. Jede zwischenmenschliche Beziehung, ja jede Erfahrung wird zu einer kleinen Schlacht mit der Aussicht, zu gewinnen und seine Tapferkeit unter Beweis zu stellen.

Wichtige Konflikte jedoch, das Kämpfen um etwas, das einen Unterschied macht, und sich selbst bei einer Initiative, die den *status quo* verändern könnte, zu riskieren – genau das wird vermieden. Kleine symbolische und große falsche, daher nie endende Konflikte wie »Körper versus Geist«, Liebe versus Aggression«, »Vergnügen versus rauhe Wirklichkeit« sind Mittel, um die aufregenden Konflikte, die eine Lösung mit sich bringen würde, zu vermeiden. Statt dessen klammern sich die Menschen an ihre Sicherheit, in diesem Fall erkennbar an der Fixierung auf den Hintergrund, das latente organische Bedürfnis und die alten Gewohnheiten; der Hintergrund muß Hintergrund bleiben.

Das Gegenteil des Verlangens nach Sieg ist »schöpferische Gelassenheit«. Wir werden später versuchen (Kapitel 10), diese spezielle Haltung des spontanen Selbst zu beschreiben. Der schöpferisch unparteiliche Mensch akzeptiert sein Anliegen und das Objekt, er aktiviert seine Aggression, ist fasziniert von dem Konflikt und wächst durch ihn, ganz gleich ob er dabei gewinnt oder verliert; er hängt nicht an dem, was verloren gehen könnte, denn er weiß, daß er sich ständig verändert und identifiziert sich schon mit dem, was sein wird. Mit dieser Einstellung ist ein Gefühl verbunden, das das Gegenteil des Sicherheitsbestrebens ist, nämlich Zuversicht: Da er bei der gegenwärtigen Aktion engagiert ist, schützt er nicht den Hintergrund, sondern zieht Energie daraus, und er vertraut darauf, daß es gut gehen wird.

2. Kritik an der Theorie von der »Beseitigung des inneren Konflikts«: die Bedeutung von »innen«

Die Psychoanalyse hat sich traditionellerweise mit dem Aufdecken »innerer Konflikte« und ihrer »Beseitigung« beschäftigt. Oberflächlich gesehen ist dies eine hübsche Idee (wie auch die andere Idee von der »Nacherziehung der Emotionen«); aber es ist an der Zeit, sie genauer zu untersuchen.

Vermutlich heißt »innen« hier entweder unter der Haut des Organismus oder in der Psyche oder im Unbewußten; Beispiele hierfür wären der Konflikt zwischen sexueller Spannung und Schmerz oder zwischen Trieb und Gewissen oder zwischen dem introjizierten Vater und der introjizierten Mutter. Im Gegensatz dazu und nichtneurotisch wären demnach vermutlich bewußte Konflikte mit der Umwelt oder mit anderen Menschen. So konzipiert, ist die Unterscheidung zwischen »innerem Konflikt« und anderen Konflikten jedoch nicht hilfreich, denn es gibt offensichtlich Konflikte, die keine inneren Konflikte sind und trotzdem als neurotisch gelten können. Beispielsweise ist es sinnlos, bei einem Kind, das noch nicht groß genug ist, um außerhalb der Reichweite der Eltern auf eigenen Füßen zu stehen – es lutscht noch am Daumen, lernt sprechen, ist ökonomisch abhängig usw. – von neurotischen Störungen (unbewußtes Verhungern, Feindseligkeit, Kontaktlosigkeit) zu sprechen, die unter der Haut des Individuums oder in der Psyche liegen. Die Störungen sind im Feld; sie gehen sicher auf die »inneren Konflikte« der Eltern zurück, und sie werden später zu introjizierten Konflikten der Sprößlinge führen, wenn diese eigenständig sind; aber im Kern sind sie als gestörte emotionale Beziehung nicht auf die einzelnen Komponenten reduzierbar. Kind und Eltern müssen also zusammen betrachtet werden. Auch der Schwund des Gemeinschaftsgefühls in politischen Einheiten kann nicht auf die Neurosen der Individuen zurückgeführt werden, die ja eben deshalb zu »Individuen« geworden sind, weil sich der Gemeinschaftsgeist aufgelöst hat; er kann auch nicht auf schlechte Institutionen reduziert werden, denn diese werden ja von den Bürgern unterhalten; es ist eine Krankheit im Feld, und nur eine Art Gruppentherapie könnte helfen. Wie wir schon mehrfach betonten, ist die Unterscheidung zwischen »intrapersonal« und »interpersonal« nicht sehr tragfähig, denn jede individuelle Persönlichkeit und jede organisierte Gesellschaft entwickelt sich aus den Funktionen des Zusammenhalts heraus, die sowohl für die Person als auch für die Gesellschaft wesentlich sind (Liebe, Lernen, Kommunikation, Identifikation usw.); und tatsächlich sind auch die gegensätzlichen Funktionen bei der Trennung der Begriffe für beide Seiten wichtig: Zurückweisung, Haß, Entfremdung usw. Das Konzept Kontakt / Grenze ist grundlegender als intra / inter oder als innen / außen. Überdies gibt es auch Störungen, die neurotisch genannt werden können und die im Feld von Organismus / natürliche Umwelt geschehen, wie beispielsweise magische Rituale der Primitiven, die sich ganz ohne persönliche Neurosen bei Hungersnot oder Gewitterangst entwickeln; oder unsere gegenwärtige Krankheit der »Herrschaft« über die Natur, anstatt mit ihr in einer Symbiose zu leben; denn ganz abgesehen von persönlichen und sozialen Neurosen (die hier ganz sicher Überstunden machen) gibt es Verwerfungen im Verhältnis von rein materiellen Quantitäten und Knappheiten, die durch unbewußte Ausbeutung entstehen. Der Primitive sagt: »Die Erde hungert, deshalb hungern wir«, und wir sagen: »Wir hungern, deshalb müssen wir etwas mehr aus der Erde herauspressen«. Aus Sicht des Zusammenwirkens zwischen Mensch und Natur sind beide Haltungen böse Träume.

Der klassische Sprachgebrauch »innere Konflikte« enthält jedoch eine sehr wichtige Wahrheit, die in typischer Weise auf den Kopf gestellt wird: Die inneren Konflikte – also die unter der Haut, in der Psyche (gegensätzliche Spannungen und das Ausbalancieren des physischen Systems, das Spiel, die Träume, die Kunst usw.) – all diese sind zum größten Teil verläßlich und *nicht* neurotisch; man kann darauf vertrauen, daß sie sich selbst regulieren; sie haben sich während vieler tausend Jahre bewährt und blieben weitgehend unverändert. Diese Art innere Konflikte sind nicht die Aufgabe von Psychotherapie; wenn sie unbewußt sind, können sie unbewußt bleiben. Im Gegenteil, erst die Einmischung durch äußere soziale Kräfte, die das spontane innere System absichtlich durcheinander bringen, macht Psychotherapie erforderlich. Diese einwirkenden Kräfte sind Neuankömmlinge und daher oft schlecht vorbereitet. Ein großer Teil der Psychotherapie dient dem Prozeß, diese wirklich von außen einwirkenden Kräfte daran zu hindern, sich einzumischen und die organismische Selbstregulation zu stören. Und aus dem gleichen Grund ist Psychotherapie auch ein Prozeß der Loslösung von solchen entfernteren, unzuverlässigen ökonomischen und politischen Kräften wie Konkurrenz, Geld, Prestige und Macht, damit sie sich nicht in das primäre persönliche System von Liebe, Kummer, Wut, Gemeinschaftsleben, Elternschaft, Abhängigkeit und Unabhängigkeit einmischen.

3. Die Bedeutung von »Konflikt«

Im klassischen Verständnis meint man mit »Konflikt« offensichtlich nicht die gegensätzlichen inneren Spannungen und Ausgleichsbewegungen, also die Weisheit des Körpers. Man versteht darunter negative Konflikte, und daher müssen die inneren Konflikte aufgelöst werden. Warum ist das so?

Die negative Bewertung von Konflikten scheint auf eines oder mehrere der folgenden Annahmen zurückzugehen: (1) Alle Konflikte sind schlecht, weil sie Energie verschwenden und Leiden verursachen. (2) Alle Konflikte reizen zu Aggressionen und Zerstörung, was schlecht ist. (3) Einige Konflikte sind schlecht, weil einer der Kontrahenten ungesund oder antisozial ist; und statt zu erlauben, daß man den Konflikt austrägt, sollte er eliminiert oder sublimiert werden; das betrifft beispielsweise prägenitale Sexualität oder verschiedene Arten von Aggression. (4) Irrtümliche Konflikte sind schlecht, und die Inhalte des Unbewußten sind meist archaisch und beruhen auf Irrtümern (weil sie verlagert wurden).

Die Position, die wir hier vorstellen wollen (es handelt sich vor allem, aber nicht nur, um einen besseren Sprachgebrauch), besteht darin, daß grundsätzlich *kein* Konflikt durch Psychotherapie aufgelöst werden sollte. Vor allem die »inneren« Konflikte sind mit Energie hoch aufgeladen, beschäftigen uns und sind Wege zum Wachstum; die Aufgabe der Psychotherapie ist es, diese Konflikte bewußt zu machen, so daß sie aus neuem Umweltmaterial schöpfen und zu einer Krise gelangen können. Die am wenigsten erwünschten Konflikte sind die bewußten kleinen Kämpfe und endlosen Auseinandersetzungen, die auf semantischen Fehlern beruhen – worüber wir am Anfang dieses Kapitels sprachen. Wir deuten diese Konflikte nicht, um sie zu vermeiden, sondern im Gegenteil, um die wichtigen Konflikte, für die sie eigentlich stehen, in den Vordergrund zu rücken.

Betrachten wir nun den Konflikt selbst, wenn er bewußt ist und wir uns ihm zuwenden. Die Ansicht, daß ein Konflikt, sei er sozial, zwischenmenschlich oder innerpsychisch, verschwendete Energie sei, ist verständlich, aber oberflächlich. Die Plausibilität besteht darin, daß man davon ausgeht, die Arbeit könne direkt angegangen werden; dann wäre es in der Tat für die Kontrahenten, die die Arbeit verrichten müssen, Verschwendung, die Reibung mit einem Gegner auszuräumen oder zu überwinden; und vielleicht könnten sich ja beide Kontrahenten in Harmonie miteinander an die Arbeit machen. Aber das ist oberflächlich, denn wir gehen davon aus, daß man schon von vornherein weiß, welche Arbeit getan werden muß und auch, wo und wie die Energie dabei eingesetzt werden soll. Die Annahme ist, wir wüßten es – und ein Teil des Patienten weiß es ja tatsächlich – welches lohnenswerte Ziel angestrebt werden sollte; in diesem Fall von einer Gegnerschaft auszugehen, ist ein Irrtum und pervers. Wenn aber ein Konflikt wirklich von tiefer Bedeutung ist, dann ist die Frage, *was* zu tun ist, was zu einem selbst gehört und nicht zu einer stereotypen Norm, genau das, was herauszufinden ist. Mehr noch, die eigentliche Arbeit, die getan werden muß, vielleicht sogar die wahre Berufung, müssen erst im Konflikt herausgearbeitet werden. Dies war bislang niemandem bekannt und kann sicherlich nicht in angemessener Weise durch die widerstreitenden Ansprüche zum Ausdruck gebracht werden. Der Konflikt ist eine Form von Kooperation, die über das ursprünglich Beabsichtigte hinausgeht und zu einer völlig neuen Figur wird.

Dies gilt sicher für jede kreative Zusammenarbeit zwischen Menschen. Die beste Wirkung wird nicht durch eine vorab festgelegte Harmonie der Interessen erreicht oder indem die individuellen Interessen für ein vorab festgelegtes Ziel zu einem Kompromiß gedrängt werden. Je schärfer sie sich vielmehr unterscheiden und diese Unterschiede austragen (so lange sie in Kontakt miteinander bleiben und ernsthaft das beste Ergebnis anstreben), desto wahrscheinlicher gelangen sie in kollektiver Anstrengung zu einer Idee, die besser ist, als sie jeder von ihnen vorher hatte. Auch in Spielen ist es ja der Wettbewerb, der die Spieler dazu bringt, über sich hinauszuwachsen. (Das Problem bei neurotischer Konkurrenz ist ja nicht der Wettbewerb, sondern die Tatsache, daß der Konkurrierende eigentlich kein Interesse am Spiel hat.) Auch bei schöpferischen Akten einer einzelnen Person, beispielsweise bei einem Kunstwerk oder bei der Entwicklung einer Theorie, sind es die miteinander kämpfenden, disparaten, oft unvereinbaren Elemente, die plötzlich in einer kreativen Lösung aufgehen. Ein Dichter verwirft nicht ein Bild, daß hartnäckig, aber »zufällig« auftaucht und seinen Plan verdirbt; er respektiert den Eindringling und entdeckt plötzlich, worin »sein« Plan besteht, er entdeckt und erschafft sich selbst. Und auch ein Wissenschaftler hält Ausschau nach abweichenden Belegen.

Die Frage ist, ob das Gleiche nicht für innerpsychische emotionale Konflikte gelten muß. Bei gewöhnlichen, nicht blockierten Situationen gibt es kein Problem: Durch organismische Selbstregulation setzt sich eine Triebdominanz flexibel durch; beispielsweise drängt ein starker Durst andere Bedürfnisse erst einmal zurück, bis dieser befriedigt ist. Und auch längerfristig ordnen sich die Dinge in ähnlich flexibler Weise: Durch Konflikt setzt sich Beißen-Kauen-Trinken gegenüber dem Saugen durch, und die Genitalien setzen sich als letztes Ziel in der Sexualität durch: Genitale Orgasmen werden zum Endpunkt sexueller Erregung. Bei der Entwicklung dieser Ordnungen gab es konflikthafte Spannungen, die sich jedoch selbst regelten – durch das Durchbrechen von Gewohnheiten, durch Assimilation und neue Konfigurationen. Nehmen wir nun an, die Situation sei blockiert worden: Gehen wir beispielsweise davon aus, die genitale Vorherrschaft sei wegen unerledigter oraler Situationen, genitaler Ängste, sogenannter »Regressionen« usw. nicht etabliert worden. Und nehmen wir weiter an, daß alle diese Kontrahenten ihren Konflikt offenlegen, sie offen in konflikthaften Kontakt miteinander treten – einerseits im Hinblick auf ihre jeweilige Objektwahl, ihr Sozialverhalten, ihre moralische Schuld, andererseits im Hinblick auf ihre Lebensbejahung und die Freude, die sie aneinander haben. Müssen nicht dieser Konflikt und die damit verbundenen Leiden und Bedrängnisse das Mittel sein, um zu einer eigenen kreativen Lösung zu gelangen? Solch ein Konflikt ist schwierig, denn dabei muß viel zerstört werden. Aber sollte man die Destruktivität dabei verhindern? Wenn die Lösung – die normale Vorrangstellung der Triebe – vom Therapeuten vorweggenommen und gefördert wird (so, wie sie auch vom sozialen Selbst des Patienten lange Zeit und auf geschickte Weise vorweggenommen wurde), kann viel Leid und Gefahr vermieden werden; aber die Lösung wird um einiges fremder und daher weniger energievoll sein. Das heißt, es ist nicht ratsam, im Konflikt Partei zu ergreifen oder einzelne starke Kontrahenten zu unterdrücken bzw. weg zu interpretieren, denn das Ergebnis ist dann notgedrungen, daß eine gründliche Zerstörung und Assimilation verhindert und der Patient folglich zu einem schwachen und nie perfekt funktionierenden sich selbstregulierenden System verurteilt wird.

Wenn die Kontrahenten natürliche Antriebe sind – Aggressionen, besondere Begabungen, wirklich lustvolle sexuelle Praktiken usw. – müssen wir uns überdies bewußt sein, daß sie nicht reduziert werden können, nur ihre Manifestationen können absichtlich unterdrückt, verunglimpft oder mit Scham belegt werden. Wenn alle Kontrahenten bewußt und in Kontakt miteinander sind, kann der Mensch seine eigenen harten Entscheidungen fällen; er ist kein Patient. Es besteht die Hoffnung, daß ein schwieriger Trieb in solch einem Fall durch schöpferische Anpassung und heilsame organismische Selbstregulation spontan sein Maß in einer neuen Konfiguration findet.

4. Leiden

Betrachten wir auch die Bedeutung des Leidens. Die kreative Lösung ist den sich bekämpfenden Kontrahenten, wie wir behauptet haben, nicht bekannt; sie entsteht erst im Konflikt. In diesem Konflikt werden die Kontrahenten selbst, ihre Gewohnheiten und Interessen, teilweise zerstört; sie erleiden Niederlagen und Schmerzen. Daher hassen die Partner in sozialen Zusammenhängen den Konflikt, bei dem sie sich gegenseitig kaputt machen. Beim Schreiben eines Gedichtes ärgert sich der Dichter über das eindringende Bild oder den Gedanken, der auf Nebengleise führt. Er zerbricht sich den Kopf, klebt an seinem Plan, er wird verwirrt und schwitzt. Wenn man sich aber auf den Konflikt einläßt, ist die Qual nicht zu vermeiden, denn sie jetzt zu unterdrücken, würde kein Vergnügen bereiten, sondern Mißvergnügen, Langeweile, Unbehaglichkeit und quälende Zweifel. Außerdem ist der Konflikt selbst schmerzhaft erregend. Wie verringern Konflikte den Schmerz am Ende tatsächlich?

Dadurch, daß man »aus dem Weg geht«, um eine große taoistische Maxime zu zitieren. Die Kontrahenten lösen sich von ihren vorgefaßten Ideen, »wie es sein sollte«. Und dann fließt die Lösung in die »fruchtbare Leere«, die so entsteht. Das heißt, die Kontrahenten engagieren sich, bringen ihre Interessen und Kompetenzen ein und lassen sie aufeinanderprallen, damit sich der Konflikt zuspitzt, und damit sie zerstört und in die neu auftauchende Idee verwandelt werden; und schließlich klammern sie sich nicht an die Interessen, als seien es »ihre«. In der Erregung des kreativen Prozesses gelangen sie zu einer kreativen Unparteilichkeit gegenüber den sich bekriegenden Komponenten; und dann wird jeder der Kontrahenten wahrscheinlich mit großer Rücksichtslosigkeit und fröhlicher Wildheit seine Aggressionen sowohl für als auch gegen sich austoben. Aber das Selbst wird dabei nicht mehr zerstört, denn es findet jetzt heraus, was es wirklich ist.

Die Frage ist wieder, ob die gleiche Interpretation vom Nutzen und von den Mitteln zur Verringerung von Schmerzen und Leiden auch für somatische und emotionale Schmerzen und Leiden gilt. Denken wir einen Augenblick lang über die Funktion des Schmerzes nach.

Schmerz ist zunächst einmal ein Signal; es lenkt die Aufmerksamkeit auf eine unmittelbare Gefahr, beispielsweise eine Bedrohung für ein Organ. Die spontane Reaktion darauf ist, aus dem Weg zu gehen, und wenn das nicht geht, den Gefahrenherd zu vernichten. Das biologische Leben verharrt nicht in Schmerz und Leiden; wenn die Verletzung anhält und es keine sinnvolle Abhilfe gibt, wird das Lebewesen für den Schmerz taub oder fällt sogar in die Bewußtlosigkeit. (Die neurotische Reaktion, den verletzten Teil zu berühren, um den Schmerz zu beseitigen, entspricht einem Wunsch nach Empfindung im Empfindungslosen. Auch dies ist wahrscheinlich ein nützliches Signal, aber es ist schwer zu deuten.)

Was ist dann die Funktion von längerfristigem Leiden, wie es unter Menschen üblich ist? Wir wagen die Vermutung, daß es dazu dient, uns dem gegenwärtigen Problem erst zuzuwenden und ihm dann aus dem Weg zu gehen, bzw. um der Bedrohung alle Kräfte entgegenzustellen und dann aus dem Weg zu gehen oder auch die sinnlose Befangenheit sein zu lassen, also den Konflikt sich austoben und zerstören zu lassen, was zerstört werden muß. Man betrachte zwei einfache Beispiele: Ein Mensch ist krank, er versucht, seinen Geschäften weiter nachzugehen und leidet; er wird gezwungen einzusehen, daß er sich etwas anderem widmen muß, er wendet sich seiner Krankheit zu, legt sich hin und wartet; das Leiden läßt nach, und er schläft ein. Oder ein geliebter Mensch stirbt. Es gibt einen traurigen Konflikt zwischen dem intellektuellen Akzeptieren einerseits und der Sehnsucht und den Erinnerungen andererseits; der Durchschnittsbürger wird sich abzulenken versuchen, aber wer weiter ist, horcht auf die Signale und gibt sich dem Leiden hin, vergegenwärtigt sich die Vergangenheit, sieht sich in seiner Gegenwart als hoffnungslos Frustrierten; er hat keine Idee, was er tun könnte, denn er hat den Boden unter den Füßen verloren; der Kummer, die Verwirrung und das Leiden werden verlängert, denn es gibt viel zu zerstören und zu assimilieren, und während all dieser Zeit braucht er seinen unwichtigen Geschäften, die den Konflikt absichtlich unterdrücken würden, nicht nachzugehen. Schließlich ist die Trauerarbeit vollbracht und der Mensch ist gewandelt, er wird auf kreative Weise gelassen; plötzlich gewinnen neue Interessen die Oberhand.

Emotionales Leiden ist ein Mittel, um die Isolierung des Problems zu vermeiden, damit das Selbst nach dem Durcharbeiten des Konflikts in der gegenwärtigen Situation wachsen kann. Je eher man bereit ist, vom Kampf gegen den Konflikt loszulassen, desto eher ist das Leiden vorbei. (Diese Interpretation des Leidens als Trauern, als Mittel, um das alte Selbst zu verändern, erklärt, warum Trauern von selbstdestruktiven Verhaltensweisen begleitet wird, wie sich zerkratzen, sich an die Brust schlagen, sich die Haare ausraufen.)

Für den Arzt besteht die Gefahr bei einem emotionalen Konflikt und beim Leiden natürlich darin, daß das Wüten den Patienten zerstören, in Stücke reißen kann. Das ist eine reale Gefahr. Aber ihr ist nicht zwangsläufig mit einem Abschwächen des Konflikts zu begegnen, sondern durch Stärkung des Selbst und der Selbstbewußtheit. Wenn man sich vergegenwärtigt, daß es der eigene Konflikt ist, und daß man sich selbst in Stücke reißt, dann gibt es einen neuen dynamischen Faktor im Geschehen, nämlich man selbst. Wenn man sich dann dem Konflikt zuwendet und er sich zuspitzt, erreicht man schneller die Haltung schöpferischer Unparteilichkeit und identifiziert sich mit der sich ankündigenden Lösung.

5. Selbstunterdrückung: voreilige Befriedung

Wir behaupten also, daß Neurose nicht in irgendeinem akuten inneren oder äußeren Konflikt zwischen einem Bedürfnis und einem anderen besteht, oder zwischen sozialen Normen und triebhaften Bedürfnissen, oder zwischen persönlichen Bedürfnissen (beispielsweise Ehrgeiz) und entweder sozialen Normen oder auch triebhaften Bedürfnissen. Alle diese Konflikte sind vereinbar mit der Integration des Selbst, sie sind eigentlich Mittel der Integration des Selbst. Neurose ist vielmehr die vorzeitige Befriedung des Konflikts; sie ist ein Feststecken, ein Waffenstillstand oder eine Abstumpfung zur Vermeidung weiterer Konflikte; in anderer Hinsicht manifestiert sich Neurose im Bedürfnis, bei kleinlichen Kämpfen zu siegen, als ob damit die darunterliegende Demütigung wettgemacht werden könnte. Kurz gesagt, es handelt sich um *Selbstunterdrückung*. Wir wollen dabei zwei Stadien der Befriedigung unterscheiden: (1) die Befriedung durch die Beendigung des Konflikts und (2) die Befriedigung durch Unterdrückung.

Nehmen wir an, das Selbst verzweifelt an einer Lösung und hat keine andere Perspektive als der des fortgesetzten Leidens und einer schrecklichen Niederlage, statt sich mit einer in Aussicht stehenden Lösung zu identifizieren. Dies muß in unseren Familien und unserer Gesellschaft häufig der Fall sein, denn eine schöpferische Lösung ist oft unmöglich. Ein Erwachsener, der die Situation durchschaut, mag weiter leiden, aber ein Kind gibt gezwungenermaßen auf. Betrachten wir den Sinn dieser Resignation.

Im Augenblick des Höhepunkts eines Konflikts und der Verzweiflung reagiert der Organismus, indem er sich auslöscht – im spektakulären Fall, indem er bewußtlos wird, häufiger aber durch Taubheitsgefühle, Lähmung oder eine andere Form der zeitweisen Verdrängung. Aber wenn die unmittelbare Krise vorbei ist, ohne daß die Umstände für eine Lösung jetzt günstiger sind, wird jeder weitere Konflikt vermieden, das Selbst greift nicht mehr an, und die erträglichere Situation der Verdrängung wird stabilisiert – man hat resigniert. Es gibt jedoch einen leeren Raum in der Figur, denn der allgemeine Kontext des Bedürfnisses, der Gelegenheit, der Schwierigkeit usw. bleibt gleich; die Selbstbehauptung, die den zentralen Platz im Konflikt einnahm, fehlt jetzt nämlich. Dieser leere Raum wird jetzt durch die Identifikation mit einer anderen Person gefüllt, nämlich der Person, die den Konflikt unerträglich hat werden lassen und die einen dazu veranlaßte zu resignieren. Diese Person ist normalerweise jemand, der sowohl gefürchtet als auch geliebt wird – der Konflikt wird aus Furcht vermieden, aber auch, um keine Ablehnung zu riskieren – und jetzt wird diese Person zu »einem selbst«. Statt also das Selbst weiter zu stärken, zu dem es durch die unbekannte Lösung werden würde, introjiziert man jenes andere Selbst. Bei der Identifikation mit diesem verleiht man ihm die Kraft der eigenen Aggressionen, die sich jetzt von der Verfolgung eigener Interessen abkoppeln. Diese Aggressionen werden nun retroflektiv gegen diese Bedürfnisse gerichtet, die Aufmerksamkeit wird von ihnen abgelenkt, die Muskeln werden angespannt, damit man die Erregung durch sie nicht spürt, man nennt die Bedürfnisse unsinnig oder gemein, bestraft sie usw. Gemäß den Normen der introjizierten Person entfremdet man sich vom konflikthaften Selbst und richtet seine Aggression dagegen. Das geht leicht, denn der kindlichere und sozialere Teil des Selbst, der einer der Kontrahenten war, kann sich mit der introjizierten Autorität verbünden; verwertbare aggressive und repressive Einstellungen sind leicht verfügbar und schnell zu lernen. Es ist leicht, die Gelegenheiten zur Verführung zu meiden, wenn man sich einmal entschieden hat, gut zu sein; es ist leicht, einen Antrieb als gemein und uns fremd zu bewerten, wenn man sich mit denen identifiziert, die so denken.

Das Gegenteil der Erregung durch den Konflikt ist die Stumpfheit der Resignation. Das Gegenteil der »fruchtbaren Leere«, die eintritt, sobald man ein Niveau der Gelassenheit erreicht hat (und diese Leere ist das schöpferische Selbst), ist der leere Raum der Resignation, wo einmal das Selbst war. Und das Gegenstück zur Identifikation mit dem neuen Selbst ist die Introjektion einer fremden Persönlichkeit. Auf diese Weise kommt es also zur vorzeitigen Beilegung des Konflikts. In der Folgezeit bleibt der unerledigte Konflikt natürlich unerledigt, aber er manifestiert sich als Bedürfnis nach Sieg in kleinen Kämpfen anstelle des Willens, eine schwierige Oppositionshaltung mit einer gewissen Gelassenheit in Erwägung zu ziehen; man klammert sich in der Folge an Sicherheit, statt Vertrauen zu haben.

Der emotionale Konflikt war schwer zu lösen, denn eine andere Person, beispielsweise ein Elternteil, wurde sowohl geliebt als auch gefürchtet; unglücklicherweise geht damit auch die Liebe verloren, wenn man in dem Konflikt angesichts der eigenen komplizierten Selbstbedürfnisse und der quälenden Verwirrung resigniert und der Elternteil introjiziert wird, und wenn die Aggressionen des Selbst sich gegen sich selbst richten: Denn es gibt keinen Kontakt zu dem, woran man hängt und keine Wiederbelebung der Liebe durch die ausgelebte Aggression.

6. Selbstunterdrückung: Befriedigung durch Unterdrückung

Schauen wir uns nun den Frieden an, der erreicht worden ist. Wir müssen zwischen einem positiven und einem negativen Frieden unterscheiden. Wenn sich der Konflikt ausgetobt hat und zu einer kreativen Lösung durch Veränderung und Assimilation der sich bekämpfenden Faktoren gelangt ist, stellt sich Entlastung vom Leiden und die entsprechende Erregung angesichts des neu geschaffenen Ganzen ein. Das ist positiv. Es gibt kein Empfinden von Unterdrükkung und nichts, was beherrscht werden muß, denn die Opfer sind wirklich verschwunden, sie sind zerstört und assimiliert. Bei einem positiven Frieden gibt es paradoxerweise den Triumph des Siegens ohne das Gefühl von Unterdrückung; das vorherrschende Gefühl ist das der Belebung durch neue Möglichkeiten, denn es gibt jetzt neue Gestaltkonfigurationen. Die Gestalt der Siegerin wird daher auch mit Flügeln und auf Zehenspitzen vorwärtsschauend dargestellt.

Es gibt auch bei einer vernichtenden Niederlage einen positiven Frieden, wenn man bis an seine Grenzen gegangen ist, alle Ressourcen genutzt hat und nichts von der größtmöglichen Wut zurückgehalten hat. Denn durch den Wutanfall und die Trauerarbeit ist das Bedürfnis, das Unmögliche zu erreichen, erloschen. Das neue Selbst ist düster aber heil; das heißt, sein Bewegungsspielraum ist durch die neuen Bedingungen eingeschränkt, aber es hat den Unterdrücker nicht internalisiert und sich mit ihm nicht identifiziert. Péguy hat beispielsweise sehr schön beschrieben, wie die Unterlegenen in griechischen Tragödien größere Stärke zeigen als die arroganten Sieger.

Der Friede jedoch, bei dem das Opfer einer Eroberung immer noch existent ist und beherrscht werden muß, ist als Friede eine Verneinung: Das Leiden am Konflikt ist vorbei, aber das, was für die Bewußtheit jetzt zur Figur wurde, ist nicht durch neue Möglichkeiten mit Leben erfüllt, es wurde nichts gelöst; Sieger und Besiegter und ihre Beziehung zueinander füllen weiterhin die Nachrichtenspalten. Der Sieger ist wachsam, das Opfer voller Ressentiments. In sozialen Auseinandersetzungen erleben wir, daß solch ein negativer Friede nicht stabil ist; es gibt zu viele unerledigte Situationen. Wie kann es geschehen, daß sich die Befriedung bei Selbstunterdrückung überhaupt als stabil erweist und das unterdrückende Selbst Jahrzehnte lang den entfremdeten Teil von sich selbst immer weiter unterdrücken kann? Denn die Vitalität jedes natürlichen Triebs ist tatsächlich ja sehr stark; man kann sich von ihm entfremden, aber er kann nicht vernichtet werden. Wir müßten eigentlich davon ausgehen, daß er zu stark ist, um lange Zeit durch Furcht oder das Verlangen nach Liebe unterdrückt werden zu können. Warum beginnt der Konflikt nicht wieder von neuem, sobald eine günstige Veränderung der Situation eintritt?

Der Grund ist, daß das Selbst jetzt eine enorme *positive* Befriedigung aus der Identifikation mit der starken Autorität zieht. Als Ganzes ist das Selbst vernichtet worden, denn seinem Konflikt wurde es nicht gestattet, zu reifen und zu etwas positivem Neuen zu werden; aber das sich identifizierende Selbst kann jetzt sagen: »*Ich* bin der Sieger.« Diese mächtige Befriedigung ist Arroganz. Welches sind ihre Elemente?

Erstens gesellt sich zur Erleichterung über das Ende des Leidens am Konflikt die enorme Erleichterung durch die Befreiung vom Druck der drohenden Niederlage, der Scham und der Erniedrigung; dadurch, daß die Arroganz eine neue Rolle einnimmt, wird sie überschwenglich, unverschämt, selbstgewiß. Zweitens gibt es die schamhafte Befriedigung durch Schadenfreude, eine spezielle Form der Eitelkeit; in Freuds Begriffen lächelt das Überich über das Ego. Drittens maßt sich das stolze Selbst die eingebildeten Tugenden der Autoritäten wie Stärke, Rechtmäßigkeit, Weisheit und Schuldfreiheit an. An letzter Stelle und am wichtigsten und keinesfalls als Illusion zu verstehen, kann das arrogante Selbst jetzt seine Aggressionen einsetzen und *ständig beweisen*, daß es ein Eroberer ist, denn das Opfer ist zum

Zweck der Unterdrückung immer verfügbar. Die Stabilität des resignierten Charakters rührt nicht daher, daß er »ein für alle Mal« aufgegeben hat, sondern von der Tatsache, daß ständig Aggressionen ausgeübt werden. Unglücklicherweise ist das hauptsächliche Opfer nur das eigene Selbst, immer verfügbar, um geschlagen, fertiggemacht, zusammengestaucht, gebissen und einiges mehr zu werden. Der scheinbare Zuwachs an Stärke und Aggressivität ist in Wirklichkeit eine erbärmliche Schwäche. (Anfangs kann es oft zu einem erstaunlichen Aufblühen der Gesundheit kommen, denn man hat eine Anpassung vollzogen; aber der Preis wird später bezahlt.) Energie wird gebunden, um den fremden Trieb zu unterdrücken. Wenn die innere Spannung zu groß wird, steigt die Bedrohung von unten hoch, und man findet Sündenböcke: Es sind andere Menschen, die die eigenen verletzenden und fremden Triebe haben oder auf die man diese projizieren kann. Sie verlängern die Liste der Opfer und steigern die Arroganz und den Stolz.

Wir sollten sehr genau hinschauen, was an diesem Prozeß problematisch ist. Die Elemente der Expansivität, des Ichideals und die Anmaßung von Tugenden sind für sich genommen unattraktive kindliche Einstellungen: Es ist schamhafter Stolz, das Genießen der Selbstanerkennung und der Anerkennung durch andere sowie der Spruch: »Schau mal, was für ein großer Junge ich schon bin!« Es ist eine Form des Angebens, die wahrscheinlich nur für jene verletzend ist, die enttäuscht und neidisch sind. Wenn das vierte Element, die ungehemmte Aggression, hinzukommt, wird das Bild düsterer und schrecklich, aber immer noch nicht abstoßend. Wo es sich um absoluten Stolz und ungezügelte Aggression gegen die Umwelt handelt, haben wir es mit dem wahren Eroberer zu tun, mit einem irrsinnigen Spektakel wie das eines Sturzbachs oder anderer irrationaler Gewalten, die alles zerstören und bald auch sich selbst; es ist die Kombination aus Selbstliebe, Selbstbestätigung und Macht ohne die Selbstregulation und die zwischenmenschliche Regulation des organischen Bedürfnisses oder der sozialen Zweckmäßigkeit. Solch düsterer Irrsinn ist nicht ohne Grandeur; wir bewundern ihn und versuchen *gleichzeitig*, ihn auszulöschen.

Es handelt sich natürlich um das großartige Bild, von dem der schwache Selbstunterdrücker träumt; sein Selbstkonzept ist durch und durch illusorisch; es speist sich nicht aus seinen eigenen Energiequellen. Der wahre Eroberer ist ein verirrter Schöpfer, der sich selbst zu dieser Rolle ernennt und sie ausagiert. Der Selbstunterdrücker hat sich selbst zurückgezogen und wurde durch jemand anderes in eine andere Rolle gedrängt.

7. Selbstkontrolle und »Charakter«

Unter dem oberflächlichen Bedürfnis nach dem Sieg und danach, sich an Sicherheit zu klammern, lauert eine beachtliche Arroganz und Einbildung; erst danach kommt man an die Resignation. Die Einbildung bestätigt sich selbst, da sie in der Lage ist zu zeigen, daß sie tatsächlich die Güter produzieren und stark sein kann, denn das Opfer ist immer verfügbar. Die typische Bemerkung ist dann auch: »Ich bin stark, ich bin unabhängig, ich kann es tun oder lassen (Sexualität).« Jede Übung in Selbstkontrolle, wie man dies nennt, ist ein Beweis für die eigene Überlegenheit.

Dabei taucht wieder, speziell bei unseren Sitten, eine Schwierigkeit auf: Die sozialen Grundlagen für Selbstachtung sind zweideutig. Es muß nicht nur bewiesen werden, daß man stark ist, sondern auch, daß man »potent« ist, sexuell erregbar. Diese widersprüchlichen Anforderungen können nur erfüllt werden, wenn der Liebesakt in ausreichendem Maß ins Sadomasochistische gewendet werden kann, um Aggression als ein entlastendes Vorgefühl für Sexualität zu benutzen, und Sexualität wiederum als Mittel, um bestraft zu werden, damit die Angst gelindert werden kann.

Selbstunterdrückung wird im sozialen Kontext für »charakterstark« gehalten. Ein charaktervoller Mensch gibt nicht einfach seiner »Schwäche« nach (tatsächlich ist diese »Schwäche« allerdings der spontane Eros, der alles Schöpferische vollbringt). Die sexualfeindliche Gesellschaft, die ihre Ethik auf Charakter stützt – in den letzten Jahrhunderten wohl noch stärker als heute – schreibt alle Errungenschaften der Verdrängung und Selbstbeherrschung zu. Und manche Aspekte unserer Zivilisation verdanken wir wahrscheinlich dem Charakter, nämlich die unglaubliche Fassadenhaftigkeit, die Fixierung auf bloße Quantität, das Imponiergehabe; denn diese stellen die immer wieder neu erforderlichen Belege für die Beherrschung von Mensch und Natur dar; es sind Potenzbeweise. Aber Anmut, Wärme, Stärke, Verstand, Fröhlichkeit, Tragödie: Diese Qualitäten sind nicht zugänglich für Menschen mit Charakter.

Angesichts solcher bedeutsamen Möglichkeiten der Befriedigung des Selbst und der Freiheit zum Ausleben von Aggressionen sowie dem höchsten sozialen Prestige stellt Selbstunterdrückung trotz allem eine mögliche, partielle Integration dar; sie resultiert allerdings in eingeschränktem Glück, persönlicher Krankheit, der Beherrschung und dem Elend anderer und in der Vergeudung sozialer Energien. Mit all dem kann man zurechtkommen. Aber plötzlich versagen die Verdrängungen wegen der allgemeinen Verbreitung von Luxusgütern und Verführungen; die Selbstachtung wird geschwächt durch soziale Unsicherheit und durch Bedeutungslosigkeit; Charakter zu haben wird nicht mehr belohnt; und die aktive Aggression im sozialen Kontext wird eingeschränkt, so daß sie sich nur noch gegen das Selbst richten kann; in dieser gegenwärtigen Situation tritt Selbstunterdrückung daher in den Vordergrund der Neurose.

8. Das Verhältnis zwischen Theorie und Methode

Was der Theoretiker als »Zentrum der Neurose« betrachtet, hängt teilweise von solchen sozialen Bedingungen ab, wie wir sie beschrieben haben. Aber zum Teil hängt es natürlich auch von der angewandten therapeutischen Methode ab (und die Methode hängt wiederum von solchen sozialen Faktoren ab wie dem Zulauf von Patienten, dem Kriterium für Gesundheit usw.).

Bei der Methode, die wir in diesem Buch erörtern, bei der der Versuch gemacht wird, dem Selbst bei der Integration zu helfen, wobei die vitalen Bereiche sich ausdehnen und größere Gebiete erfassen sollen, besteht der Hauptwiderstand in der Unwilligkeit des Selbst zu wachsen. Das Selbst sträubt sich gegen seine eigene kontinuierliche Entwicklung.

Was den Therapeuten bei den frühen orthodoxen Techniken, bei denen der Patient passiv, unreflektiert und ohne eigene Verantwortung Es-Inhalte produzierte, natürlich erstaunte, war der Zusammenprall zwischen diesen Es-Inhalten und den sozialen Normen; die Aufgabe der Integration bestand dann in einer gelungeneren Neuanpassung. Später erwies sich dieses Konzept als ungeeignet; die Resignation und die Charakterdeformation des Patienten rückten ins Zentrum. Aber dabei müssen wir auf einen bemerkenswerten und fast lächerlichen Widerspruch in der üblichen theoretischen Terminologie der Charakteranalyse hinweisen:

Wir haben gesehen, daß das Selbst, das sich mit der Autorität identifiziert, seine Aggression gegen die entfremdeten Triebe, also gegen seine Sexualität richtet. Das Selbst ist dabei der Aggressor; es unterdrückt und beherrscht. Sonderbarerweise erwähnen die Charakteranalytiker, wenn sie auf die Grenze zwischen dem Selbst und dem Fremden zu sprechen kommen, plötzlich nicht die »Waffen des Selbst«, sondern die »Abwehrmechanismen des Selbst«, seinen »Abwehrpanzer« (Wilhelm Reich). Vom Selbst, das das motorische System steuert und die Aufmerksamkeit absichtlich abwendet und die Aufregungen abwürgt, glaubt man, daß es sich gegen die Bedrohungen von unten verteidigt! Was ist der Grund für diese seltsame Fehleinschätzung? Sie liegt darin, daß der Therapeut das Selbst nicht ernst nimmt. Er kann davon in jeder Weise, die ihm paßt, sprechen, denn es ist *praktisch* ein Nichts. Nur zwei Kräfte existieren für ihn: die Autorität und die Triebhaftigkeit; und zunächst schreibt der Therapeut – nicht der Patient – dem ersteren Macht zu, und dann in Rebellion dagegen, dem letzteren.

Aber da existiert noch etwas, nämlich das Selbst des Patienten, und das muß vom Therapeuten ernst genommen werden, denn, um es noch einmal zu wiederholen, es ist nur das Selbst, das Hilfe leisten kann. Die sozialen Normen oder gar die Triebe können in der Therapie nicht geändert werden.

9. Was wird bei der Selbstunterdrückung blockiert?

In umgekehrter Reihenfolge ist die Genese der Selbstunterdrückung die folgende:

- Bedürfnis nach Sieg
- Festklammern an Sicherheit
- Eingebildetheit der anmaßenden Persönlichkeit
- Introjektion
- Resignation
- Rückzug des Selbst.

Was ist aber nun das, was bei Selbstunterdrückung vor allem blockiert wird, worin besteht der grundlegende Verlust, den sich das Selbst zufügt? Es ist die sich abzeichnende Lösung des Konflikts, die unterdrückt wird. Es ist die Erregung des Wachsens, die in den Untergrund abgedrängt wird. Sexuelle Erregung, Aggression und Kummer können bis zu einem gewissen Maß in dosierter Form ausgelebt werden; aber wenn man nicht das Gefühl hat, daß man sich dabei selbst riskiert, muß die grundlegende Dumpfheit, Langeweile und Resignation erhalten bleiben; das dosierte Ausleben ist sinnlos. Sinnhaftigkeit ist das Gleiche wie die Erregung angesichts der sich abzeichnenden Lösung. Die vorzeitige Unterbrechung des Konflikts durch Verzweiflung, Verlustangst oder Vermeidung des Leidens blockiert die Kreativität des Selbst, seine Kraft, den Konflikt zu assimilieren und eine neue Ganzheit zu bilden.

Die Therapie muß die entgegengesetzte Richtung einschlagen und die Aggression von der Fixierung auf ein bestimmtes Ziel, nämlich den Organismus selbst, befreien; die Introjekte müssen bewußt werden, damit sie zerstört werden können; der Kontakt zu den isolierten sexuellen, sozialen usw. Interessen muß wieder aufgenommen und der Konflikt erlebt werden; und man muß auf die integrative Kraft des Selbst vertrauen, seinen speziellen Stil, der sehr genau in der Vitalität der Neurose ausgedrückt wird.

Dabei stellen sich sogleich viele Fragen. Liegt nicht die sich abzeichnende Lösung des Konflikts in der Zukunft und ist daher noch nicht existent? Wie kann etwas Nichtexistierendes auf bedeutsame Weise unterdrückt werden und so viel Schaden anrichten? Wie erschafft sich das Selbst neu, aus welchem Material, mit welcher Energie, in welcher Form? Entspricht nicht das »Sichverlassen auf die integrative Kraft« der Haltung eines therapeutischen Laissez faire? Und wenn der Konflikt weiter aufgerührt wird und das Selbst noch weiter desintegriert, wie will das Selbst sich selbst aufrecht halten, geschweige denn wachsen? Was ist überhaupt das »Selbst«? Wir werden versuchen, diese Fragen im nächsten Kapitel zu beantworten. Hier sollen nur noch die wichtigsten Punkte erwähnt werden.

Das Selbst ist das System der Kontakte im Organismus/Umweltfeld; und diese Kontakte sind die strukturierten Erfahrungen in der gegenwärtigen realen Situation. Es ist nicht das Selbst des Organismus als solchem, aber auch nicht der passive Empfänger für die Umwelt. Kreativität erfindet eine neue Lösung – erfinden im Sinne von finden, aber auch von erarbeiten; diese neue Lösung könnte jedoch nicht im Organismus oder seinem »Unbewußten« entstehen, denn dort gibt es nur konservative Möglichkeiten; noch könnte sie in der Umwelt als solcher zu finden sein, denn selbst, wenn man sie dort antreffen würde, könnte man sie nicht als zu sich gehörig erkennen. Das vorhandene Feld, das sich im jeweils nächsten Moment verwandelt, ist jedoch reich an potentieller Neuartigkeit, und durch Kontakt wird diese aktualisiert. Erfinden ist also genuin, es bedeutet, daß der Organismus wächst, Neues assimiliert und neue Energiequellen erschließt. Das Selbst weiß nicht von vornherein, was es erfinden wird, denn zu wissen heißt, daß es sich schon ereignet hat; der Therapeut weiß es ganz sicher nicht, denn er kann nicht für jemand anderen wachsen – er ist einfach ein Teil des Feldes. Aber beim Wachsen geht das Selbst Risiken ein – es riskiert Leiden, wenn es lange Zeit vermieden hat, sich zu riskieren, und daher muß es viele Vorurteile, Introjekte, Bindungen an die verfestigte Vergangenheit, an Sicherheiten, Pläne und Ambitionen zerstören; es geht das Risiko der Erregung ein, wenn es bereit ist, in der Gegenwart zu leben.

TEIL III Theorie des Selbst

10. Selbst, Ich, Es und Persönlichkeit

1. Struktur der folgenden Kapitel

Bisher haben wir einige grundlegende Probleme erörtert, wie beispielsweise die Realitätswahrnehmung, die Natur des Menschen und seine Reifung, die Sprache, die persönliche und soziale Entwicklung. Dabei haben wir versucht zu zeigen, wie das Selbst seine Funktion der schöpferischen Anpassung ausübt, was häufig in Notfallsituationen und erzwungenem Rückzug geschieht, wenn die neugeschaffene Ganzheit »neurotisch« und keinesfalls das Produkt schöpferischer Anpassung zu sein scheint. Tatsächlich haben wir hauptsächlich vor allem solche Probleme und Situationen ausgewählt und erörtert (wie die Vorstellung von einer äußeren Welt, das Infantile oder das Antisoziale), deren Fehlinterpretationen dazu führen, daß das wahre Wesen des Selbst, wie wir es verstehen, verdunkelt wird.

Jetzt wollen wir noch einmal von vorn beginnen und unsere Auffassung vom Selbst und seinen neurotischen Hemmungen in systematischer Weise entwickeln. Zunächst beziehen wir uns auf Material aus dem Einführungskapitel »Die Struktur des Wachstums« (das wir an dieser Stelle noch einmal zur Lektüre empfehlen); wir betrachten das Selbst als Funktion des Kontakts mit der sich ständig verändernden, aktuellen Gegenwart; wir fragen nach den Eigenarten und Aktivitäten des Selbst; und wir erörtern die drei wichtigsten Teilsysteme, das Ich, das Es und die Persönlichkeit, die unter bestimmten Umständen jeweils das Selbst zu sein scheinen. Danach versuchen wir in kritischer Auseinandersetzung mit den verschiedenen psychologischen Theorien nachzuweisen, warum unsere Auffassung bisher übersehen worden ist und warum andere unvollständige und fehlerhafte Auffassungen plausibel erschienen. Nachdem wir dann die Aktivität des

Selbst als *zeitlichen Prozeß* dargestellt haben, erläutern wir die Phasen des Vorkontakts, der Kontaktaufnahme, des vollen Kontakts und des Nachkontakts; und dies ist gleichzeitig eine Darstellung des Wesens des Wachstums durch schöpferische Anpassung. Schließlich, nachdem wir die übliche Freudsche Analyse der Verdrängung und der Entstehung von Neurosen geklärt und zusammenhängend dargestellt haben, erläutern wir die verschiedenen neurotischen Konstellationen als unterschiedliche Beeinträchtigungen der Kontaktgestaltung mit dem Gegenwärtigen.

2. Das Selbst als System gegenwärtiger Kontakte und Agens des Wachstums

Wir haben gesehen, daß der konkrete Gegenstand in jeder biologischen oder sozialpsychologischen Untersuchung immer ein Organismus/Umweltfeld bildet. Es gibt *keine* Funktion von irgendeinem Lebewesen, die nicht als die Funktion in solch einem Feld zu definieren wäre.[1] Organische Physiologie, Gedanken und Emotionen, Objekte und Personen sind jeweils Abstraktionen, die nur bedeutsam sind, wenn man sie mit den Interaktionen im Feld in Beziehung setzt.

---

[1] Das sollte sich eigentlich von selbst verstehen, aber die Abstraktionen sind inzwischen so eingefahren, daß es sinnvoll ist, das Offensichtliche hervorzuheben und die verbreitetsten Arten von Irrtümern aufzulisten:

a) Stehen, Gehen, Sichhinlegen sind Interaktionen mit der Schwerkraft und mit Stützelementen. Atmen braucht Luft. Eine äußere oder innere Haut oder Schale zu haben, ist eine Interaktion mit der Temperatur, dem Wetter, mit Flüssigkeiten, mit Druck durch Gase oder feste Körper und mit osmotischen Dichtegraden. Nahrung und Wachstum sind Assimilationen von selektiertem neuem Material, das gebissen, gekaut, eingesaugt oder verdaut wird. In diesen Fällen gibt es jedoch die verbreitete Tendenz, den »Organismus« zu abstrahieren, indem der Mensch »ißt, um gesund zu bleiben«, ohne dabei an die Nahrung zu denken; oder man versucht zu »entspannen«, ohne sich des Getragen-Werdens durch den Boden bewußt zu sein; oder man versucht zu »atmen«, ohne etwas ein- und auszuatmen.

b) Wahrnehmungen und Denken sind mehr als nur Reaktionen, sie sind ausgreifend, kommen aber auch aus dem Feld. Das Sichtbare (das ovale Gesichtsfeld) wird von den Augen berührt, es ist das Sehen; Töne (hörbare Bereiche) berühren die Ohren beim Hören und werden von den Ohren berührt. »Gegenstände«

Das Feld als Ganzes tendiert dazu, sich selbst zu vervollständigen, eine möglichst einfache Balance für die entsprechende Ebene zu finden. Aber da sich die Bedingungen ständig ändern, ist das partielle Gleichgewicht immer neu, man muß in dieses hineinwachsen. Ein Organismus erhält sich nur, indem er wächst. Selbsterhaltung und Wachsen sind Polaritäten, denn nur das, was sich erhält, kann auch durch Assimilation wachsen, und nur was kontinuierlich Neues assimiliert, kann sich erhalten, statt zu degenerieren. Die Stoffe und Energien für Wachstum sind also: der Versuch des Organismus zu bleiben, wie er ist; die neue Umwelt, die Zerstörung vorheriger partieller Gleichgewichtszustände und die Assimilation von etwas Neuem.

Kontakt ist, allgemein gesprochen, das Wachsen des Organismus. Mit Kontakt meinen wir Nahrungsbeschaffung und Essen, Lieben und Liebesakt, Aggression, Konflikt, Kommunikation, Wahrnehmung, Lernen, Eigenbewegung, Technik und ganz allgemein jede Funktion, die vor allem als ein Geschehen an der Grenze in einem Organismus/Umweltfeld zu verstehen ist.

Das komplexe System der Kontaktprozesse, das für die Anpassung im schwierigen Feld erforderlich ist, nennen wir »Selbst«. Man kann das Selbst an der Grenze des Organismus ansiedeln, aber diese Grenze

---

des Sehens und Hörens existieren aufgrund von Interesse, Konfrontation, Unterscheidung, praktischen Absichten. Die Gründe für Veränderung und dauerhafte Formen sind Lösungen aufgrund von Orientierung und Manipulation. In diesen Fällen gibt es jedoch die Tendenz, die »Umwelt« oder die »Realität« zu abstrahieren, und diese dann als dem »Organismus« vorausgehend anzusehen – der Stimulus und die Tatsachen werden so betrachtet, als wären sie vor jeder Reaktion und vor einem Bedürfnis vorhanden.

c) Kommunikation, Imitation, Sorge, Abhängigkeit usw. gehören zum natürlichen sozialen Wesen bestimmter Arten. Persönlichkeit wird durch zwischenmenschliche Beziehungen und kommunikative Haltungen geformt; und die Gesellschaft wird ihrerseits wieder aus innerpersönlichen Bedürfnissen zusammengehalten. Die Symbiose von Organismen und mechanischen Kräften ist eine Interaktion im Feld. Emotionen, Sorge usw. sind Kontaktfunktionen, die nur als Beziehungen zwischen Bedürfnissen und Objekten definierbar sind. Sowohl Identifikation als auch Entfremdung sind Funktionsweisen im Feld. In diesen Fällen neigt man jedoch dazu, sowohl den »Organismus« als auch die »Umwelt« zu abstrahieren und isoliert voneinander zu sehen, um sie in einem zweiten Schritt dann wieder zu verbinden.

ist selbst wiederum nicht von der Umwelt getrennt; sie hat Kontakt zur Umwelt, sie gehört zu beidem, zu Umwelt und Organismus. Kontakt geschieht dann, wenn das Berühren etwas berührt. Das Selbst darf nicht als eine feste Institution gedacht werden; es existiert immer dann, wenn es tatsächlich irgendwo eine Interaktion an der Grenze gibt. Um Aristoteles zu paraphrasieren: »Wenn man sich den Daumen einklemmt, existiert das Selbst im schmerzhaften Daumen.«

(Nehmen wir daher einmal an, wir konzentrierten uns auf das Gesicht eines Menschen und hätten den Eindruck, es sei eine Maske; und dann fragen wir uns, was denn das »wahre« Gesicht sei. Aber diese Frage ist absurd, denn das wahre Gesicht ist eine Reaktion auf irgendeine gegenwärtige Situation: Wenn es Gefahr gibt, ist das wahre Gesicht Furcht; wenn es etwas Interessantes gibt, ist es ein interessiertes Gesicht usw. Das wahre Gesicht, das hinter einem Gesicht, das man für eine Maske hält, verborgen ist, wäre eine Reaktion auf eine Situation, die unbewußt bleibt; und es ist eben diese Tatsache, daß etwas im Unbewußten gehalten wird, die durch die Maske ausgedrückt wird; denn die Maske ist dann das wahre Gesicht.[2] Deshalb ist der Rat »Sei Du selbst!«, der oft von Therapeuten gegeben wird, etwas absurd; gemeint ist: »Nimm Kontakt mit dem Gegenwärtigen auf!«, denn das Selbst ist nichts anderes als dieser Kontakt.)

Das Selbst, das System der Kontakte, integriert jeweils perzeptive und propriozeptive sowie motorischmuskuläre Funktionen und organische Bedürfnisse. Es ist sich bewußt und orientiert sich, greift an, manipuliert und spürt die Angemessenheit des Zusammenspiels von Umwelt und Organismus. Es gibt keine gute Wahrnehmung ohne Einsatz der Muskeln und der organischen Bedürfnisse. Eine wahrgenommene Figur ist nicht prägnant und klar konturiert ohne ein Interesse an ihr und ohne, daß man sich auf sie konzentriert und sie genau betrachtet. Es gibt auch keine anmutige und geschickte Bewegung ohne Interesse und Innenwahrnehmung der Muskeln und ohne Wahrnehmung der Umwelt. Eine organische Erregung drückt sich auch nur

---

[2] Es drückt aus: »Ich bin jemand, der nicht fühlen will«, oder »Ich will verbergen, was ich fühle«.

aus und wird bedeutsam, indem sie dem Wahrgenommenen Rhythmus und Bewegung verleiht, wie es ja in der Musik deutlich wird. Um es anders auszudrücken: Es ist das Sinnesorgan, das wahrnimmt, es ist der Muskel, der sich bewegt, es ist das vegetative Organ, das an Überfluß oder Mangel leidet; aber es ist die Einheit des Organismus im Kontakt mit der Umwelt, der bewußt ist, der wirkt und fühlt.

Diese Integration ist keineswegs zu vernachlässigen: Es ist die schöpferische Anpassung. In Kontaktsituationen ist das Selbst die Kraft, die die Gestalt im Feld bildet; noch besser: Das Selbst *ist* der Figur/Hintergrundprozeß in Kontaktsituationen. Der Sinn dieses formativen Prozesses, die Dynamik von Hintergrund und Figurbildung ist die Erregung; Erregung wiederum ist das Gefühl für die Bildung von Figur und Hintergrund in Kontaktsituationen, bei der die unerledigte Situation ihrer Vollendung zustrebt. Wenn diese Situationen andererseits ruhig sind oder dem Gleichgewicht zustreben, wird das Selbst schwächer, da es ja nicht als feste Institution anzusehen ist, sondern vor allem als etwas, das sich auf intensivere und schwierigere Probleme einstellt. So ist dies im Schlaf oder bei jedem Wachstumsprozeß, der auf die Phase der Assimilation zugeht. Die Nahrungsbeschaffung, der Hunger, die Vorstellungskraft, die Bewegung, das Auswählen und das Essen sind erfüllt vom Selbst; das Schlucken, die Verdauung und Assimilation geschehen mit weniger oder gar keinem Selbst. Genau so auch bei nahem Kontakt mit aufgeladenen Berührungsflächen wie bei der Liebe: Das Begehren, die Annäherung, die Berührung und das vollständige Entladen der Energie sind voller Selbst, das anschließende Sichverströmen geschieht dagegen mit vermindertem Selbst. Das gleiche gilt für Konflikte: Die Zerstörung und Vernichtung sind voll vom Selbst, die Identifikation und Abweisung geschehen mit vermindertem Selbst. Kurz gesagt: Wo am meisten Konflikte, Kontakte und Figur/Hintergrundprozesse geschehen, gibt es am meisten Selbst; wo »Konfluenz« (Zusammenfließen), Isolation oder Gleichgewicht herrschen, ist das Selbst verringert.

Das Selbst existiert dort, wo sich die Kontaktgrenzen verschieben. Die Kontaktbereiche mögen eingeschränkt sein wie bei der Neurose, aber wo immer es eine Grenze gibt und Kontakt geschieht, ereignet sich auch schöpferisches Selbst.

3. Das Selbst als Aktualisierung des Potentiellen

Die Gegenwart ist der Übergang von der Vergangenheit zur Zukunft, und dies sind die Stufen eines Aktes des Selbst, das mit dem Gegenwärtigen in Kontakt tritt. (Wahrscheinlich ist die metaphysische Erfahrung von Zeit vor allem aus der Funktionsweise des Selbst abzulesen.) Es ist dabei wichtig zu beachten, daß die Gegenwärtigkeit, mit der Kontakt aufgenommen wird, nicht ein gleichbleibender »objektiver« Zustand ist, den man sich aneignet, sondern etwas Potentielles, das erst im Kontakt real wird.

Die Vergangenheit ist das, was sich nicht verändert und im wesentlichen nicht verändert werden kann.[3] Bei der Konzentration der Bewußtheit auf die aktuelle Situation wird das Vergangensein der Situation als gegebener Zustand des Organismus und der Umwelt betrachtet; aber plötzlich, im Augenblick der unmittelbaren Konzentration, löst sich das, was unveränderlich gegeben ist, in viele Möglichkeiten auf und wird als Potential gesehen. Während die Konzentration andauert, werden diese Möglichkeiten zu einer neuen Figur umgestaltet, die aus dem Grund der Potentialität auftaucht: Das Selbst erlebt sich als etwas, das sich mit einigen dieser Potentialitäten identifiziert und andere abweist. Die Zukunft, das Kommende, ist die Gerichtetheit dieses Prozesses auf die Bildung einer einzigen neuen Figur hin, die aus den vielen Möglichkeiten heraus entsteht.

(Wir müssen darauf hinweisen, daß es eine kontaktvolle Erfahrung von einem »unveränderlichen«, objektiven Zustand, einem »Objekt«, tatsächlich gibt. Es ist die Erfahrung konzentrierter Beobachtung von etwas, bei der man eine Haltung einnimmt, bei der man sich dem

[3] Daher sind Abstraktionen und eine unveränderliche abstrakte »Wirklichkeit« Konstrukte aus vergangenen Erfahrungen. Weitgehend »ewige« reale Bedingungen werden nicht als unveränderlich, sondern als sich in gleichbleibender Weise ständig erneuernd erfahren.

Gegenstand aussetzt und ihn mustert, aber darauf verzichtet, in irgendeiner Weise zu intervenieren oder *den Gegenstand* zu verändern. Offensichtlich ist die Fähigkeit, diese Haltung mit lebendigem Eros einzunehmen, das, was einen großen Wissenschaftler wie Darwin auszeichnet, der stundenlang und fasziniert eine Blume anschauen konnte.)

Die Beeinträchtigung des Selbst bei der Neurose, so wird behauptet, sei die Unfähigkeit, sich die Veränderbarkeit oder Andersartigkeit der Situation vorzustellen. Neurose ist eine Fixierung auf die unveränderliche Vergangenheit. Das ist richtig, aber die Funktion des Selbst ist mehr als das Akzeptieren von vielen Möglichkeiten; es ist auch die Identifikation mit und die Zurückweisung von diesen Möglichkeiten, es ist das schöpferische Entstehenlassen einer neuen Figur; es ist die Fähigkeit zur Unterscheidung zwischen »unsinnigen Reaktionen« und dem einzigartigen, neuen Verhalten, das erforderlich ist.

Wir können hierbei erkennen, daß der übliche Rat, »Sei Du selbst!« irreführend ist, denn das Selbst kann nur als etwas Potentielles empfunden werden; alles, was sich klarer abzeichnet, muß sich im tatsächlichen Verhalten ergeben. Die Angst, die dieser Rat hervorruft, ist die Furcht vor der Leere und Verwirrung bei solch einer unklaren Rolle; der Neurotiker hat dann den Eindruck, daß er im Vergleich zu einem überhöhten Selbstkonzept von sich wertlos ist; und dahinter liegt die Furcht vor dem verdrängten Verhalten, das aus der Leere auftauchen könnte.

4. Die Eigenschaften des Selbst

Das Selbst ist spontan im mittleren Modus, der den Hintergrund des Handelns und der Leidenschaft bildet, und es ist (als Ich, Du und Es) in die Situation eingebunden. Wir wollen diese Eigenschaften der Reihe nach betrachten, obwohl sie ineinander übergehen.

Spontaneität ist das Gefühl, kontinuierlich am Erleben im Organismus/Umweltfeld aktiv beteiligt zu sein; dabei ist das Selbst nicht nur Gestalter, auch nicht nur Werkzeug, sondern es wächst in dieser Situation weiter. Spontaneität ist nicht direktiv, auch nicht sich selbst gegenüber, man ist aber auch nicht völlig unbeteiligt, während man dahinlebt, sondern es handelt sich hier um ein Entdecken und Erfinden, bei dem man engagiert und akzeptierend voranschreitet.

Das Spontane ist sowohl aktiv als auch passiv, sowohl wollend als auch zulassend; oder besser: Es ist im mittleren Modus, in einer schöpferischen Unparteilichkeit, einem Desinteresse, und zwar nicht in dem Sinn, daß man nicht erregt oder kreativ wäre, denn beides gehört gerade zur Spontaneität, sondern es ist die Einheit vor (und nach) der Aktivität und Passivität, die beide darin enthalten sind.[4] (Es ist seltsam, daß dieses Gefühl der Unparteilichkeit oder der Gelassenheit, von dem kreative Menschen berichten, aus analytischer Sicht gerade als *Verlust* des Selbst, statt als eigentümliches Selbstempfinden interpretiert wird, aber wir werden gleich zu zeigen versuchen, woher das kommt.) Die Extreme bei Spontaneität sind einerseits aktive Absicht, andererseits Entspannung.[5]

Von den Hauptkategorien der Kontaktfunktionen werden die Gefühle oft als das tiefergehende Selbst oder als »Seele« aufgefaßt. Man kann Gefühle weder willentlich herbeiführen, noch kann man dazu gezwungen werden. Muskelbewegungen sind oft überwiegend aktiv,

---

[4] »Was sich soll mischen lassen, muß sich gegenseitig berühren können, und wo etwas im eigentlichen Sinne wirkt, während das andere leidet, da ist es ebenso.« (Aristoteles [1958]: *Über Werden und Vergehen,* I, 6. Paderborn: Schöningh, S. 122)

[5] Wenn wir vom mittleren Modus sprechen, entsteht wieder eine bedeutsame Sprachschwierigkeit: Im Englischen gibt es meist nur aktive oder passive Verben; unsere »intransitiven« Verben wie »gehen« oder»sprechen« haben ihren mittleren Modus verloren und sind nur noch Aktivitäten ohne Objekt. Das ist eine Sprachkrankheit. Das Griechische verfügt über einen regulären mittleren Modus, der in plausibler Weise Gelassenheit ausdrückt, wie wir sie hier brauchen, wie beispielsweise *dunama* (die Macht für etwas haben) oder *boulomai* (wollen). Das gilt auch für einige reflexive französische Verben wie *s'amuser* (sich vergnügen) oder *se promener* (spazieren gehen). Wir müssen jedoch sorgfältig unterscheiden: Der mittlere Modus bedeutet gerade nicht, dem Selbst etwas anzutun – das werden wir später »Retroflektion« nennen, was oft ein neurotischer Mechanismus ist. Der mittlere Modus bedeutet vielmehr, daß – ganz gleich, ob das Selbst etwas tut oder ihm etwas angetan wird – es den Prozeß als Ganzes auf sich selbst bezieht, es empfindet ihn als zu sich gehörig und es ist dabei beteiligt. Vielleicht gilt das auch für das Englische »*address oneself to*« (sich an jemanden wenden).

und Wahrnehmung ist manchmal überwiegend passiv. Aber natürlich können sowohl Bewegung als auch Wahrnehmung spontan sein und dazwischen liegen – etwa wie bei angeregtem Tanzen oder bei ästhetischer Wahrnehmung. Und auch Absichtlichkeit kann spontan sein, beispielsweise die unheimliche Zielstrebigkeit einer inspirierten, heldenhaften Tat; und das Gleiche gilt für die Entspannung, wenn man sich etwa in der Sonne oder in der Gunst einer Geliebten aalt.

Das »Eingebundensein in einer Situation« meint, daß es kein Empfinden für sich selbst oder andere Dinge außerhalb der eigenen Erfahrung in der Situation gibt. Das Empfinden ist unmittelbar, konkret und gegenwärtig, und dies beinhaltet gleichzeitig auch Wahrnehmung, Muskelbewegung und Erregung. Wir wollen zwei Haltungen dabei einander gegenüberstellen: Wenn uns die Innen- und Außenwahrnehmungen Orientierung im Feld geben, dann kann man diese abstrakt betrachten und als Hinweis auf eine Bewegung und schließlich das Erreichen eines Ziels, das uns befriedigt, verstehen, oder es kann konkret empfunden werden, daß wir auf dem Weg sind und in gewisser Weise angekommen sind und jetzt unsere Orientierung gefunden haben. Im Zusammenhang mit einer Aufgabe wiederum wird der Plan vom fragmentarischen Aufblitzen des fertigen Produkts erhellt, und umgekehrt ist das fertige Produkt nicht das, was abstrakt gedacht wurde, sondern was sich beim Planen und Bearbeiten des Materials klärt. Es gibt dann nicht bloß Mittel und Zweck; im Hinblick auf jeden Schritt des Prozesses gibt es vielmehr eine in sich abgerundete, aber andauernde Befriedigung: Orientierung zu erhalten, ist selbst schon ein Handlungsschritt und ein Vorgefühl. Wenn dies nicht so wäre, könnte nie etwas spontan getan werden, denn man würde spontan innehalten und nur das verfolgen, was Gefühle auslöst. Um ein dramatisches Beispiel (von Gide) anzuführen: Der Krieger, der in einen tödlichen Kampf verwickelt ist, hat leidenschaftliche Gefühle und genießt den Kampf.

Das Selbst schließlich, das sich spontan einer gegenwärtigen Aufgabe widmet und diese akzeptiert, während sie sich entwickelt, ist sich seiner selbst nicht auf abstrakte Weise bewußt, sondern, daß es mit etwas in Kontakt ist. Sein »Ich« ist der eine Pol, das »Du« und »Es«

sind die anderen. Das Es ist das Spüren des Materials, der Antrieb und der Hintergrund; das Du ist die Gerichtetheit des Interesses; das Ich ist das, was Schritte unternimmt und ständig Identifikationen und Abweisungen vollzieht.

5. Ich, Es und Persönlichkeit als Aspekte des Selbst

Die Aktivität, die wir erörtert haben – die Aktualisierung des Potentiellen – sowie die Eigenschaften des Selbst – Spontaneität, mittlerer Modus usw. – sind Aspekte des Selbst, das sich auf eine Art generalisierter Gegenwart einläßt; aber natürlich gibt es solch einen gegenwärtigen Moment nicht wirklich (obwohl Menschen mit starken Gefühlen und subtilen Fähigkeiten solche intensiven schöpferischen Momente nicht selten erleben, wenn sie dabei auch noch Glück haben). Meistens bildet das Selbst besondere Strukturen für spezielle Zwecke aus, indem es bestimmte Kräfte ausklammert oder fixiert, während es freizügig über alles andere verfügt; so haben wir beispielsweise zahlreiche neurotische Strukturen erwähnt oder zuvor auf Strukturen bei Naturbeobachtungen hingewiesen. Die Aufgabe einer soliden Psychologie bestünde nun in einer umfassenden Klassifizierung, Beschreibung und Analyse der möglichen Strukturen des Selbst. (Dies ist ist eine Aufgabe der Phänomenologie.)

Für unsere Zwecke möchten wir drei solcher Strukturen des Selbst – das Ich, das Es und die Persönlichkeit – kurz erörtern, denn aus verschiedenen Gründen, die mit der Auswahl der Patienten und mit den Therapiemethoden zu tun haben, wurden die einzelnen Teilstrukturen des Selbst in den Theorien klinischer Psychologie für die Gesamtfunktion des Selbst gehalten.

Als Aspekte des Selbst bei einer schlichten, spontanen Handlung entsprechen Ich, Es und Persönlichkeit den größeren Phasen der schöpferischen Anpassung: Das *Es* ist der vorhandene Hintergrund, der in seine Möglichkeiten aufgelöst wird, einschließlich der organischen Erregung und dem Bewußtwerden unerledigter Situationen, der vage wahrgenommenen Umwelt und den undifferenzierten Gefühlen, die den Organismus mit der Umwelt verbinden. Das *Ich* entspricht der fortschreitenden Identifizierung mit einigen und der Zurückweisung anderer Möglichkeiten, den Begrenzungen und Intensivierungen des Kontaktprozesses einschließlich des motorischen Verhaltens, der Aggressionen, der Orientierung und Manipulation. Die *Persönlichkeit* ist die geschaffene Figur, zu der das Selbst dann wird und die es in den Organismus assimiliert, wobei sie mit Ergebnissen vorherigen Wachstums vereint werden. Offensichtlich ist all dies zusammen nichts anderes als der Figur/Hintergrundprozeß selbst, und bei solch einem einfachen Fallbeispiel gäbe es keine Notwendigkeit, die Phasen mit einer besonderen Bezeichnung zu ehren.

6. Das Ich

Eine üblichere gesunde Erfahrung ist jedoch die folgende: Man ist entspannt, es gibt vieles, womit man sich beschäftigen könnte, alles wird akzeptiert und bleibt ziemlich vage – das Selbst ist eine »schwache Gestalt«. Dann tritt ein Interesse in den Vordergrund, und die Kräfte werden spontan aktiviert, bestimmte Bilder werden prägnanter, und Bewegungsreaktionen werden ausgelöst. An diesem Punkt werden meist auch bestimmte absichtliche Selektionen und Entscheidungen erforderlich (aber es gibt auch spontane Prioritäten, denen gegenüber sich rivalisierende Angelegenheiten von selbst unterordnen). Es ist notwendig, seine Aufmerksamkeit *auszurichten,* aber auch aufmerksam zu sein, seine Zeit und Ressourcen einzuteilen, Mittel zu aktivieren, die für sich genommen nicht interessant sind usw. Das heißt, daß der gesamten Funktionsweise des Selbst Grenzen auferlegt werden, und dabei vollziehen sich gemäß diesen Grenzen Identifikationen und Abweisungen. In dieser Zwischenzeit absichtsvoller Konzentration kommt natürlich trotzdem ständig Spontaneität vor, sowohl im Hintergrund als auch im schöpferischen Akt des absichtsvollen Handelns und der steigenden Erregung im Vordergrund. Und auf dem Höhepunkt der Erregung wird die Intentionalität schließlich losgelassen, und die Befriedigung ist wiederum spontan.

Was ist bei dieser normalen Erfahrung die Selbstbewußtheit des

Ich, des Systems der Identifikationen? Es ist absichtsvoll, im aktiven Modus, sensorisch wach und motorisch aggressiv und sich seiner Selbst unabhängig von der Situation bewußt.

Gesunde Besonnenheit ist das bewußte Begrenzen bestimmter Interessen, Wahrnehmungen und Bewegungen, um sich als einfachere Ganzheit an anderer Stelle zu konzentrieren. Innen- und Außenwahrnehmung werden »durch Nichtbeachten« eingeschränkt; beispielsweise kann die Aufmerksamkeit motorisch abgewandt werden, oder etwas Wahrgenommenes verliert an Prägnanz, wenn eine organische Erregung unterdrückt wird. Bewegungsimpulse können durch rivalisierende Impulse kontrolliert werden. Erregungen können unterdrückt werden, indem man sie isoliert, ihnen keine Ziele bietet, an denen sie sich auslassen und steigern können, und durch die auch keine Muskelbewegungen angeregt werden können, die sich dann selbst verstärken. (In der Zwischenzeit entwickelt sich das ausgewählte Interesse *tatsächlich* weiter und löst Erregung aus.)

Diese Mechanismen gehen nun notwendigerweise mit dem Empfinden einher, daß wir »aktiv« sind, die Erfahrung selbst inszenieren, denn das Selbst ist mit dem lebendigen, selbstgewählten Interesse identifiziert, und von diesem Zentrum aus erlebt es sich als externen Agenten im Feld. Das Zugehen auf die Umwelt wird als aktive Aggression, nicht als ein Hineinwachsen in die Umwelt empfunden, denn auch hierbei begegnet man der Umwelt nicht gemäß ihrer spontanen Prägnanz, sondern man wählt und sortiert nach dem Interesse aus, mit dem man identifiziert ist. Man hat das Gefühl, die Situation selbst herzustellen. Die Mittel werden als bloße Mittel auf der Grundlage des in der Vergangenheit erworbenen Wissens ausgewählt; daher hat man den Eindruck, daß man sie benutzt und beherrscht, statt sie zu entdecken und zu erfinden. Die Sinne sind in Hab-Acht-Stellung, sie halten Ausschau, statt daß sie etwas »finden« oder auf etwas »reagieren«.

Es gibt einen hohen Grad an Abstraktion sowohl von der Einheit aus Wahrnehmung, Bewegung und Gefühl als auch vom gesamten Feld. (Abstraktion bedeutet, wie wir ausgeführt haben, daß bestimmte Teile fixiert werden, damit sich andere bewegen und in den Vordergrund treten können.) Planung, Mittel und Ziele werden voneinander getrennt. Diese Abstraktionen werden in einer kompakteren, einfacheren Einheit zusammengehalten.

Schließlich wird das Ich selbst in der Situation absichtsvollen Handelns als etwas Reales empfunden: Denn das organische Bedürfnis wird unter einer Zielperspektive eingegrenzt, die Wahrnehmung wird kontrolliert, und man nimmt mit der Umwelt nicht als einen Pol seiner Existenz Kontakt auf, sondern hält sie sich als »Außenwelt«, in der man selbst ein externer Agent ist, auf Distanz. Was als nah empfunden wird, ist die Einheit von Ziel, Orientierung, Mittel, Kontrolle usw., und eben das ist der Handelnde selbst, das Ich. Jedes Theoretisieren, besonders die Introspektion, ist nun absichtsvoll, eingrenzend und abstrahierend; wenn wir also über das Selbst Theorien entwikkeln, besonders im Wege der Introspektion, zeichnet sich eben das Ich als zentrale Struktur des Selbst ab. Man ist sich seiner Selbst in einer gewissen Isolierung, nicht immer im Kontakt mit etwas anderem bewußt. Die Ausübung des Willens und die Anwendung von Techniken geschieht mit einem eindrucksvollen Maß an Energie. Darüber hinaus gibt es den folgenden wichtigen neurotischen Faktor: Absichtsvoll geplantes Handeln läuft immer darauf hinaus, daß man unerledigte Situationen beruhigt, so daß sich diese Gewohnheit des Selbst dem Gedächtnis als Grundgefühl des Selbst einprägt, während spontane Kontakte die Situation eher beenden und dann vergessen werden. Wie dem auch sei, in den orthodoxen psychoanalytischen Theorien des Bewußtseins ist tatsächlich das Ich zentral, nicht das Selbst (wie wir dies ausführlich im nächsten Kapitel darstellen werden).

Das bedeutet, in einer paradiesischen Welt spontaner Identifikationen und Abweisungen ohne absichtliche Einschränkungen wäre das Ich lediglich ein Stadium der Funktionsweise des Selbst. Und wenn nur das Verhalten beobachtet wird, dann taucht das Ich immer noch nicht auf, selbst wenn sehr viel Überlegung dabei ist. Aber in jeder introspektiven Theorie ragt es notwendigerweise groß heraus; und wenn die Person neurotisch ist, dann existiert im Bewußtsein nichts außer dem überlegenden Ich.

7. Das Es

Für den orthodoxen Freudianer indessen zählt das, was der neurotische Patient bewußt vorbringt, sehr wenig; seinem absichtlichen Bemühen fehlt die Energie. Statt dessen geht der Psychoanalytiker zum Gegenpol des Bewußten und findet dann den wichtigen, energievollen Teil des »mentalen« Apparates im Es; aber das Es ist meist »unbewußt«; die Introspektion verrät uns nichts darüber. Man kann es am Verhalten beobachten, auch am verbalen Verhalten, das nur rudimentär mit dem Bewußtsein verknüpft ist. Diese Auffassung von den Eigenschaften des Es ist natürlich eine Konsequenz der Therapiemethode: der entspannte Patient und die freie Assoziation sowie die Bedeutungen, die durch die Aufmerksamkeit des Therapeuten, nicht durch die des Patienten, hervorgebracht werden (Kapitel 7, 4ff.).

Wir wollen statt dessen die Struktur des Selbst bei bewußter, alltäglicher Entspannung betrachten. Um sich auszuruhen, entläßt das Selbst die Sinneswahrnehmung aus dem aktiven Modus und lockert die Muskeln, ausgehend von einem mittleren Tonus. Das Es erscheint dann passiv, konfus und irrational; seine Inhalte sind halluzinatorisch, und der Körper tritt übergroß in den Vordergrund.

Der Eindruck der Passivität kommt vom Akzeptieren ohne Engagement. Da sich das Selbst nach Ruhe sehnt, rafft es sich nicht auf, um seine Impulse auszuleben; die motorische Initiative ist vollkommen unterbrochen. Ein kurzfristiges Signal nach dem anderen taucht auf und verschwindet wieder, denn weitergehender Kontakt wird damit nicht aufgenommen. Für den kleinen Bereich introspektiver Aktivität erscheinen diese Möglichkeiten wie »Impressionen«; sie sind einfach da und werden einem gegeben.

Die Bilder, die dabei auftauchen, neigen dazu, halluzinatorisch zu sein, es sind reale Objekte und vollständige dramatische Vorfälle, mit denen mit minimaler Energie Kontakt aufgenommen wird, beispielsweise hypnagogische Bilder oder Masturbationsphantasien. Ihre Energie kommt von unerledigten Situationen der Art, daß sie durch die Aktivierung der Kontaktgrenze selbst befriedigt werden können (Kapitel 3,7). Denn wenn die organischen unerledigten Situationen drängend sind, dann kann keine Ruhe eintreten: Der Versuch, es zu erzwingen, endet in Schlaflosigkeit, Ruhelosigkeit usw.; aber wenn sie schwach sind (wie bei Müdigkeit am Tag), können sie mehr oder weniger gut durch Halluzinationen befriedigt werden. Die passive Sexualität der Masturbation kombiniert diese passiven Phantasien mit einer aktiven Selbstaggression, die das Bedürfnis nach motorischer Betätigung zur Ruhe bringt.

Das Selbst ist konfus, und tatsächlich zerfällt es und verschwindet zu einer bloßen Möglichkeit, denn es existiert nur durch Kontaktaufnahme und wird dadurch aktualisiert. Da sowohl die sinnliche Orientierung als auch die motorische Aktivität blockiert sind, macht nichts irgendeinen »Sinn«, und die Inhalte bleiben mysteriös. Um das Ich, das Selbst und das Es hier einmal einander gegenüberzustellen: Das absichtsvolle Ich besitzt die kompakte, abstrakte Einheit, die aus der Zielstrebigkeit und dem Ausblenden von Ablenkungen hervorgeht; Spontaneität verfügt über die flexible, konkrete Einheit des Wachsens, des Sicheinlassens auf Ablenkungen und auf deren Akzeptanz als mögliche Attraktionen; und Entspannung ist gleichbedeutend mit Desintegration, die nur durch das übergroße Körperempfinden zusammengehalten wird.

Der Körper zeichnet sich sehr deutlich ab, weil die Selbstwahrnehmung das Feld beherrscht, während Sinne und Bewegungen aussetzen. Diese wurden absichtlich unterdrückt; wenn sie jetzt freigelassen werden, fließen sie in die Bewußtheit. Wenn sie keinen drängenden Aufmerksamkeitsfokus anzubieten haben, schläft man ein.

8. Die Persönlichkeit

Die Persönlichkeit wird als Struktur des Selbst weitgehend erst im analytischen Prozeß selbst entdeckt und erfunden, besonders dann, wenn die Methode in der Deutung und Korrektur der zwischenmenschlichen Beziehungen besteht. Die Persönlichkeit ist das System der Haltungen, die man in zwischenmenschlichen Beziehungen einnimmt; es sind die Annahmen darüber, wer man ist; diese bilden eine Grundlage für mögliche Erklärungen des eigenen Verhaltens, wenn man danach gefragt würde. Wenn das zwischenmenschliche Verhalten neurotisch ist, besteht die Persönlichkeit aus einer Reihe fehlerhafter Selbstkonzepte, aus Introjekten und Ichidealen, aus Masken usw. Wenn die Therapie jedoch beendet ist (und das gilt für jede Therapiemethode), dann ist die Persönlichkeit eine Art Rahmenvorgabe für Einstellungen, die man selbst gut versteht und die man für jede zwischenmenschliche Verhaltensweise verwenden kann. Angesichts der Umstände ist dies das beste Ergebnis eines psychoanalytischen Interviews; und das Ergebnis besteht darin, daß die »freie« Struktur, die sich dabei herauskristallisiert, vom Psychoanalytiker für das Selbst gehalten wird. Aber die Persönlichkeit ist im wesentlichen nur ein verbaler Ausdruck des Selbst; es ist die Antwort auf die Frage – auch die selbstgestellte Frage – nach dem Selbst. Es ist bezeichnend für die Theoretiker des Zwischenmenschlichen, daß sie wenig beizutragen haben zu organischen Funktionsweisen, zur Sexualität, zu obskuren Phantasien oder auch zur technischen Aufarbeitung physikalischen Materials, denn dies alles ist kein wichtiger Gegenstand, der der Erklärung bedarf.

Was ist die Selbstbewußtheit der Persönlichkeit – da wir auch von der Selbstbewußtheit des Ich und des Es gesprochen haben? Sie ist autonom, verantwortlich und sich selbst durch und durch vertraut, da es eine ganz bestimmte Rolle in der gegenwärtigen Situation spielt.

Autonomie darf nicht mit Spontaneität verwechselt werden. Autonomie bedeutet, frei zu entscheiden und immer erst einmal Zugang zu einer Unparteilichkeit zu haben, der dann ein Sicheinlassen folgt. Die Freiheit folgt aus der Tatsache, daß die Grundlage für die Aktivität bereits geklärt ist. Man läßt sich dementsprechend auf etwas ein, was man *ist,* das heißt, zu wem man geworden ist. Aber der mittlere Modus der Spontaneität kann nicht über den Luxus dieser Freiheit verfügen, auch nicht über das Gefühl der Sicherheit, das vom Wissen darüber herrührt, wer und wo man ist und ob man sich einlassen kann oder nicht; man *ist* involviert und wird getragen, nicht trotz seiner selbst, sondern jenseits seiner selbst. Autonomie ist nach außen hin weniger aktiv als Intentionalität und natürlich auch weniger nach außen passiv als Entspannung – denn es ist unsere eigene Situation, für die wir uns gemäß unserer Rolle engagieren; man bearbeitet nichts und wird auch nicht von etwas anderem bearbeitet; deshalb hält man die freie Persönlichkeit für spontan und im mittleren Modus. Aber bei spontanem Verhalten ist alles neu und wird schrittweise angeeignet; bei Autonomie hat man sich das Verhalten bereits angeeignet, denn im Prinzip wurde es schon erfolgreich praktiziert und angeeignet. Die »gegenwärtige Situation« ist also nicht wirklich neu, sondern ein Spiegelbild der Persönlichkeit – deshalb weiß man, daß sie zu uns gehört, und wir fühlen uns sicher.

Die Persönlichkeit ist »transparent«, sie ist durch und durch bekannt, denn es ist das System dessen, was man erkannt hat (in der Therapie ist es die Struktur aller »Aha-Erlebnisse«). Das Selbst dagegen ist in diesem Sinn überhaupt nicht transparent – auch wenn es bewußt ist und sich orientieren kann – denn sein Bewußtsein von sich selbst geschieht im Licht des anderen in der jeweils gegenwärtigen Situation.

In ähnlicher Weise ist die Persönlichkeit verantwortlich und hält sich in einem Sinn für verantwortlich, wie das schöpferische Selbst nicht verantwortlich ist. Denn Verantwortlichkeit bedeutet, daß man einen Vertrag schließt. Ein Vertrag wird gemäß dem, der man ist, geschlossen, und Verantwortung ist die dem entsprechende Stimmigkeit des Verhaltens in diesem Rahmen. Aber reine Kreativität kann in diesem Sinn keinen Vertrag abschließen; ihre Stimmigkeit ergibt sich im Verlauf des Prozesses. Persönlichkeit ist also die Verantwortungsstruktur des Selbst. Um ein Beispiel, weniger eine Analogie, anzuführen: Ein Dichter, der die Art der Situation und die erforderliche kommunikative Haltung kennt, kann sich vertraglich verpflichten, ein Sonett zu schreiben, und er erfüllt die metrische Form in angemessener Weise; aber indem er immer enger in Kontakt mit der Sprache kommt, erschafft er den Bilderreichtum, den emotionalen Rhythmus und den Sinn.

11. Kritik der psychoanalytischen Theorien des Selbst

1. Kritik an einer Theorie, bei der das Selbst überflüssig wird

Die Funktion des Selbst ist der Figur/Hintergrundprozeß bei Grenzkontakten im Organismus/Umweltfeld. Dieses Konzept ist sowohl in der alltäglichen als auch in der klinischen Erfahrung so einleuchtend, und es ist auch in der Therapie nützlich, daß wir uns die Frage stellen müssen, warum es in den gängigen Theorien überhaupt nicht beachtet oder völlig übersehen wird. In diesem Kapitel wollen wir daher die Defizite dieser Bewußtseinstheorien (normalerweise als Theorie des Ich präsentiert) erörtern. Später (Kapitel 13) werden wir sehen, daß die Funktion des Selbst von Freud selbst angemessener behandelt wird, abgesehen davon, daß er die schöpferischen Leistungen wegen seiner falschen Theorie der Verdrängung vor allem dem Unbewußten zurechnet.

Die Schwierigkeiten der orthodoxen Theorien beginnen mit der Unterscheidung zwischen einem gesunden und einem erkrankten Bewußtsein; denn das gesunde Bewußtsein wird in der Therapie für *irrelevant* gehalten – dynamisch gesehen ist es für die Theorie überflüssig, und daher ist es auch praktisch in der Therapie überflüssig – es tut nichts. Nur das erkrankte Bewußtsein ist wirksam und muß beachtet werden, damit man es aus dem Weg schaffen kann.

Betrachten wir die folgende Passage aus Anna Freuds *Das Ich und die Abwehrmechanismen:*

Diese Rolle des Beobachters dem Es gegenüber erfüllt das Ich im friedlichen Grenzverkehr mit ihm in ausgezeichneter Weise. Die einzelnen Triebregungen dringen immer wieder aus dem Es in das Ich vor; dort verschaffen sie sich Zugang zum Bewegungsapparat, mit dessen Hilfe sie ihre Befriedigung durchsetzen können. Im glücklichen Falle hat das Ich gegen den Eindringling nichts einzuwenden, stellt ihm seine Kräfte zur Verfügung und beschränkt sich darauf, wahrzunehmen [...] Das mit der Triebregung einverstandene Ich ist in dieses Bild in keiner Weise mit eingezeichnet.[1]

In diesem Abschnitt steht natürlich zunächst einmal eine wichtige Wahrheit: Der Impuls gewinnt durch organismische Selbstregulation ohne absichtliche Anstrengung die Vorherrschaft; mit dem, was vorgegeben ist, kommt keine Identifikation zustande. (In unserer Terminologie ist das Ich eine Phase im Prozeß der Selbstfunktion.) Aber welch ein seltsamer Sprachgebrauch zu sagen, der Impuls »verschaffe sich Zugang« als ein »Eindringling«, gegen den das Ich »nichts einzuwenden« habe, als wenn es unter günstigen Bedingungen keinen einheitlichen Prozeß des Selbst als Grundlage gäbe. Und so wird überall in diesem Abschnitt der Wagen vor das Pferd gespannt: Statt von einem undifferenzierten Kontakt des Wahrnehmens, der Bewegung und des Fühlens auszugehen, der sich dann entwickelt, während die Hindernisse und Probleme klarer hervortreten, ist es notwendig, daß das Ich »ihm seine Kräfte zur Verfügung« stellt usw. Tatsächlich aber könnte man keinen »Impuls« nachweisen, der nicht auch eine Wahrnehmung und eine Muskelbewegung wäre.

Man gerät in Verlegenheit, wenn man sich die Beziehung zwischen Organismus und Umwelt vorstellt, die in der Formulierung »das Ich beschränkt sich darauf, wahrzunehmen« enthalten ist, daß das Ich also bewußt und »ansonsten in dieses Bild in keiner Weise mit eingezeichnet ist«. Bewußtheit ist nicht irrelevant; es ist Orientierung, Einschätzung und Annäherung sowie Auswählen einer Vorgehensweise. Und es befindet sich überall in einem funktionalen Wechselspiel mit der Steuerung und der steigenden Erregung des enger werdenden Kontakts. Die Wahrnehmungen sind nicht nur reine Wahrnehmungen: Sie beleuchten und erfassen Konturen und üben Anziehung aus.

[1] Anna Freud: *Das Ich und die Abwehrmechanismen.* München: Kindler 1978, S. 9.

Im gesamten Prozeß geschieht ein Entdecken und Erfinden, nicht bloßes Betrachten; denn obwohl das Bedürfnis des Organismus konservativ ist, kann die Befriedigung des Bedürfnisses nur aus der Neuartigkeit in der Umwelt kommen. Die Es-Funktion wird immer mehr zur Ichfunktion bis zum Punkt des vollen Kontakts und der Entspannung, also genau das Gegenteil dessen, was Anna Freud behauptet. Gerade unter günstigen Bedingungen, wenn das Es und das Ich in Harmonie miteinander sind, tritt das schöpferische Tun der Bewußtheit am deutlichsten in Erscheinung und ist keineswegs »nicht mit ins Bild eingezeichnet«. Denn nehmen wir einmal an, dies wäre nicht der Fall: Warum sollte die Bewußtheit, funktionell betrachtet, überhaupt notwendig sein? Warum könnte die Befriedigung nicht geschehen und Entspannung erfolgen, während das Lebewesen in einem traumlosen Schlaf dahinvegetiert? Weil die Kontaktaufnahme mit dem gegenwärtigen Neuen eine einheitliche Funktionsweise aller Kräfte erfordert.

Zitieren wir noch einen anderen Abschnitt, um zu zeigen, wie schädlich dieser theoretische Irrtum des überflüssigen Systems der Bewußtheit für die Therapie ist. Der Zusammenhang im Buch von Anna Freud – einem Buch übrigens, das ein wertvoller Beitrag ist – ist folgendermaßen: Bewußtsein ist das, was am ehesten für eine Behandlung verfügbar ist. Es sind ja die fixierten »Abwehrmechanismen des Ich«, die die Neurose ausmachen. Mit diesen Thesen gehen wir natürlich konform (obwohl wir von Ichaggressionen statt von Abwehrmechanismen des Ich sprechen würden). Und das Problem, wie sie es sieht, besteht darin, das Ich dabei zu erwischen, wenn es tätig ist. Dies kann in einer gesunden Situation nicht geschehen, wie sie argumentiert, da das Ich dann müßig ist. Es kann auch nicht geschehen, wenn das Ich bei der »Abwehr« erfolgreich ist, denn dann ist der Mechanismus verborgen, der Impuls wird verdrängt. Aber zum Beispiel

[...] studiert man den Vorgang der Reaktionsbildung am leichtesten am Zerfall von Reaktionsbildungen [...] für eine Weile werden Triebregung und Reaktionsbildung nebeneinander im Ich sichtbar. Eine andere Funktion des Ichs, seine Neigung zur Synthese, ist schuld daran, daß dieser Zustand, der für die analytische Beobachtung außerordentlich günstig ist, nur für Augenblicke bestehenbleibt.[2]

Man beachte, daß am Ende des Kapitels die »Neigung zur Synthese« als eine »andere« Funktion des verfügbaren Ich bezeichnet wird; aber diese Neigung ist das, was Kant beispielsweise für das Wesen des erfahrbaren Ich, für die synthetische Einheit der Apperzeption hielt, und es ist das, was wir bisher für die Hauptaufgabe des Selbst gehalten haben: die Gestaltbildung. In dieser Passage wird die Neigung zur Synthese als ein unglückliches Hindernis für die Beobachtung betrachtet – wovon? vom Ich! Mit Ich meint Anna Freud hier keineswegs das System der Bewußtheit, sondern die neurotische, unbewußte Absichtlichkeit; aber dies ist nicht das Bewußtsein, das für die Behandlung am ehesten verfügbar ist und beim Patienten zur Kooperation herangezogen werden kann. Die Alternative besteht darin, was wir die ganze Zeit schon vorgeschlagen haben, nämlich eben die Strukturen der Synthese genau zu analysieren: Für den Patienten bedeutet das, daß er sich auf die Unvollständigkeit seiner Figuren konzentriert, wie verzerrt, unpassend, schwach oder dunkel sie sind, und daß er sie sich zu größerer Vollständigkeit hin entwickeln läßt, nicht indem er die Neigung zur Synthese umgeht, sondern indem er sie stärker aktiviert; in diesem Prozeß wird Angst ausgelöst, und Konflikte tauchen auf; gleichzeitig ist der Patient immer besser in der Lage, sich der Angst zu stellen, so daß sie sich in lebendige Erregung verwandelt. So entwikkelt sich die Theorie des Selbst direkt mit der Therapie des Selbst. Aber in der orthodoxen Konzeption ist das Gegenteil der Fall: Indem sich der Analytiker nicht auf die integrative Kraft des Patienten konzentriert, sondern sie auf listige Weise so gut wie möglich aus dem Weg räumt, lernt er etwas darüber, wie der Patient wäre, wenn er völlig desorientiert und gelähmt wäre. Was dann? Wird der Analytiker dann den Patienten wieder aus den verstreuten Teilen zusammensetzen? Dies muß doch durch die Integrationskraft des Patienten gesche-

[2] Anna Freud: Das Ich und die Abwehrmechanismen. München: Kindler, S. 11 f.

hen. Aber der Analytiker hat diese Kraft nicht nur außen vor gelassen und so gut wie möglich geschwächt, sondern er weiß auch immer noch nichts über sie.

Eine Theorie, die das System der Bewußtheit praktisch außer Kraft setzt und sogar zum Hindernis erklärt, gibt ein falsches Bild von der gesunden Situation und hilft auch nicht in der neurotischen Situation.

2. Kritik an einer Theorie, die das Selbst in festen Grenzen isoliert

Die meisten orthodoxen Theorien des Bewußtseins entsprechen dem zuvor skizzierten Muster. Weniger typisch dagegen ist die Theorie des Ichs und seiner Grenzen von Paul Federn. (Die folgenden Zitate stammen aus dem Artikel *The Mental Hygiene of the Psychotic Ego.*[3]) In dieser Theorie ist das Ich nicht überflüssig, vielmehr handelt es und wird als existierende, synthetische Einheit empfunden.

Das Ich besteht im Gefühl der Einheit, der Konsistenz und Kontinuität von Körper und Geist in der Selbstwahrnehmung der eigenen Individualität [...] Das Ich ist eine funktional besetzte Einheit, die sich mit jedem gegenwärtigen Gedanken und jeder Wahrnehmung wandelt, aber das Gefühl ihrer Existenz in bestimmten Grenzen bleibt gleich.[4]

Und auch Federn warnt vor dem Irrtum eines irrelevanten Ich:

Die Versuchung ist groß, daß man glaubt, eine Ichpsychologie anzubieten, indem man das Wort »Ich« durch »Persönlichkeit« oder »Individuum« ersetzt [...] Jede tautologische Terminologie fällt leicht der Selbsttäuschung anheim. Wir müssen uns vergegenwärtigen, daß das Ich eine besondere psychosomatische Einheit ist, die mit mentaler Energie besetzt ist.

---

[3] Paul Federn: »The Mental Hygiene of the Psychotic Ego« (»Die mentale Hygiene des psychotischen Ich«), *American Journal of Psychotherapy*, Juli 1949, 366–371.

[4] Dies ist eine angemessene Beschreibung dessen, was wir zuvor Persönlichkeit nannten (Kapitel 10.8). Das Selbst fühlt nicht so sehr seine eigene Existenz, als vielmehr die Einheit seiner Kontakte.

Überdies zeigt Federn, wie man diese energetische Einheit in der Therapie nutzen kann. Beispielsweise können besondere Funktionen des Bewußtseins wie Abstraktion oder konzeptionelles Denken geschwächt sein (bei Schizophrenie); und die Therapie besteht darin, daß das Ich durch Übung gestärkt wird.

So weit so gut. Aber die Schwierigkeit bei diesem Konzept ist folgende: Wenn das Kontaktsystem im wesentlichen (statt nur manchmal und als spezielle Struktur) aus Selbstwahrnehmung der eigenen Individualität innerhalb bestimmter Grenzen besteht, wie soll man dann in Kontakt mit einer Realität außerhalb der eigenen Grenzen treten? Diese Schwierigkeit taucht unmittelbar in der folgenden Formulierung von Federn auf:

Alles, was bloßer Gedanke ist, geht auf einen mentalen Prozeß zurück, der *innerhalb* der mentalen und physischen Grenze liegt; was immer real zu sein scheint, liegt *außerhalb* der mentalen und physischen Ichgrenzen.

Nach dem gegenwärtigen Stand der Philosophie scheint diese Redeweise vollkommen vernünftig zu sein, aber sie ist absurd. Denn wie wird man sich der Unterscheidung zwischen innen und außen, zwischen »Gedanken« und »Realem« bewußt? Geschieht dies nicht durch Bewußtheit? Auf irgendeine Weise muß das System der Bewußtheit also direkt mit der »äußeren« Realität Kontakt aufnehmen. Das Selbstempfinden muß über die Selbstwahrnehmung der eigenen Individualität hinausgehen. (Wir haben ja die ganze Zeit argumentiert, das Wesen des Kontakts bestehe darin, daß man in Kontakt mit der Situation ist; die Selbstfunktion ist dabei eine Funktion des Feldes.) Das Problem ist alt: Wie weiß man, wenn man wach ist, daß man geträumt hat, aber jetzt nicht träumt? Und die Antwort muß immer noch die klassische sein: Nicht aufgrund einer bestimmten »Konnotation«, die »Realität'« hat, so, als ob die Realität eine isolierbare Qualität wäre, erkennen wir diese, sondern indem wir in der aktuellen Situation mehr Bewußtheit, Konsistenz und Körperempfinden, und in diesem besonderen Fall mehr absichtliche Muskelbewegung integrieren. (Man zwickt sich, um zu sehen, ob man wach ist; nicht, daß man nicht auch träumen könnte, daß man sich zwickt, aber dies ist ein besserer Beleg; und wenn alle verfügbaren Belege dieser Art einen Zusammenhang ergeben, ist es ohnehin gleichgültig, ob man wach ist oder träumt.) Wenn Federn neben der Außen- und Innenwahrnehmung nun auch noch vom motorischem Verhalten als Teil des Ichempfindens sprechen würde, wäre die Absurdität offensichtlich, denn dann könnte der »Körper« des Individuums nicht von anderen Dingen der Umwelt abgegrenzt werden.

Schauen wir nun, wie man durch eine dynamische Betrachtungsweise zu dem plausiblen Bild Federns gelangt. Betrachten wir die folgende Behauptung:

Das mentale und das körperliche Ich werden getrennt voneinander empfunden, aber im wachen Zustand immer so, daß das mentale Ich innerhalb des Körper-Ichs erlebt wird.

Ganz sicher *nicht* immer. Eine Situation, in der ein starkes Interesse vorherrscht, tritt viel deutlicher in unserem Bewußtsein hervor als das Körperempfinden, der Körper wird als Teil *davon* empfunden; oder der »Körper« wird überhaupt nicht empfunden, sondern das Objekt-in-seiner-Situation, hervorgehoben durch das körperliche Verlangen. In solch einem Augenblick erleben wir den Körper als klein und nach außen hin auf das Interesse gerichtet. Aber woran der Autor wahrscheinlich denkt, ist der Augenblick der *Introspektion*; und tatsächlich ist der »Geist« bei diesem Akt im »Körper« – besonders wenn der Körper sich dagegen sträubt, im Hintergrund zu bleiben und sich durch Langeweile, Unruhe und Jucken bemerkbar macht.

Jetzt können wir die folgende Formulierung wertschätzen:

Das Ich als Subjekt wird am Pronomen »ich« erkannt, und als Objekt wird es »das Selbst« genannt.

Dies ist eine vernünftige Ausdrucksweise, wenn die Beobachtungsmethode Introspektion ist, denn dann ist das »mentale« Ich aktiv, und das »mentale« und »körperliche« Selbst ist passiv; und da das Körperempfinden nicht kontrollierbar ist – solange sich die Introspektion nicht in eine lebhafte Phantasie verwandelt – ist das Objekt Körpergefühl größer als das introspektive Subjekt. Aber gehen wir einmal der Logik solch eines Sprachgebrauchs für allgemeine Zwecke nach: Bei der Introspektion ist die Körperbewußtheit nicht aktiv; ist das dann also »ich« oder nicht? Wenn die Körperbewußtheit »ich« ist, dann ist das Selbst kein reines Objekt, und das »Ich« ist teilweise nicht das Subjekt. Wenn die Körperbewußtheit nicht »ich« ist, dann gibt es ein System der Bewußtheit jenseits der Kontrolle durch das Ich (nämlich eine Bewußtheit, die nicht das Gleiche ist wie Introspektion). Und was wird dann aus der Einheit? Beide Schlußfolgerungen sind augenscheinlich wahr, und beide sind mit Federns Theorie unvereinbar. Glücklicherweise kann die tatsächliche, grundlegende Einheit an einem einfachen Experiment veranschaulicht werden: Während man in sich hineinschaut, versuche man, immer mehr Anteile des größeren, passiven Körperselbst als Objekte des aktiven »Ich« einzuschließen; Geist und Körper werden erst allmählich, dann plötzlich zusammenfließen, »Ich« und Selbst werden verschmelzen, die Unterscheidung in Subjekt und Objekt wird verschwinden, und das bewußte Selbst wird die Wirklichkeit als Wahrnehmung oder Interesse an einem »externen« Problem berühren, ohne daß »bloße« Gedanken intervenieren.

Das bedeutet, daß das Selbst, das im mittleren Modus bewußt ist, die Trennung von Geist, Körper und äußerer Welt außer Kraft setzt. Müssen wir im Hinblick auf die Theorie des Selbst und deren Beziehung zum »Ich« nicht daraus schließen, daß Introspektion als *vorrangige* Methode der Beobachtung ungeeignet ist, da sie seltsame Bedingungen schafft? Wir müssen vielmehr damit beginnen, ein breites Spektrum wichtiger Situationen und Verhaltensweisen zu erforschen. Wenn wir die Introspektion dann wieder aufnehmen, wird die wirkliche Situation offenbar: daß das introspektive Ich eine intendierte restriktive Einstellung psychosomatischer Bewußtheit ist, die die Bewußtheit der Umwelt zeitweise ausblendet und die Körperbewußtheit zu einem passiven Objekt macht.

Wenn diese absichtliche Einschränkung *unbewußt* erfolgt (wenn die Ichfunktion des Abweisens also neurotisch ist), dann entsteht das Empfinden einer festen Grenze des Selbst und eines isolierten aktiven Zentrums. Aber diese existentiellen Tatsachen werden erst durch diese Einstellung erzeugt. Und dann haben wir auch »bloße« Gedanken, die von jeder »Realität« entleert sind. Aber im Kontext bewußter Introspektion *sind* die Gedanken Realität: Sie stellen tatsächlich die gegenwärtige Situation dar, wenn die Umwelt ausgeblendet wird; und dann bilden das begrenzte Selbst und sein aktives Zentrum eine gute Gestalt.

Aber im allgemeinen hat das Selbst keine festen Grenzen; es existiert in jedem Fall durch Kontaktaufnahme mit irgendeiner aktuellen Situation, und es ist durch den Kontext dessen begrenzt, was uns beschäftigt, durch das vorherrschende Interesse und die daraus folgenden Identifikationen und Abweisungen.

3. Vergleiche der bisher behandelten Theorien

Die Erörterung der zuvor behandelten Theorien wirft ein Licht auf die widersprüchlichen Dilemmata in der gängigen, modernen Psychologie:

(a) Man rettet, wie Anna Freud, das funktionale Feld, das Wechselspiel von Organismus und Umwelt (der Trieb und dessen Befriedigung), aber man ignoriert die vereinigende Kraft des Selbst.
Oder (b) man rettet, wie Federn, die vereinigende Kraft des Selbst, indem man das Selbst (Gedanken) von der Umwelt (der Realität) abschneidet.

Diese Dilemmata sind jedoch lösbar, wenn wir uns vergegenwärtigen, was primär als einheitliche Grundlage der wahrnehmenden, motorischen und fühlenden Funktionen gegeben ist, und daß die Selbstfunktion eine schöpferische Anpassung im Organismus/Umweltfeld darstellt.

Wir können uns nun der Frage zuwenden, die wir am Beginn dieses Kapitels gestellt haben: Wie kommt es, daß die Selbstfunktion so gravierend mißverstanden wird und die Theorie des Ich der bekanntermaßen am wenigsten entwickelte Teil der Psychoanalyse ist? Vier miteinander verknüpfte Gründe sollen dafür genannt werden:

1. Das philosophische Klima, das Geist, Körper und die äußere Welt voneinander trennt.
2. Die soziale Angst vor kreativer Spontaneität.
3. Die historische Trennung der Tiefenpsychologie von der allgemeinen Psychologie.
4. Die aktiven und passiven Techniken der Psychotherapie.

Alle diese Gründe haben gemeinsam dafür gesorgt, daß die gewohnten Dilemmata der Ichtheorie entstehen konnten.

4. Philosophische Abgrenzungen

Die klassische Methode der Psychologie bestand bisher darin, daß sie von den Objekten der Erfahrung ausging, dann zu den Handlungen und zu den Kräften weiter ging, wobei letztere dann der eigentliche Gegenstand waren – beispielsweise ausgehend vom Wesen des Sichtbaren zum tatsächlichen Sehen zum Sehvermögen als Teil der organischen Seele. Dies entspricht einer vernünftigen Sequenz vom Beobachtbaren zum Erschlossenen. Aber wenn die Erfahrung in neurotischer Weise erfolgt, entsteht ein merkwürdiges Problem: Pathologische Kräfte führen zu verzerrten Handlungen, und diese bringen fehlerhafte Gegenstände hervor, und wenn wir dann von dieser fehlerhaft erlebten Welt fortschreiten, schließen wir irrtümlicherweise auf Erfahrungskräfte, und diese Fehler verstärken sich wieder gegenseitig und führen in einen Teufelskreis.

Wir haben in Kapitel 3 gesehen, wie die Reaktion auf epidemische, chronische Notfallsituationen zu einer Welt der Trennung von Geist, Körper und externer Welt führt. Die Objekte solch einer äußeren Welt sind wiederum derart, daß sie von einem aggressiven Willen herumgestoßen werden müssen (statt daß man mit ihnen im Zuge eines Wachstumsprozesses interagiert), und in kognitiver Hinsicht sind sie fremd, fragmentiert usw., so daß man sie nur mit Hilfe abstrakter Schlußfolgerungen erkennen kann. Das Selbst, das sich aus solchen Objekterfahrungen erschließen läßt, wäre das intentionale Ich, wie wir es beschrieben haben. Diese Schlußfolgerung wird noch durch die

Tatsache verstärkt, daß der chronische Hypertonus unbewußter Muskelbewegungen, überkonzentrierter Außen- und verringerter Innenwahrnehmung ein Empfinden des Wollens und des überspannten Bewußtseins erzeugen: das Wesen des Selbst als isoliertes, willensgesteuertes Ich. Ganz ähnlich bei der Beziehung zwischen Körper und Geist: Die gegen das Selbst gerichtete Aggression hält das Verlangen und die Ängste in Schach; medizinische Beobachtung und Theorie versuchen, die Einwirkungen von externen Giften und Mikroben aufzudecken; und medizinische Praxis besteht in steriler Hygiene, chemischer Behandlung, Verabreichung von Vitaminen und Schmerzmitteln. Faktoren wie Depression, Verspannung und starke Anfälligkeit werden übersehen. Ein die einheitliche Sichtweise des Feldes bestätigendes Verhalten verhindert im allgemeinen, daß Belege auftauchen, die die geltende Theorie in Frage stellen. Es gibt wenig sichtbare Kreativität, es fehlt an Kontakt, die Energie scheint von »innen« zu kommen, und die Bestandteile einer Gestalt scheinen nur »im Geist« zu existieren.

Man stelle sich dann angesichts dieser Theorie (und den entsprechenden Gefühlen) von einem isolierten, aktiven Ich die Probleme vor, mit denen ein Arzt zu tun hat. Wenn die vereinheitlichende Kraft des Ich im Hinblick auf das physiologische Funktionieren ernst genommen wird, bedeutet dies das Ende jeder Selbstregulation, denn das Ich wird sich einschalten, statt Dinge zu akzeptieren und sich entwickeln zu lassen. Aber das Eingreifen in die Selbstregulation ruft psychosomatische Krankheiten hervor. Daher wird das Ich bei relativer Gesundheit theoretisch und praktisch als etwas Müßiges, als Zuschauer, betrachtet. Und dies wird durch die Tatsache belegt, daß das isolierte Ich tatsächlich keine Energie hat und nicht viel zustande bringt. Wenn die vereinheitlichende Kraft des Ich im Hinblick auf die Realität wiederum ernst genommen wird, landen wir in der Welt des Psychotikers, einer Welt voller Projektionen, Rationalisierungen und Träume. Bei relativer Gesundheit wird daher eine endgültige Unterscheidung zwischen »reinen« Gedanken und dem »Wirklichen« getroffen: Das Selbst wird an seine Grenzen gefesselt.

Es ist interessant zu beobachten, was passiert, wenn der eine Teil der philosophischen Aufspaltung aufgelöst wird, nicht aber der andere. Sowohl in der Theorie, als auch in der Therapie hat Wilhelm Reich die psychosomatische Einheit wieder vollkommen hergestellt; aber trotz bestimmter Konzessionen an klare Beweise betrachtet er die Funktionsweise des Lebewesens im Grunde immer noch so, als wenn diese innerhalb der Haut stattfinden würde – beispielsweise wird der Orgasmus mit dem Pulsieren in der Blase verglichen; der »Organismus« wird nicht als eine Abstraktion von dem vorhandenen Feld verstanden. Und was geschieht dann in seiner Theorie? An der Grenze werden Kontaktsituationen als sich widerstreitende Triebe angesehen, und um ihre Einheit zu finden, kann man nicht nach der schöpferischen Synthese des Selbst Ausschau halten, sondern muß die soziobiologische Oberfläche verlassen und die biologischen Tiefen erforschen; alle menschliche Energie kommt »von innen«. An der Möglichkeit einer kreativen Lösung der Widersprüche an der Oberfläche beispielsweise in der Kultur oder Politik verzweifelt man nach und nach (aber natürlich war diese Verzweiflung einer der Gründe für den theoretischen Rückzug von der Oberfläche). In der Therapie mündet die Methode im bloßen Versuch, die Orakel des Körpers wiederzubeleben. Die schöpferische Kraft des Selbst wird im Widerspruch zur Beweislage in den Humanwissenschaften, der Kunst und der Geschichte usw. vollständig der nichtbewußten Selbstregulation zugeschrieben. Aber dann, in einem zweiten Schritt, nachdem die Kontaktgrenze übersprungen wurde, wird die verdrängte Einheit des Feldes abstrakt in den Himmel oder sonstwo hin projiziert, wo sie als bio*physische* Kraft den Organismus von »außen« direkt mit Energie auflädt (und ihn direkt angreift). Und diese Abstraktion und Projektion – die Orgontheorie – wird vom üblichen, zwanghaft empirischen Positivismus begleitet. (Damit ist nicht gesagt, daß Reichs biophysikalische Kraft notwendigerweise eine Illusion wäre, denn die Projektion trifft tatsächlich oft ins Schwarze; aber eine Illusion ist sicher die Überzeugung, daß solch eine Kraft, wenn sie denn existiert, direkt wirksam sein kann, ohne durch die Kanäle der gewöhnlichen, menschlichen Assimilation und des Wachstums gegangen zu sein.)

Nehmen wir andererseits einmal an, die Aufteilung der sozialen Umwelt wird aufgelöst, aber die psychosomatische Einheit wird nicht begriffen, sondern ihr gegenüber werden nur Lippenbekenntnisse geleistet. Dann landen wir bei der Ansicht der interpersonalen Theoretiker (bei der Washingtoner Schule, bei Fromm, Horney usw.). Diese reduzieren das Selbst zu dem, was wir zuvor die Persönlichkeit nannten; und dann erzählen sie uns – erstaunlicherweise aber zwangsläufig –, daß vieles am biologischen Wesen neurotisch und »infantil« sei. Aber ihre Konstruktion läßt Vitalität und Originalität vermissen; und gerade da, wo man hoffen würde, daß sie als erfinderische und revolutionäre Sozialreformer am besten wären, erweist sich ihre Sozialphilosophie als eine eigenartig fade Spiegelung einer freien, aber leeren Persönlichkeit.

5. Soziale Angst vor Kreativität

Soviel zu den Aufspaltungen im Feld, den Grundlagen von Kontakt. Wenden wir uns jetzt der Gestaltbildung im Feld, der Spontaneität des Selbst, zu.

Wie wir in Kapitel 6 zu zeigen versuchten, gibt es eine epidemische Furcht vor Spontaneität; sie wird als das »Infantile« schlechthin angesehen, denn sie achtet nicht auf die sogenannte »Realität«; sie ist verantwortungslos. Betrachten wir jedoch einmal das soziale Verhalten im Zusammenhang mit einer gewöhnlichen politischen Angelegenheit, um zu sehen, was die Begriffe meinen. Es gibt ein Anliegen, ein Problem; und es gibt sich bekämpfende Parteien; die Begriffe, die zur Formulierung des Problems verwendet werden, stammen aus den politischen Programmen, von den Interessengruppen und aus der Geschichte dieser Parteien, und sie werden jeweils als die einzig mögliche Herangehensweise an das Problem betrachtet. Die Parteien bilden sich nicht auf der Grundlage der Realität des Problems (außer in großen revolutionären Momenten), sondern das Problem wird nur als »real« angesehen, wenn es im akzeptierten Bezugsrahmen formuliert wird. Keine der sich bekämpfenden Positionen kann tatsächlich spontan als wirkliche Lösung des realen Problems angeboten werden;

daher ist man ständig mit einer Entscheidung »zwischen zwei Übeln« beschäftigt. Solch ein Entscheidungsprozeß weckt natürlich keinerlei Enthusiasmus oder Initiative. Das also versteht man unter »realistisch sein«.

Der kreative Zugang zu einer Schwierigkeit ist das genaue Gegenteil davon: Man versucht, das Problem auf eine andere Ebene zu heben, indem man einen neuen, dritten Zugang entdeckt oder erfindet, der für die Angelegenheit wesentlich ist und der sich spontan anbietet (dies wäre dann die Politik und die Partei). Wann immer die Wahl lediglich oder ausschließlich in dem »kleineren von zwei Übeln« besteht, ohne daß wirklich Befriedigendes in den Blick kommt, handelt es sich wahrscheinlich nicht um einen realen Konflikt, sondern um die Verschleierung eines echten Konflikts, bei dem niemand genau hinschauen möchte. Unsere sozialen Probleme werden normalerweise so formuliert, daß sie die realen Konflikte kaschieren und reale Lösungen verhindern – denn diese könnten große Risiken und Veränderungen mit sich bringen. Wenn jemand jedoch spontan äußert, was ihn wirklich *quält*, oder seinen gesunden Menschenverstand benutzt, wird er als weltfremd, unpraktisch, utopisch und unrealistisch angesehen. Dies ist die anerkannte Form, ein Problem zu identifizieren, und dies gilt als »Realität«, nicht das Problem selbst. Wir können diese Verhaltensweisen in Familien, in der Politik, den Universitäten und im Berufsleben beobachten. (Daher sind wir im Nachhinein erstaunt, wie die Menschen vergangener Zeiten, deren soziale Strukturen wir überwunden haben, in mancherlei Hinsicht so dumm gewesen sein können. Wir sehen jetzt, daß es eigentlich keinen Grund gab, warum nicht ein spontaner Versuch oder etwas mehr gesunder Menschenverstand deren Problem hätte leicht lösen, einen katastrophalen Krieg hätte verhindern können usw. Nur war eben, wie die Geschichte zeigt, alles, was an neuen Lösungsmöglichkeiten damals versucht wurde, einfach nicht »realistisch«.)

Der größte Teil des Realitätsprinzips besteht aus sozialen Illusionen und wird durch Selbstunterdrückung aufrechterhalten. Das wird offensichtlich, wenn wir uns vergegenwärtigen, daß in den Naturwissenschaften und in der Technologie dort, wo sie am besten sind, jede Art von Vermutung, Wunschdenken, Hoffnung und jedes Projekt mit dem geringsten Maß an Schuldgefühlen oder Angst willkommen geheißen werden; man paßt sich nicht an den *realen* Erkenntnisgegenstand an, sondern beobachtet ihn mit Faszination und experimentiert damit unbekümmert. Aber bei anderen Angelegenheiten (wenn das Gesicht gewahrt bleiben muß), haben wir den folgenden Teufelskreis: das Realitätsprinzip läßt kreative Spontaneität als irrelevant, gefährlich oder psychotisch erscheinen; die verdrängte Erregung wird mit gesteigerter Aggressivität gegen das eigene schöpferische Selbst gerichtet; und dann wird die »Realität« des Normalen tatsächlich als real erlebt.

Die deprimierendste Furchtsamkeit ist nicht die Furcht vor dem Trieb, auch nicht davor, Unrecht zu tun, sondern die Furcht, etwas neu und in eigenständiger Weise zu tun; oder es sein zu lassen, wenn man nicht wirklich daran interessiert ist. Aber die Menschen suchen Rat in Handbüchern, bei Autoritäten, bei den Leitartiklern, bei wohlunterrichteten Kreisen. Zu was für einem Selbstbild gelangt man dann? Das Selbst ist nicht einmal angepaßt, noch viel weniger ist es schöpferisch; es introjiziert, häuft an und erbricht sich.

6. Kunst in der analytischen Theorie

Ein schönes Beispiel für das Auslöschen der Spontaneität in der analytischen Theorie kann beim Verständnis von Kunst und Poesie beobachtet werden, wo man ja erwarten würde, daß Spontaneität in den Vordergrund tritt.

Vor langer Zeit hatte Freud erklärt, Psychoanalyse könnte mit Themen, die Künstler anbieten, und mit den Blockierungen ihrer Kreativität (dies sind die Themen seines Leonardo) arbeiten, nicht jedoch mit kreativer Inspiration, die geheimnisvoll bliebe, auch nicht mit der Technik der Künstler, die das Gebiet der Kunstgeschichte und Kunstkritik sei. Diesem Diktum sind die meisten seither gefolgt (wenn auch nicht immer mit der humanistischen Eleganz eines Freud); und wenn man sich nicht daran gehalten hat, war das Ergebnis, daß Kunst zu einem seltsam virulenten, neurotischen Symptom gemacht wurde.[5] Aber was ist das für eine seltsame Vorstellung? Denn Thema und Hemmung gehören zu jedweder Tätigkeit; es ist gerade der kreative Drang und die Technik, die einen Künstler und Dichter ausmachen; diese sogenannte Psychologie der Kunst ist demnach eine Psychologie von allem anderen, nur nicht von Kunst.

Betrachten wir eben diese zwei verbotenen Themen und besonders die Technik genauer. Für den Künstler bedeuten natürlich Technik und Stil alles; Kreativität hält er für eine natürliche Aufregung und sein Interesse am Thema ebenso (das er von »außen« bezieht, also aus unerledigten Situationen der Vergangenheit und aus Tagesereignissen); aber die Technik ist *seine* Art, das Reale noch realer werden zu lassen; es besetzt den Vordergrund seiner Bewußtheit, seiner Wahrnehmung und seines Tuns. Der Stil ist er selbst, also das, was er zur Darstellung bringt und mitteilt: Stil und die nicht auf banale Weise verdrängten Wünsche sowie die Neuigkeiten des Tages. (Daß die formale Technik das ist, was vor allem anderen kommuniziert wird, kann am Rorschachtest oder an anderen projektiven Verfahren deutlich werden. Ganz sicher sind ja nicht die Äpfel von Cézanne das Interessante – auch wenn sie keineswegs irrelevant sind – sondern der Umgang mit eben diesen Äpfeln und was er daraus macht.)

Das Bearbeiten der realen Oberfläche, die Umwandlung des offensichtlichen oder versteckten Themas im materiellen Medium, ist die Kreativität. In diesem Prozeß gibt es nichts Geheimnisvolles, außer dem verbalen Geheimnis, daß es nichts ist, was man von vornherein weiß, sondern etwas, was man tut, und dann weiß man es erst und kann darüber sprechen. Aber das gilt für jede Wahrnehmung und Gestaltung, die uns mit irgend etwas Neuem konfrontiert und eine Gestalt bildet. In dem Maß, in dem wir, wie in psychologischen Experimenten, eine Aufgabe isolieren können und ähnliche Bestandteile wiederholen, ist es uns möglich, das Ganze, das dann spontan wahr-

[5] Eine außergewöhnliche Ausnahme war Rank, dessen *Kunst und Künstler: Studien zur Genese und Entwicklung des Schaffensdrangs* (Erstveröffentlichung 1932; Gießen: Psychosozial, 2000) über jedes Lob erhaben ist.

genommen und ausgeführt wird, vorherzusagen; aber bei allen wichtigen Angelegenheiten im übrigen Leben sind das Problem und dessen einzelne Aspekte jeweils neu; das Ganze ist erklärbar, aber nicht vorhersagbar. Trotzdem kommt es durch sehr gewöhnliche (alltägliche) Erfahrungen zustande.

Das »Geheimnis«, das die Psychoanalytiker in der Kreativität sehen, rührt daher, daß sie nicht dort danach suchen, wo es offensichtlich wäre, nämlich im gesunden Kontaktprozeß. Aber wo könnte man erwarten, Kreativität in den klassischen Konzepten der Psychoanalyse zu finden? Nicht im Überich, denn das blockiert den kreativen Ausdruck – es zerstört ihn sogar. Nicht im Ich, denn das bringt nichts Neuartiges hervor, sondern entweder es beobachtet oder führt aus, oder es unterdrückt und verteidigt sich. Es kann auch deshalb nicht das Ich sein, das kreativ ist, denn der Künstler kann sich nicht selbst erklären; er sagt nur: »Ich weiß nicht, wo es herkommt, aber wenn Du daran interessiert bist zu erfahren, wie ich es mache, dann …«, und dann fängt er mit einer langweiligen technischen Erklärung an, die eigentlich Gegenstand der Kunstkritik und Kunstgeschichte ist, nicht jedoch der Psychologie. Deshalb glauben die Psychoanalytiker, daß die Kreativität im Es stecken muß – und da ist sie gut verborgen. Tatsächlich aber ist ein Künstler sich dessen nicht *un*bewußt, was er tut; im Gegenteil, er ist sehr bewußt; er verbalisiert es allerdings nicht oder theoretisiert darüber, außer im Nachhinein. Aber er tut etwas, indem er mit seinem Material umgeht und zunächst ein neues Problem auf grobe Weise löst und es dann in der weiteren Arbeit verfeinert.

Da sie von dem selbstunterdrückenden Ich aus argumentiert, kann die Psychoanalyse keinen Sinn in einer Art von Kontakt sehen, der erregend ist und die Realität verändert. Und die Schande in unserer Generation besteht darin, daß diese Art von Ich derart epidemisch ist, so daß das, was der Künstler tut, *außergewöhnlich* ist. Statt daß man über das Ich vom Standpunkt der lebendigsten Fälle der Kreativität aus reflektiert – und dies ist (in dieser Hinsicht) eigentlich der Normalfall – ist die Theorie aus dem Normalen hervorgegangen, und die lebendigen Beispiele werden als geheimnisvoll oder als stark neurotisch eingeschätzt.

Die richtige Theorie könnte jedoch aus der Spontaneität von Kindern abgelesen werden, die mit größter Selbstverständlichkeit die Realität halluzinieren und sie dennoch erkennen, die mit ihr spielen und sie verändern, ohne im mindesten psychotisch zu sein. Aber die sind natürlich infantil.

7. Die Spaltung zwischen Tiefenpsychologie und allgemeiner Psychologie

Historisch gesehen, entwickelte sich die Psychoanalyse in der Blütezeit der Assoziationspsychologie mitten in der ersten Begeisterung für den Reflexbogen und den konditionierten Reflex als Grundlagen für Assoziationen. Die funktionale und dynamische Theorie Freuds war so weit von diesen Konzeptionen entfernt, daß sie einer anderen Welt anzugehören schien. Das führte tatsächlich zu einem Waffenstillstand, der in einer Aufteilung der Welten bestand. Die Welt des Bewußten überließ Freud den Assoziationisten (und den Biologen). Die Welt der Träume nahm er für sich selbst in Anspruch und kartierte diese korrekt und mit funktionalen Zeichen. An der Grenze der beiden Welten, wo die Träume in den Wachzustand übergingen, geschah das, was Freud nach einer brillanten Eingebung (etwas verächtlich?) den »Sekundärprozeß« nannte. Es war sicherlich nicht das Primäre und Energievolle, sondern ein Versuch, dem einen Sinn zu geben, indem man sich an die »Gesetze der Realität«, nämlich die Assoziationen, anpaßte. (Wir werden auf Freuds Primär- und Sekundärprozeß in Kapitel 13 zurückkommen.) Zwischenzeitlich bewiesen die Psychologen immer häufiger, daß dies tatsächlich Gesetze der Realität waren, indem sie Experimentalsituationen herstellten, die für das Leben immer weniger interessant waren und in denen die Antwort in der Tat jeweils in einem Reflex bestand: Irrgärten und Elektroschocks, auf die die Reaktionen nicht sekundär, sondern dritt- und viertrangig waren, bis sie beim Nervenzusammenbruch endeten. (Wenn Psychologie das Studium der schöpferischen Anpassung ist, dann ist die Reflexpsychologie der strafrechtswissenschaftliche Zweig der Physik.)

Gelegentlich deutete Freud freilich immer wieder an, daß die Gesetze des Traums auch diejenigen der Realität sein könnten – aber er sah nicht, wie die Diskrepanzen zu überbrücken wären. Einfach aus Gründen der Logik ist es aber tatsächlich schwer, angesichts der beiden Welten, der Welt der Träume mit ihren Gesetzen der Lust und der phantastischen Verzerrungen einerseits, und der Welt der bewußten Realität mit ihren lustlosen und additiven Assoziationen andererseits, nicht immer wieder die erkenntnistheoretische Frage zu stellen: Mit welchem einheitlichen Bewußtsein unterscheidet man diese beiden Welten eigentlich, und welches sind die Gesetze dieses einheitlichen Systems?

In der allgemeinen Psychologie ereignete sich die gestaltpsychologische Revolution, die hauptsächlich eine Rückkehr zu antiken Konzepten war. (Denn die Vorgänge des Denkens und Verhaltens sind kein obskures und abseitiges Thema, und die Alten, auch wenn sie nicht sehr auf Experimente setzten, konnten nicht umhin, Erfahrungen mit diesem Thema zu machen.) Wahrnehmung, Abstraktion, Problemlösung wurden als geformte und sich bildende Ganzheiten verstanden, also als die Vollendung unerledigter und notwendiger Aufgaben. Nun hätte man eine unmittelbare Annäherung zwischen Gestaltpsychologie und Psychoanalyse erwarten können, also eine Synthese der Psychologie des Kontakts und der Tiefenpsychologie, und daran anschließend eine funktionale Theorie des Selbst, des Es, des Ich und der Persönlichkeit. Dies geschah jedoch nicht. Der Mangel an Wagemut muß den Gestaltpsychologen angelastet werden, denn der Psychoanalyse fehlte es daran nicht. Um die Assoziationisten zu widerlegen, widmeten sich die Gestaltpsychologen zunächst jahrelang der Aufgabe, zu beweisen, daß die wahrgenommenen Ganzheiten »objektiv« und im wesentlichen physisch waren, nicht »subjektiv« und auch nicht das Ergebnis emotionaler Tendenzen. Doch was für ein erstaunlicher Sieg war das! Denn die Gestaltpsychologen suchten in der gesamten physischen Natur eifrig nach Tendenzen zur Ganzheit, sie bestanden auf dem Kontext und der Wechselbeziehung zwischen allen Teilen, um ihre Psychologie zu unterfüttern; nur in diesem einen Fall menschlicher Gefühle galt das Gestaltprinzip angeblich nicht! Ein Gefühl war kein realer Bestandteil der damit einhergehenden Wahrnehmung; es kam nicht mit ins Bild!

Zweitens sterilisierten sie bei ihrem Siegesstreben die Experimentalsituation sehr sorgfältig (und kontrollierten sie), und dadurch wurde diese immer weniger potentiell interessant für die Versuchsperson; und trotzdem waren sie aufgrund einer wunderbaren Erfindungsgabe in der Lage, die Gestalt darzustellen. Aber ihr Erfolg hätte sie in Aufregung versetzen und ihnen als Widerlegung dienen müssen, denn das stand im Widerspruch zu ihrem grundlegenden Kontextprinzip: Eine Gestalt wird dort am offensichtlichsten, wo alle Funktionen durch ein reales Bedürfnis aktiviert werden. Womit sie hätten experimentieren sollen, war das genaue Gegenteil: nachzuweisen, daß die formativen Tendenzen *abgeschwächt* werden, wenn die Aufgabe zu einer bloßen Laboraufgabe wird, abstrakt, isoliert und bedeutungslos. (Und dies war von Anfang an die Crux bei den Tierversuchen.)

Drittens kamen sie die ganze Zeit über nicht von der wissenschaftlichen Methode des kontrollierten Laborexperiments los. Man berücksichtige dabei jedoch die folgende Schwierigkeit: Was, wenn das, was die entscheidende Erklärung liefern soll, also die schöpferische Kraft der lebendigen Erregung, entweder vor dieser Situation zurückweicht oder sich in das Experiment einmischt, indem es die Kontrollmechanismen durcheinanderbringt, die Situation entsterilisiert, sich vielleicht überhaupt weigert, an Experimenten teilzunehmen und statt dessen darauf besteht, daß es sich um ein real vorhandenes Problem handelt, nicht um etwas Abstraktes? In solch einem Fall muß man sich im Interesse der Wissenschaft vom Fetischismus der akzeptierten »wissenschaftlichen Methode« abwenden. Das Experiment muß real und in der Hinsicht *sinnvoll* sein, daß es einen persönlich bedeutsamen Unterschied macht, es muß einem anspruchsvollen Streben nach Glück entsprechen, und daher zu einer Partnerschaft zwischen dem »Versuchsleiter« und dem »Versuchsteilnehmer« als lebendige Menschen kommen. Solche Studien sind keineswegs undenkbar. Im politischen Bereich gibt es sie in Form kooperativer Gemeinschaften; im sozialen und medizinischen Bereich ereignen sie sich in Projekten wie dem *Peckham Health Centre;* und sie kommen in jeder Therapiesitzung vor.

Wie dem auch sei, zwei Generationen lang hatten wir die ungewöhnliche Situation, daß die zwei dynamischsten psychologischen Schulen mit wenig Kontakt untereinander nebenher existierten. Unausweichlich war es daher, daß eben der gemeinsame Grund, die Theorie des Selbst, darunter gelitten hat und am wenigsten weiterentwickelt wurde.

8. Schlußfolgerung

Die Methoden, die in der Psychotherapie selbst benutzt wurden, haben letztlich die wahren Theorien des Selbst und des Wachstums verdunkelt, und statt dessen wurden Theorien darin bestärkt, daß das Ich entweder irrelevant oder nur widerständig, das Es unbewußt und die Persönlichkeit lediglich etwas Formales usw. waren. Sie haben Beobachtungssituationen herbeigeführt – und Heilungskriterien angewandt – bei denen die Beweislage von Anfang an eine Bestätigung dieser Theorien darstellte. Im gesamten Buch haben wir immer wieder Beispiele dafür angeführt, wie es dazu kam.

Ungeachtet dessen wäre es ungerecht, dieses unerfreuliche Kapitel ohne die folgenden Bemerkungen abzuschließen: Bei allen Defiziten hat keine andere Disziplin in unserer Zeit die Einheit des Organismus/Umweltfeldes so sehr gefördert wie die Psychoanalyse. Wenn wir statt der Einzelheiten die großen Linien betrachten, dann können wir erkennen, daß die Psychoanalyse in der Medizin, Psychologie, Soziologie, Rechtswissenschaft, Politikwissenschaft, Biologie, Biophysik, Anthropologie, Kulturgeschichte, Gemeindeplanung, Pädagogik und in anderen Spezialgebieten eine Einheit entdeckt und erfunden hat. In jedem einzelnen Fall haben die Fachwissenschaftler mit Recht jede Vereinfachung und Reduktion zurückgewiesen; aber wir sehen, daß sie bei ihrem Widerspruch gegen die Irrtümer der Psychoanalyse auch wieder anfangen, die Begriffe der Psychoanalyse zu verwenden, und daß die Belege, die zusammengestellt wurden, um der Psychoanalyse Ungültigkeit nachzuweisen, bereits vollständig übersehen worden waren, bevor die Psychoanalyse überhaupt aufkam.

12. Schöpferische Anpassung I: Vorkontakt und Kontaktaufnahme

1. Physiologie und Psychologie

Obwohl es keine Funktion des Organismus gibt, die nicht grundsätzlich ein Interaktionsprozeß im Organismus/Umweltfeld ist, tendiert der größte Teil oder die Mehrzahl der Lebensfunktionen zu bestimmten Zeitpunkten dazu, sich innerhalb der eigenen Haut zu vollziehen, geschützt und unbewußt; es handelt sich nicht um Kontaktfunktionen. Kontakte geschehen an der »Grenze« (aber natürlich verschiebt sich die Grenze und kann bei Schmerzen sogar weit innerhalb des Lebewesens liegen), und normalerweise wird mit dem Kontakt aufgenommen, was neu ist. Organische Anpassungen sind dagegen konservativ; sie wurden im Organismus während ihrer langen phylogenetischen Geschichte entwickelt. Wahrscheinlich war jede innere Funktion einmal auch eine Kontaktfunktion beim Erforschen und Erleiden der Umwelt (beispielsweise die Peristaltik, osmotische Verdauungsprozesse, Mitose usw.). Aber heute geschieht diese Regulation sogar in Notsituationen mit wenig Kontakt zu Neuem.

Das System erhaltender, ererbter Anpassungen ist die Physiologie. Sie ist natürlich integriert und reguliert als Einheit, ist also keine Sammlung von elementaren Reflexen. Diese Einheit der Physiologie pflegten die Alten »Seele« zu nennen, und Psychologie (die Wissenschaft von der Seele) schloß auch die Erörterung der Physiologie mit ein. Wir ziehen es jedoch vor, nur den speziellen Komplex physiologischer Anpassungsprozesse, die auch in Relation zu dem stehen, was nicht physiologisch ist, zum Gegenstand der Psychologie zu machen, nämlich die Kontaktprozesse an der Grenze im Organismus/Umweltfeld. Der entscheidende Unterschied zwischen der Physiologie und der Psychologie ist die Selbstregulation, relativ selbstgenügsame

Erhaltungsfunktionen der »Seele« und die Konfrontation und Assimilation des Neuen durch das »Selbst«. Auf diesem Hintergrund wird sich zeigen lassen, daß die Gegenwärtigkeit in einer Situation und die schöpferische Anpassung die Selbstfunktion ausmachen.

In gewisser Hinsicht ist das Selbst nichts anderes als eine Funktion der Physiologie; aber in anderer Hinsicht ist es überhaupt kein Bestandteil des Organismus, sondern eine Funktion im Feld, es ist die Art und Weise, wie das Feld den Organismus einschließt. Diese Interaktionen zwischen der Physiologie und dem Selbst sollen nun erörtert werden.

2. Vorkontakt: periodisch und aperiodisch

Eine physiologische Funktion vollzieht sich innerlich, aber letztlich kann keine Funktion dies lange Zeit fortsetzen (der Organismus kann sich nicht »selbst erhalten«), ohne etwas aus der Umwelt zu assimilieren, ohne zu wachsen (oder etwas in die Umwelt auszuscheiden bzw. ohne zu sterben). So erregen unerledigte physiologische Situationen periodisch die Kontaktgrenze wegen irgendeines Defizits oder Überschusses, und diese Periodizität gilt für jede Funktion, sei es der Stoffwechsel, das Bedürfnis nach einem Orgasmus, nach Trennung, nach Betätigung oder Ruhe usw. Und alles dies geschieht im Selbst als Drang oder Bedürfnis, als Hunger, Ausscheidungsdrang, Sexualität, Müdigkeit usw.

Von daher läßt sich erahnen, warum das Atmen so eine interessante Rolle in der Psychologie und Psychotherapie spielt. (»Psyche« oder »animus« bedeutet Atem.) Atmen ist eine physiologische Funktion, aber der Rhythmus, in dem dieser die Umwelt in Anspruch nimmt, ist so häufig und kontinuierlich, daß er immer am Rand der Bewußtheit ist, also eine Art von Kontakt darstellt. Und am Atmen kann man ausgezeichnet erkennen, wie sehr das Lebewesen ein Feld, wie sehr die Umwelt »in« ihm ist oder es wesentlich in jedem Augenblick durchdringt. Und daher begleitet Angst, die Störung des Atmens, jede Störung der Selbstfunktion; der erste Schritt in der Therapie besteht daher in der Kontaktaufnahme mit dem Atem.

Die konservativen Funktionen werden auch zum Kontakt, wenn durch eine bewußt werdende Fehlfunktion eine neue Situation entsteht. Dabei handelt es sich um aperiodische Schmerzen. Stellen wir einmal die periodischen Bedürfnisse und die aperiodischen Schmerzen einander gegenüber: Bei den Bedürfnissen und Interessen entwikkelt sich eine Kontaktfigur – beispielsweise Durst und vielleicht Wasser – und der Körper (das Ungleichgewicht) wird zum Hintergrund und verschwindet immer mehr. (Dies gilt auch für den Ausscheidungsdrang, der in der gesunden Form der Drang ist »loszulassen«.) Bei Schmerzen widmet man sich immer stärker dem Körper als Vordergrundfigur. Die klassische therapeutische Maxime lautet daher: »Der gesunde Mensch spürt seine Gefühle, der neurotische seinen Körper« – was natürlich nicht zu bestreiten ist, jedoch beinhaltet, daß man den Bereich der Körperbewußtheit in der Therapie auszuweiten versucht, denn einige Bereiche *können* nicht gespürt werden, während andere bei Erregung übermäßig angespannt sind und schmerzhaft gespürt werden.

Andere Neuartigkeiten tauchen in der konservativen Physiologie durch Umweltreize, Wahrnehmungen, Gifte usw. auf. Diese sind aperiodisch. Entweder man nimmt sich ihrer an und reagiert darauf mit einem Bedürfnis oder Interesse; in diesem Fall werden sie zum Zentrum der sich entwickelnden Kontaktfigur, während der Körper zum Hintergrund wird; oder es sind Ärgernisse, Bedeutungslosigkeiten usw.; in diesem Fall werden sie zu Schmerzen mit dem Körper als Vordergrund und dem Versuch, die Neuartigkeit der Figur zu vernichten, damit sie wieder aus dem Bewußtsein schwindet.

Schließlich gibt es Neuartigkeiten für die Physiologie, die für die Neurose besonders verhängnisvoll sind: die Störungen der konservativen organismischen Selbstregulation. Nehmen wir beispielsweise an, ein Bedürfnis oder Interesse wird von der Umwelt nicht befriedigt und die Notfallfunktionen (Wutanfall, Tagtraum, Blackout usw.) können nicht in Kraft treten oder sind erschöpft, dann gibt es eine Neuanpassung der Physiologie, einen Versuch, neue, unbewußte, konservative Funktionen unter diesen neuen Bedingungen zu etablieren. Das Gleiche wird geschehen, wenn chronisch schmerzhafte Anforderungen durch die Umwelt auftauchen oder im eigenen Körper Fremdkörper verbleiben. Offensichtlich können alle diese *ad hoc* gefundenen Anpassungsfunktionen nicht so leicht mit dem bisherigen konservativen System harmonieren; sie führen zu Fehlfunktionen, Krankheiten und Schmerzen. Aber es ist klar, daß es sich um eine sekundäre Physiologie handelt; denn das Neue führt nicht zu Bewußtheit und schöpferischer Anpassung, sondern zur Unbewußtheit und zu einer notdürftigen organischen Selbstregulation. Haltungsschäden sind ein Beispiel. Da dies dann keine Neuartigkeit mehr ist, treten diese Strukturen nicht mehr im Selbst, im Kontaktprozeß, auf, aber sie werden, wie wir sehen werden, nachweisbar in eben den Defekten und Fixierungen der Selbstfunktionen. Die notdürftige Anpassung zwischen der überkommenen und der neuen Physiologie geschieht wiederum in Form von schmerzhaftem Verlangen oder von Symptomen im Selbst.

Mit dem Auftreten von Neuem wird die Physiologie also kontaktvoll. Wir haben dabei die folgenden Kategorien unterschieden:

1. Periodisch auftretende Bedürfnisse und Interessen, wobei sich der Kontakt auf die Umwelt richtet.
2. Aperiodische Schmerzen, wobei sich der Kontakt auf den Körper richtet.
3. Reize, die entweder zu Bedürfnissen (Gefühlen) führen oder zu Schmerzen.
4. Neuanpassungen der Physiologie, ausgelöst durch Umweltbedingungen, die als Defizite in der Struktur der Kontakte oder zeitweise als Symptome auftreten.

Diese Anregungen oder Vorkontakte lösen die Erregung des Figur/Hintergrundprozesses aus.

3. Erste Kontaktphasen

Die Anregungen an der Kontaktgrenze liefern Energie für die Bildung einer schärferen und einfacheren Figur; man nähert sich der Figur, wertschätzt sie, überwindet Hindernisse, manipuliert oder verändert die Realität, bis die unerledigte Situation abgeschlossen ist und das Neue assimiliert wurde. Dieser Kontaktprozeß – die Berührung mit dem, was man liebt, wofür man sich interessiert, worauf man Lust hat; oder das Gefährliche oder Schmerzliche, das man aus dem Feld räumen will, indem man es meidet oder vernichtet – besteht im allgemeinen aus einer sich wiederholenden Sequenz von Hintergründen und Figuren, wobei jeder Hintergrund immer wieder leer wird und seine Energie zur jeweils nächsten Figurbildung zur Verfügung stellt; diese Figur wird wiederum zum Hintergrund für eine noch prägnantere Figur. Der ganze Prozeß besteht in einer sich ständig steigernden, bewußten Erregung. Man beachte, daß die Energie für die Figurbildung von beiden Polen des Feldes kommt, vom Organismus und vom Umweltfeld. (Beim Lernen kommt die Energie beispielsweise vom Bedürfnis, etwas zu lernen, vom sozialen Umfeld und der Lehrsituation, aber auch von der Kraft, die im Lerngegenstand selbst steckt: Es ist zwar sehr verbreitet, aber – wie wir meinen – irreführend zu glauben, daß das »Interesse« am Lerngegenstand vollständig aus dem Lernenden und seiner sozialen Rolle heraus kommt.)

Der Kontaktprozeß ist ein einheitliches Ganzes, aber es macht Sinn, ihn in eine Sequenz von Hintergrund- und Figurbildungen aufzugliedern.

1. Vorkontakt: Der Körper ist Hintergrund, das Verlangen oder der Umweltreiz ist die Figur. Dies ist das, was als »Gegebenes« oder als Es der Situation bewußt ist, das sich dann in seine Möglichkeiten diversifiziert.
2. Kontaktaufnahme: (a) Die Erregung des Verlangens wird zum Hintergrund, und irgendein »Objekt« oder eine Reihe von Möglichkeiten werden zur Figur. Der Körper verblaßt. (Oder im gegensätz-

lichen Fall bei Schmerzen wird der Körper zur Figur.) Ein Gefühl taucht auf. (b) Nun geschieht eine Auswahl oder ein Ausschluß von Möglichkeiten, bei der Annäherung und Überwindung von Hindernissen tauchen Aggressionen auf, und es gibt absichtsvolle Orientierung und Manipulation. Dies sind die Identifikationen und Abweisungen durch das Ich.

3. Kontaktvollzug: Vor einem unwichtig gewordenen Hintergrund und Körper wird das lebhafte Ziel zur Figur, und es kommt damit zur Berührung. Alle Kontrolle löst sich, Wahrnehmung, Bewegung und Gefühlsregungen wirken spontan und einheitlich zusammen. Die Bewußtheit ist am prägnantesten in der Figur des Du.
4. Nachkontakt: Es gibt nur die fließende Interaktion im Organismus/Umweltfeld ohne einen Figur/Hintergrundprozeß: Das Selbst verblaßt.

In diesem Kapitel erörtern wir die ersten beiden Phasen, im darauf folgenden die übrigen zwei.

Das Verlangen scheint entweder durch etwas in der Umgebung ausgelöst zu werden, oder es entsteht spontan aus dem Organismus heraus. Aber natürlich würde die Umwelt nichts auslösen, es gäbe keinen Reiz, wenn der Organismus nicht bereit wäre, darauf zu reagieren; und darüber hinaus kann man oft zeigen, daß ein nur vage bewußtes Verlangen uns zum richtigen Zeitpunkt auf den Weg zum Reiz geführt hat. Die Reaktion sucht den Reiz.

Das Verlangen bleibt jedoch normalerweise solange vage, bis es ein Objekt, an dem es sich abarbeiten kann, gefunden hat; es ist die Wirkung der schöpferischen Anpassung, die die Bewußtheit dafür erhöht, was man braucht. Aber in Fällen extremer Bedürftigkeit, extremen physiologischen Mangels oder Überflusses, kann das spontane Verlangen von selbst konkret, prägnant, und scharf konturiert werden bis hin zur Halluzination. Beim Fehlen eines Objekts wird aus Gedächtnisbruchstücken ein Objekt zusammengesetzt. (Dies ist natürlich das, was bei der neurotischen »Wiederholung« geschieht, wenn das Bedürfnis so überwältigend in seiner Wirkung wird und die Mittel der Realisierung so archaisch und bedeutungslos sind, daß eine normale schöpferische Anpassung, die etwas Neues assimiliert, unmöglich ist.) Halluzinieren bis zum Punkt der Ausblendung der Umwelt ist eine Notfallfunktion, aber dies lenkt unsere Aufmerksamkeit auf das, was im Normalfall passiert.

Denn in dem aussichtsreicheren Fall eines starken, aber vagen Verlangens mit Möglichkeiten in der Umwelt funktioniert das Selbst folgendermaßen: Die Neigung zu halluzinieren, also sich ein Objekt vorzustellen, belebt etwas, was man tatsächlich in der Umwelt wahrnimmt: Das Selbst konzentriert sich darauf, erinnert sich und nimmt es vorweg. Womit man sich beschäftigt, ist nicht das, was im vorherigen Augenblick noch da war, sondern ein aus Wahrnehmung *und* Imagination hergestelltes Objekt vor dem Hintergrund steigender Erregung. Solch eine Figur ist bereits eine erschaffene Realität. Zwischenzeitlich fügt das Bewegungsverhalten dem sich rasch ändernden Ganzen noch anderes Neues hinzu: Konzentration der Aufmerksamkeit und Annäherung. Daraus resultiert die aggressive Schöpfung neuer Möglichkeiten; wenn Hindernisse auftauchen, ändern Wut und Vernichtung die Realität. Und ganz allgemein kommen die eigenen Techniken und der eigene Stil, die erlernten Möglichkeiten der Manipulation, hinzu und bestimmen das, was als »Objekt« wahrgenommen wird.

Das heißt, daß das Selbst von Anfang an und durchgängig das Vorhandene (sowohl in der Umwelt als auch im Körper und seinen Gewohnheiten) auflöst und eine neue Realität erschafft, wenn es durch etwas Neues angeregt wird. Die Realität ist ein Übergang von der Vergangenheit in die Zukunft: Das eine ist das, was bereits existiert, und das andere ist das, wessen sich das Selbst bewußt ist, was es entdeckt und erfindet.

4. Zweckfreie Kreativität

Oft scheint das Selbst jedoch gar nicht auf organische Anregungen und Umweltreize zu reagieren, sondern es handelt, als ob es, während es ein Ziel halluziniert und sich seine Techniken zurechtbiegt, ein Problem spontan selbst herbeiführen würde, um Wachstum zu erzwingen. Diese Art von »zweckfreiem Handeln« ist äußerst interessant. Auf den ersten Blick sieht dies neurotisch aus, denn es liegt so viel Bedeutung auf dem Kreativen und so wenig auf die Anpassung; es sieht aus wie eine Flucht *vor* der Realität, also wie eine bloße Halluzination. Trotzdem handelt es sich wahrscheinlich um eine normale Funktionsweise; denn angesichts des hohen Komplexitätsgrads der menschlichen Lebenswelt ist es plausibel, daß spektakulärer Erfolg die Fähigkeit erfordert, sich gelegentlich Projekte vorzunehmen, die überflüssig sind, um sich »selbst in Schwierigkeiten zu bringen« und dabei auch die Nützlichkeit außer Kraft zu setzen und zu spielen. Auch wenn die meisten Weisheiten sicher Früchte des Lösens offensichtlicher Probleme sind, war die ausgeprägteste menschliche Weisheit und Torheit doch zunächst meist zweckfrei. Bei neurotischen zweckfreien Aktionen, bei Realitätsflucht, müssen wir darüber hinaus zwei Aspekte unterscheiden: Zunächst ist da der sichere Ausdruck unbewußter unerledigter Situationen – dies sind wortreiche Pläne, hektische Unternehmungen, Ersatzhandlungen usw.; aber es gibt auch den Ausdruck der Unzufriedenheit mit dem fest umschriebenen Selbst, der Wunsch nach Veränderung, ohne zu »wissen« wie, und daher das riskante Abenteuer, das tatsächlich ja oft ganz vernünftig und integrativ ist, und das nur vom Neurotiker als verwegen empfunden wird. Und überdies gibt es, wie Yeats es ausdrückte, ohne ein gewisses Maß an Verwegenheit keine Galanterie und keine Poesie.

Man vergegenwärtige sich einmal den ungeheuren Aufwand an menschlicher Anstrengung zur Herstellung einer wünschenswerten Oberflächenrealität, entweder aus Wahrnehmungen und Vorstellungen in der Kunst oder aus den Ergebnissen und ihren Erklärungen in der Grundlagenforschung. In einer Hinsicht erfolgt diese Anstrengung gänzlich ohne jeden Zweck. Es ist nur die Arbeit an der Kontaktgrenze. (Der nichtzweckfreie Aspekt der Kunst ist natürlich die kathartische Abreaktion, die Schönheit, die ein Vorgefühl davon vermittelt, wie es wäre, wenn eine verdrängte unerledigte Situation gelöst würde. Und die Grundlagenforschung findet ihre Nützlichkeit in der pragmatischen Anwendung.) Das naive Urteil über Schönheit und

Wahrheit – ein ganz normales Urteil in der Antike, das ein für alle Mal von Kant analysiert wurde – hat jedoch mit der Oberfläche selbst zu tun: Es ist keine Anpassung des Organismus an die Umwelt, auch keine zufriedenstellende Realisierung eines organischen Triebs in der Umwelt, sondern eine Anpassung des gesamten Feldes an das Selbst, an die Oberfläche des Kontakts. Es gibt dabei, wie es Kant treffend ausdrückte, ein Empfinden von Zweckmäßigkeit ohne Zweck. Und der Akt ist reines Selbst, denn die Lust daran ist interesselos und spontan; der Organismus ist im Schwebezustand. Hat dies vielleicht doch eine Funktion? In einem schwierigen und konfliktreichen Feld, in dem fast nichts ohne Kontrolle, Vorsicht und Anstrengung auskommt, ist Schönheit plötzlich ein Symbol für das Paradies, in dem alles spontan ist – »Raubtiere ohne Krallen, und ohne Dornen die Rose« – ja, oder aber Raubtiere mit Krallen und Helden, die sie besiegen oder die auch grandios verlieren können; und wo, wie Kant meinte, Glück die Belohnung für gute Absichten ist. Dann erschafft die zweckfreie Kreativität der Bewußtheit wahrhaft etwas neu für ein Lebewesen, das der Erneuerung der Kräfte bedarf; es ist hilfreich, unsere gewohnheitsmäßige Kontrolliertheit einmal loszulassen, damit wir wieder frei atmen können.

5. Kreativität / Anpassung

In den meisten Fällen können wir die Kreativität des Selbst und die Anpassung im Organismus/Umweltfeld jedoch polar verstehen: Das eine kann ohne das andere nicht existieren. Angesichts der Neuartigkeit und der unbegrenzten Variationsbreite der Umwelt wäre eine Anpassung durch konservative, überkommene Selbstregulation allein nicht möglich; Kontakt muß kreative Transformation sein. Andererseits ist eine Kreativität, die nicht ständig eine durch die Wahrnehmung gegebene und Widerstand leistende Umwelt zerstört und assimiliert, für den Organismus nutzlos, denn sie bleibt oberflächlich, und es fehlt ihr an Energie; sie wird nie richtig aufregend und bald schal. Sie ist nutzlos für den Organismus, weil keine unabgeschlossenen physiologischen Situationen vollendet werden können, ohne daß letztlich neues Material aus der Umwelt für die Assimilation auftaucht.

Der letzte Punkt wird beispielsweise deutlich bei einem Defizit im Stoffwechsel, bei Hunger und anderen Bedürfnissen; aber dies wird manchmal bei (sekundärphysiologischen) unerledigten Situationen der Neurose übersehen. Das ist das Wahre am Beharren der orthodoxen Psychoanalyse auf dem Konzept der »Übertragung« bei der Behandlung, denn die Beziehung zum Therapeuten ist eine reale soziale Situation. Und die Veränderung der Haltung eines Patienten, wenn er seine Aggressionen von sich selbst weg auf seine Introjekte richtet, um diese zu assimilieren oder auszuspucken, ist eine Veränderung der Realität. Wir müssen aber noch weiter gehen und folgendes feststellen: Das Aufgeben der Kontrolle, die richtige Deutung von uns selbst und sogar das Spüren des eigenen Körpers und der Gefühle, all dies löst letztlich keine Probleme. Es macht lediglich wieder eine Lösung möglich, es verwandelt die unbewußte sekundäre Physiologie in ein Problem für den kreativen Kontakt; dann aber muß die Lösung ausgelebt werden. Wenn sich die soziale Umwelt immer noch gegen die schöpferische Anpassung stellt, wenn sich der Patient die Umwelt also nicht an sich anpassen kann, dann muß er sich wieder an die soziale Umwelt anpassen und seine Neurose beibehalten.

Kreativität ohne umfassende Anpassung bleibt also oberflächlich, weil man erstens keine Erregung aus der unerledigten Situation ziehen kann und das bloße Interesse am Kontakt erlöscht. Zweitens, weil das Selbst sich nur beteiligt und engagiert, wenn es einen Widerstand bearbeiten kann. Wissen und Techniken, die immer häufiger aus erfolgreichen Erfahrungen der Vergangenheit stammen, kommen ins Spiel und werden in Frage gestellt; und bald erweisen sich die »irrelevanten« Schwierigkeiten (das Irrationale der Realität) als gutes Mittel zur Selbsterforschung und um herauszufinden, was man wirklich will. Frustration, Ärger oder partielle Befriedigung nähren die Erregung – sie wird teils vom Organismus selbst, teils von einer widerspenstigen, zerstörten und aufreizenden Umwelt gespeist. Um wieder einen Vergleich zur Kunst zu ziehen: Croces Ansicht, daß der schöpferische Moment das intuitive Erfassen der Ganzheit und alles andere bloße Ausführung sei, ist wahr und zugleich grundlegend falsch. Die Intuition läßt das Endprodukt zwar erahnen: Es wird von Anfang an als Halluzination projiziert; aber der Künstler versteht den Traum nicht, er weiß nicht, worauf er hinaus will; es ist vielmehr der Umgang mit dem Medium, der seine Absicht praktisch hervorbringt und ihn schließlich zwingt, diese Absicht zu verwirklichen.

6. Gefühle

Zur Veranschaulichung des Übergangs von den Anregungen und Reizen des Vorkontakts zur schöpferischen Figurbildung im Kontaktprozeß sollen die Gefühle betrachtet werden.

Ein Gefühl ist die integrierte Bewußtheit einer Beziehung zwischen Organismus und Umwelt. (Es ist die Vordergrundfigur verschieden kombinierter Innen- und Außenwahrnehmungen.) So gesehen ist es eine Funktion des Feldes. In der Psychotherapie kann man dies experimentell zeigen: Durch Konzentration und Muskelübungen ist es möglich, bestimmte Kombinationen von Körperreaktionen zu aktivieren, und diese erzeugen eine Art ruheloser Erregung – beispielsweise wenn man den Kiefer anspannt und lockert, die Fäuste ballt, zu schnaufen anfängt usw. und das Gefühl einer frustrierten Wut spürt. Wenn nun zur Innenwahrnehmung das Bewußtwerden der Umwelt hinzukommt, entweder in Form einer Phantasie oder einer Wahrnehmung von etwas oder einer Person, worauf man wütend sein kann, dann kocht das Gefühl sofort sehr klar und kräftig hoch. Im Gegensatz dazu spürt man das Gefühl in einer emotionalen Situation solange nicht, bis man die entsprechenden Körperreaktionen akzeptiert – erst wenn man die Fäuste ballt, fängt man an, die Wut zu spüren.

(Daher ist die Theorie der Emotionen von James Lange – daß die Emotion ein Zustand des Körpers ist, also die Angst entsteht, wenn man wegläuft – teilweise wahr; was man ergänzen muß, ist, daß der körperliche Zustand auch eine relevante Orientierung und potentielle Manipulation der Umwelt ist; das heißt, es ist nicht das Rennen, sondern das *Weg*rennen, weg *von etwas*, das Furcht auslöst.)

Wenn wir uns die Funktionsweise eines Organismus in seiner Umwelt vergegenwärtigen, wird die Notwendigkeit solch integrativer Verbindungen offensichtlich. Das Lebewesen muß unmittelbar und sicher erkennen, wie die Beziehungen im Feld sind; und es muß von diesem Wissen angetrieben werden. Emotionen sind solch ein motivierendes Wissen, das es dem Lebewesen erlaubt, die Umwelt als seine eigene zu erleben, zu wachsen, sich zu schützen usw. Beispielsweise ist Sehnsucht die Steigerung des Verlangens angesichts eines fernen Objektes, damit die Entfernung und andere Hindernisse überwunden werden können; Kummer ist die Spannung des Verlusts des Objekts im Feld oder des Nichtakzeptierens seines Fehlens, damit man sich zurückzieht und sich wieder fängt; Wut ist das Zerstören von Hindernissen, die dem Verlangen im Wege stehen; Trotz ist ein Angriff gegen die unabwendbare Übermacht eines Feindes, damit man nicht vollständig kapitulieren muß; Mitleid ist die Vermeidung oder das Ungeschehenmachen eines eigenen Verlusts, indem man anderen hilft, usw.

In der Figur/Hintergrundsequenz übernehmen die Gefühle die Rolle der Motivationskraft für die Triebe und Bedürfnisse. Aber die Motivation wird dadurch verstärkt, daß sie durch den objektiven Bezugspunkt klarer wird. Die Gefühle leihen ihre motivationale Kraft wiederum – außer bei sehr einfachen Anpassungsprozessen – an die noch stärkeren und klareren Gefühle, an die aktualisierten Tugenden und Laster (beispielsweise Mut, Verdrossenheit, Entschlossenheit usw.), die zu noch komplizierteren Orientierungen und Manipulationen führen, besonders wenn diese absichtlich erfolgen. Bei diesem Übergang können wir wieder sehen, daß sowohl stärker auf den Organismus (die Tugenden und Laster sind Gewohnheiten), als auch stärker auf die Umwelt zurückgegriffen wird.

Noch einige zusätzliche Bemerkungen über die Gefühle: Es ist klar, daß Gefühle keine wirren oder rudimentären Impulse, sondern klar differenzierte funktionale Strukturen sind. Wenn jemand grobe Gefühle hat, dann ist seine Erfahrung insgesamt grob. Aber natürlich sind die Wörter im Lexikon für Gefühle grob, und es gibt nur wenige; um Gefühle, die man in subtilen Erfahrungen spürt, auszudrücken, braucht man Nuancen und Bedachtsamkeit und viele objektive Bezugspunkte. Skulpturen und Kompositionen sind reine Gefühlssprache, die zu überzeugenden Aussagen ausformuliert wurde.

Gefühle sind Mittel des Erkennens. Weit davon entfernt, Denkhindernisse zu sein, liefern sie einzigartige Einsichten in den Zustand des Organismus/Umweltfeldes und sind dafür unersetzlich; sie sind es, durch die wir uns der Stimmigkeit unserer Anliegen, des Zustands der Welt bewußt werden können. Als Erkenntnisse sind sie fehlbar, aber man kann sie korrigieren, nicht indem man sie aus dem Weg räumt, sondern indem man ausprobiert, ob sie sich zu konsolidierteren Gefühlen weiterentwickeln können, die eine zielgerichtete Orientierung begleiten – beispielsweise vom Enthusiasmus über eine Entdeckung zur Überzeugung, oder von der Lust zur Liebe.

Schließlich sehen wir, daß für das »Training der Gefühle« in der Psychotherapie nur eine kombinierte, einheitliche Vorgehensweise irgendwelchen Nutzen bringen kann: Wir müssen uns sowohl auf die Welt der »Objekte« konzentrieren – die zwischenmenschlichen Beziehungen, die Phantasie, die Erinnerungen usw. – als auch darauf, daß die körperliche Beweglichkeit und das Verlangen freigesetzt werden, und schließlich auch auf die Struktur der dritten Sache, das Gefühl für das Selbst.

7. Erregung und Angst

Während der gesamten Sequenz der schöpferischen Anpassung dauert die Erregung an und steigert sich, und am stärksten ist sie beim Kontaktvollzug. Dies trifft sogar auch dann zu, wenn Hindernisse und verlorene Konflikte den Höhepunkt verhindern; aber in solchen Fällen wird die Erregung für das organisierende Selbst zu einer Zerreißprobe. Die Wut steigert sich zu einem Koller, Kummer, Erschöpfung und vielleicht sogar Halluzinationen (Tagträume von einem Sieg, Rache und Genugtuung) treten auf. Dabei handelt es sich um Notfallfunktionen zur Spannungsabfuhr, die es uns ermöglichen, das nächste Mal wieder frisch anzusetzen, denn natürlich ist das physiologische Bedürfnis und die damit verbundene Aufregung immer noch unerledigt. Dieser Prozeß totaler Frustration und gewaltiger Explosion ist nicht ungesund, aber es erübrigt sich eigentlich, darauf hinzuweisen, daß dabei – trotz der Auffassung vieler Eltern – keinerlei Lerngewinn zustande kommt, denn das Selbst wird verstört, und es gibt nichts, was zum Assimilieren übrig bleibt.

Aber nehmen wir einmal an, die Erregung wird unterbrochen. Achten wir auf das verstärkte Atmen, das bei jeder Erregung ein wichtiger Faktor ist: Die Erregung wird unterbrochen, der Atem wird angehalten. Das ist Angst.

Der eindeutigste Fall von gesunder Angst ist Erschrecken, das Abschneiden des Gefühls und der Bewegung, auf die man sich vollkommen konzentriert hat, um einer plötzlichen Gefahr zu begegnen. Diese Situation kann besonders leicht zum Trauma werden, was deutlich wird, wenn wir sie mit normaler Furcht vergleichen. Bei Furcht wird das gefährliche Objekt vorausgesehen; man reagiert kontrolliert und defensiv in Bezug auf dieses Objekt. Wenn es daher notwendig ist, sich zurückzuziehen, weil die Gefahr zu groß ist, kann man immer noch in die Umgebung ausweichen; und später, wenn man mehr weiß und kraftvoller ist, kann man sich wieder der Gefahr stellen und sie vermeiden oder vernichten. Beim Erschrecken bauen sich der bedrohliche Schmerz und die Bestrafung plötzlich und in überwältigender Weise vor uns auf, und die Reaktion besteht im Abschneiden der Ausweichmöglichkeiten, das heißt man stellt sich tot und verkriecht sich in seine eigene Haut. Die Angst, also die plötzlich muskulär blokkierte Erregung, bebt lange Zeit weiter, bis man wieder frei atmen kann.

Eine sexualfeindlich eingestellte Gesellschaft ist prädestiniert dafür, daß diese traumatische Situation extrem häufig und effektiv bei den Kindern hervorgerufen wird. Da die Sexualität geheimnisvoll ist – und die Kinder wollen sie natürlich demonstrieren – beschäftigen sie sich mit ihr dort, wo sie am ehesten überrascht werden können; und wenn sie überrascht werden, hat die Bestrafung keine ursächliche Beziehung zu irgend etwas in ihrer Erfahrung, daher könnte es sich sehr wohl um ein kapitales Vergehen handeln. Solch eine Gesellschaft stellt eine sauber ausgeklügelte Falle dar.

Das Atmen kann natürlich auch auf andere Weise als durch Erschrecken unterbrochen werden und Angst hervorrufen; normalerweise gehen Erschrecken und andere Unterbrechungen zusammen. Freud identifizierte den *coitus interruptus,* die Unterbrechung auf dem Höhepunkt des Kontaktprozesses, als besonderen Grund für primäre Angst (Aktualneurose), zusammen mit neurasthenischen Symptomen. Unterbrechen durch Bestrafen der aggressiven Erregung bei einem akuten Konflikt oder Wutanfall scheint ein häufiger Grund für Resignation und Selbstunterdrückung, die Vermeidung des vorherigen Kampfes wird »als nicht der Mühe wert« eingestuft. Oder die Erregung kann noch früher in dem Stadium, wenn man ein Objekt in der Umwelt entdeckt, unterbrochen werden, und dies führt zu *Projektionen.* Wir werden die verschiedenen Arten der Unterbrechung in Kapitel 15 erörtern.

In welchem Stadium des Kontaktprozesses auch immer die Unterbrechung, das Erschrecken und die Angst auftreten, die Wirkung ist immer, daß man vorsichtig im Umgang mit dem ursprünglichen Bedürfnis wird und es kontrolliert, indem man die Aufmerksamkeit ablenkt, sich anderen Dingen zuwendet, den Atem anhält, mit den Zähnen knirscht, die Bauchmuskeln, das Becken oder die Schließmuskeln anspannt usw. Der Drang oder das Verlangen kehren dennoch wieder, aber jetzt wird es muskulär gehemmt, es ist schmerzhaft – denn ein Drang oder Bedürfnis neigt dazu, expansiv und ausgreifend zu sein. Jetzt gibt es also eine Veränderung in der Sequenz, in der der Körper dem sich entwickelnden Selbst als verblassender Grund diente; nun wird der Körper zur Figur; und das Selbst mit der Struktur eines motorisch aktiven und planenden Ich wird zum Hintergrund. Dieser Prozeß erfolgt immer noch vollständig bewußt; es ist ein Versuch der schöpferischen Anpassung, die auf den Körper, statt auf die Umwelt einwirkt.

Wenn diese bewußte Unterdrückung jedoch dauerhaft erfolgt, kommt es leicht zur Verdrängung, zu unbewußten Bestrebungen. Das Wesen der Verdrängung ist Gegenstand von Kapitel 14.

8. Identifikation und Entfremdung: I. Konflikt

Im Zusammenhang mit der Kontaktaufnahme können wir die Ichfunktion definieren, die im Identifizieren und Abweisen und in der Bestimmung der Grenzen oder des Kontextes besteht. »Einen Impuls als seinen eigenen anerkennen,« bedeutet im Kontaktprozeß, daß er als Teil des Hintergrundes verfügbar ist, aus dem heraus sich die nächste Figur entwickelt. (Das ist das, was Freud mit »das Ich ist Teil des Es« meinte.) Solche Identifikationen geschehen oft absichtlich; und das Ich funktioniert gut bei seiner Orientierung und seinen Manipulationen, wenn es sich mit dem Hintergrund identifiziert, der dann tatsächlich gute Figuren hervorbringt, vorausgesetzt die Hintergründe sind voller Energie und eröffnen Möglichkeiten. (Daher sagt Freud, »das Ich als Teil des Es ist stark, das vom Es abgetrennte Ich ist schwach.«)

Gehen wir den Prozeß noch einmal durch: Im Prozeß sind Hintergrund und Figur polar. Eine Figur kann nur vor seinem Hintergrund erfahren werden, und ohne eine Figur ist der Hintergrund einfach Teil einer größeren, diffuseren Figur. Aber die Beziehung zwischen Hintergrund und Figur ist bei kreativen Prozessen dynamisch und wechselhaft. Die ansteigende Erregung fließt aus dem Hintergrund in die immer deutlicher werdende Figur. (Dies heißt nicht nur, um es noch einmal zu betonen, daß die Figur »besetzt« wird, denn ein Teil der Energie kommt notwendigerweise aus dem Hintergrund des Umweltfeldes, da nur neue Energie zum Abschluß unerledigter Situationen führen kann.) Energie wird für die Figurbildung freigesetzt, wenn die chaotischen Umweltteile auf eine Triebregung »treffen«, die diese bestimmen und transformieren und die selbst wieder zerstört und transformiert werden. Zunehmende Erregung geht einher mit einem schwächer werdenden Hintergrund. In der Phase des Gefühls verblaßt der Körperhintergrund, und die Möglichkeiten in der Umwelt treten hervor; im nächsten Schritt wird die Umwelt eingegrenzt und absichtlich zu eigen gemacht; schließlich läßt die Zielgerichtetheit nach, das aktive Ichempfinden schwindet, und es gibt für Momente nur die Figur und das Empfinden von Spontaneität bei leerem Hintergrund.

Aber wir sprechen nur davon, daß etwas akzeptiert wird, wenn es gleichzeitig eine Neigung zur Zurückweisung gibt. Wenn die Identifikation mit einem Impuls, einem Objekt oder einem Mittel spontan und selbstverständlich erfolgt – wie bei Faszination oder dem Einsatz von Expertentum – und wenn alles andere außer Frage steht, gibt es keinen guten Grund, das Selbst vom Es und Ich zu unterscheiden. Was vom Ich akzeptiert wird, ist ein bewußter Konflikt und die Ausübung von Aggression.

Konflikt ist eine Störung der Homogenität des Hintergrundes, und der Konflikt verhindert das Auftauchen einer sich scharf abzeichnenden und lebendigen nächsten Figur. Die widerstreitenden Erregungen bringen alternative Figuren zur Geltung. Der Versuch, eine einheitliche Figur zustande zu bringen, während der Hintergrund aktiv ist, um dann rasch weiterzukommen und eine angenehme Lösung herbeizuführen (das heißt, eine der konkurrierenden Figuren auszuwählen und den Rest auszuschließen oder einen billigen Kompromiß zu suchen und diese Wahl zum Hintergrund der fortlaufenden Aktivität zu machen), solch ein Versuch muß zu einer schwachen Gestalt führen, der es an Energie mangelt. Wenn das Ausgewählte andererseits jedoch der Konflikt selbst ist, dann wird die Figur aufregend und energievoll sein, aber dabei gibt es auch viel Zerstörung und Leid.

Jeder Konflikt ist letztlich ein Konflikt der Grundlagen des Handelns, also ein Konflikt zwischen verschiedenen Bedürfnissen, Wünschen, Faszinationen, Selbstbildern, halluzinierten Zielen; und die Funktion des Selbst dabei ist es, den Konflikt zu durchleben, den Verlust zu verkraften und das Vorgegebene zu verändern und umzuwandeln. Wenn die Grundlagen harmonisch sind, gibt es kaum jemals einen wirklichen Konflikt bei der Auswahl der Objekte im Vordergrund, den Mitteln oder den Strategien; statt dessen wird spontan etwas gefunden oder erfunden, das besser ist als alle Alternativen. Der Fall von Buridans Esel, der mit einem bestimmten Verlangen zwischen zwei ähnlichen Objekten verhungerte, kommt nicht oft vor. (Wenn die Objekte tatsächlich kaum unterschiedlich sind – wie eine Anzahl von ähnlichen Keksen auf einem Teller –, bildet der Appetit sofort eine Gestalt, indem er ein »Exemplar einer Klasse« wählt, wobei die geringen Unterschiede zu einer positiven Qualität gemacht werden.) Ein starker Konflikt im Vordergrund ist ein Zeichen dafür, daß der wahre Konflikt im Hintergrund abgespalten und verborgen ist wie bei zwanghaftem Zweifel. (Im Verborgenen könnte etwa der Wunsch sein, überhaupt etwas zu bekommen oder andernfalls in zwei Teile zerrissen zu werden.)

Unter diesem Aspekt möchten wir noch einmal den Sinn der Behauptung untersuchen, »den Konflikt anzuregen, schwächt das Selbst,« und wollen auch die therapeutische Methode, solch einer Gefahr zu begegnen, erkunden. Die Quelle dieser Gefahr ist, daß ein großer Teil des Selbst offensichtlich bereits in eine schwache Figur investiert wurde – eine leichtfertige Entscheidung also, die schon zuvor getroffen worden ist. Wenn jetzt eine neue Aufregung aus dem entfremdeten Hintergrund aufgegriffen wird, zerstört der Konflikt dieses schwache »Selbst« – das Selbst verliert die Struktur, die es bis dahin noch hatte; daher heißt es, halte die neuen Aufregungen möglichst gering. Aber tatsächlich wurde das Selbst nur scheinbar in die schwache Figur investiert, denn *das Selbst ist nicht die Figur, die es erschafft, sondern es ist der Prozeß der Figurbildung*: Das heißt, das Selbst ist die dynamische Beziehung zwischen Figur und Hintergrund. Die therapeutische Methode, die das Selbst daher nur stärken kann, besteht darin, daß man darauf besteht, die vordergründige schwache Figur (beispielsweise das Selbstkonzept eines Menschen) mit ihrem Hintergrund in Verbindung zu bringen, damit dieser Hintergrund vollständiger bewußt wird. Nehmen wir beispielsweise an, der Vordergrund sei eine verbale Rationalisierung, an die man sich klammert. Die therapeutische Frage muß nun nicht lauten, ob diese Annahme wahr oder falsch ist (um damit einen objektiven Konflikt zu inszenieren), sondern welches Motiv hinter dem Gebrauch von Wörtern steckt. Kommt es wirklich darauf an, ob etwas wahr oder falsch ist? Oder soll jemand manipuliert werden, und wenn ja, wer? Ist es ein Angriff, und wenn ja, gegen wen? Ist es eine Beschwichtigung, soll etwas verheimlicht werden, und wenn ja, wem gegenüber?

Die Notwendigkeit zum Einsatz dieser Methode wird offensichtlich, wenn man bedenkt, daß viele Rationalisierungen, besonders die von intelligenten Menschen, wahre Behauptungen sein können, trotzdem sind es Rationalisierungen. Eine Behauptung anzugreifen, führt zu endlosen Streitigkeiten, und die Klienten sind wahrscheinlich weniger gut informiert als die Therapeuten.

Wenn die Figur jedoch mit dem Motiv verknüpft wird, tauchen plötzlich neue Anregungen auf, sowohl aus dem Organismus und der Vergangenheit als auch von etwas Neuem, das in der Umwelt entdeckt wird. Die schwachen Figuren verlieren ihren Reiz und werden wirr, das Selbst verliert seine »Sicherheit« und leidet. Aber dieses Leiden ist keine Schwächung des Selbst, sondern schmerzliche, vorübergehende Erregung schöpferischer Neugestaltung. Es ist das Gegenteil von Angst. Dieses Leiden ist schmerzhaft und geht mit tieferer Atmung einher, bedingt durch die Anstrengung. Angst ist unangenehm, statisch, atemlos. Ein Hintergrundkonflikt geht einher mit Zerstörung und Leiden; ein falscher Konflikt widerstreitender Objekte, Zielvorstellungen oder Ideen friert zu einem Dilemma ein, das von Angst begleitet wird. Der Zweck des falschen Konflikts besteht in der Unterbrechung der Erregung; Angst als Gefühl ist die Furcht vor dem eigenen Wagnis.

9. Identifikation und Entfremdung: II. »Sicherheit«

Die Furchtsamkeit vor der eigenen Kreativität hat zwei Quellen: der Schmerz der ansteigenden Erregung selbst (ursprünglich die »Furcht vor dem Trieb«) und die Furcht davor, zurückzuweisen oder zurückgewiesen zu werden, zu zerstören, Veränderungen vorzunehmen; diese beiden Befürchtungen verstärken sich gegenseitig und sind im Grunde ein und dasselbe. Im Gegensatz dazu steht ein Gefühl von »Sicherheit«, das aus dem Festhalten am *status quo* resultiert, an den erfolgreichen Anpassungen der Vergangenheit. Die neue Erregung droht, diese Sicherheit vollkommen zu erschüttern.

Wir müssen verstehen lernen, daß es nicht so etwas wie wahre Sicherheit gibt, denn das Selbst wäre dann etwas Starres. Wenn keine irrationale Furcht auftaucht, entsteht das Problem gar nicht, ob man sicher ist oder nicht, sondern man widmet sich dem anstehenden

Problem. Sicherheitsempfinden ist ein Zeichen der Schwäche: Der Mensch, der dies empfindet, wartet immer auf den Beweis des Gegenteils.

Die Energie des verzweifelten Festhaltens am *status quo* rührt von unerledigten Situationen her, die zu einem Abschluß drängen, dem jedoch die Aggression gegen sich selbst durch Identifikationen mit dem Fremden, das man nach vorherigen Niederlagen introjiziert hat, entgegensteht: Dieses Festklammern vermittelt so etwas wie ein Gefühl der Solidität, der Stabilität, der Kraft und Selbstkontrolle und der »Sicherheit«. Zwischenzeitlich verbleibt dem Selbst allerdings wenig Kraft, um aus sich herauszugehen.

Der sichere Mensch setzt seine Kraft für einen gefahrlosen Kampf ohne Überraschungen gegen seine nichtassimilierten Identifikationen ein. Der Kampf geht immer weiter und bewegt das Gemüt, denn die Situation ist unerledigt und kehrt immer wieder; aber es ist ein »sicheres« Gefühl, weil nichts Neues auftaucht, und man hat die Niederlage ja schon erlitten. Solch ein Kampf ist auch etwas, worauf man sich verlassen kann; er kann nicht beendet werden, denn der Organismus erneuert immer wieder sein Bedürfnis, aber die Aggression wendet sich nicht gegen die Umwelt, wo eine Lösung gefunden werden könnte. Wenn es sich um eine gute, »soziale« Identifikation handelt, kommt hinzu, daß man viele ganz ähnliche Probleme finden kann, die mit Hilfe des gleichen Musters gelöst werden können wie bei vorherigen Niederlagen; man kann scheinbar ganz leicht mit der Realität fertig werden, ohne etwas zu lernen, ohne etwas Neues zu ertragen, und ohne irgend etwas zu verändern: man muß dabei nur jede reale Situation, die interessant oder abenteuerlich wäre, meiden, und man muß die Aufmerksamkeit von allem ablenken, was das Heute anders als das Gestern erscheinen lassen könnte; und dies kann man bequem zuwege bringen, indem man das Neue »unrealistisch« nennt. Es entspricht also einer ausgeklügelten Ökonomie der Kräfte, bei der eine akzeptierte Niederlage dazu dient, einem ein Gefühl der Macht und Angemessenheit zu geben. In der gängigen Sprache heißt dies, daß man »sich gut arrangiert«. Das einzige, was dabei fehlt, sind Aufregung, Wachstum und das Gefühl, lebendig zu sein.

Wo das Selbst jedoch auf Kräfte zurückgreifen kann, hat es eben kein Gefühl der Sicherheit. Vielleicht spürt es eine Bereitschaft: das Akzeptieren von Erregung, ein bestimmtes Maß an närrischem Optimismus hinsichtlich der Veränderbarkeit der Wirklichkeit und ein habituelles Sich-daran-Erinnern, daß der Organismus sich schon selbst reguliert und am Ende nicht zugrunde oder in die Luft geht. (Diese Bereitschaft ist vielleicht das, was die Theologen Glauben nennen.) Die Antwort auf die Frage »Kannst Du das?« kann nur sein: »Das interessiert mich!« Ein Empfinden von Angemessenheit und Macht entsteht, wenn man das jeweilige Problem angeht und es seine eigene Struktur hervorbringt, neue Möglichkeiten dabei entdeckt werden und die Dinge sich überraschenderweise von selbst fügen.

13. Schöpferische Anpassung II: Kontaktvollzug und Nachkontakt

1. Die Einheit von Figur und Hintergrund

Der Kontaktvollzug[1] ist das Ziel des Kontaktprozesses (aber nicht sein funktionales »Endziel«, das vielmehr in der Assimilation und im Wachstum besteht). Beim Kontaktvollzug ist das Selbst unmittelbar und vollständig mit der *Figur* beschäftigt, die es entdeckt und erfunden hat; für Augenblicke gibt es praktisch keinen Hintergrund. Die Figur verkörpert alles, was das Selbst bewegt, und das Selbst ist nichts anderes als das gegenwärtige Interesse; das Selbst *ist* die Figur. Die Kräfte des Selbst werden jetzt mobilisiert, so daß es zu etwas wird (dabei hört es jedoch auf, Selbst zu sein).

Solch ein Punkt kann natürlich nur unter den folgenden Bedingungen erreicht werden: (1) Das Selbst hat die Realität im Hinblick auf seine eigene Realität ausgesucht – das heißt, es hat sich mit dem identifiziert, was den Hintergrund aktiviert, der Rest wird ausgeblendet. (2) Es hat sich der Umweltwirklichkeit zugewandt und diese verändert, so daß nichts, was für das Selbst bedeutsam ist, unverändert bleibt. (3) Und es hat die vorrangigen unerledigten Situationen des Organismus akzeptiert und zum Abschluß gebracht, so daß kein Verlangen mehr in der Körperbewußtheit zurückbleibt. (4) Und während dieses Prozesses war das Selbst die ganze Zeit nicht nur aktiver Manager für die Problemlösung, auch nicht nur passives Werkzeug für die Problemlösung (denn diese sind extrinsisch), sondern es hat zunehmend den mittleren Bewußtseinsmodus eingenommen und ist in die Lösung hineingewachsen.

[1] Alternativ wird diese Phase des Kontaktzyklus in der deutschsprachigen Gestaltliteratur auch mit »voller Kontakt« wiedergegeben – d. Ü.

Betrachten wir die Qualität einer Bewußtheit, für die es keinen Hintergrund in der Umwelt oder im Körper gibt, denn Bewußtheit ist ja eine Figur vor einem Hintergrund. Solch eine Bewußtheit ist nur möglich als Einheit von Ganzem und Teilen, wobei jeder Teil unmittelbar so erlebt wird, daß er die anderen Teile und das Ganze umfaßt, und auch das Ganze besteht nur aus diesen Teilen. Die ganze Figur könnte man als Hintergrund für die Teile verstehen, aber es ist mehr als nur Hintergrund für sie; es ist gleichzeitig die Figur *der* Teile, und sie sind Hintergrund. Um es noch anders auszudrücken: Die Erfahrung läßt keinen Spielraum für weitere Möglichkeiten, denn sie ist zwingend und aktuell; das Aktuelle ist zwingend; diese Teile können in diesem Augenblick nichts anderes bedeuten. Führen wir ein paar Beispiele an: Im Augenblick der Einsicht gibt es keine weiteren Hypothesen, denn man sieht, wie die Teile zusammenpassen (man hat den »mittleren Modus« gefunden). Wenn sich also die Problemlösung dem Moment der Einsicht nähert, rückt alles an seinen Platz; und nach der Einsicht erfolgt die Anwendung auf weitere Fälle unmittelbar und selbstverständlich – das Problem ist ein für alle mal bewältigt. Ähnlich ist es, wenn man liebt, da gibt es auch keine Alternativen: Man kann sich nicht zurückziehen, woanders suchen usw., und man hat das Gefühl, daß jeder weitere Charakterzug, der bei dem geliebten Menschen auftauchen könnte, entweder liebenswert sein wird oder völlig irrelevant und unbedeutend. Oder ein düsteres Beispiel: Im Augenblick letzter Verzweiflung gibt es keine Ressourcen mehr; in solch einem Fall ist die Figur nichts anderes als der leere Hintergrund ohne jede Entlastung, und dies wird zwangsläufig so empfunden, denn das Unmögliche ist auf seine Art folgerichtig.

In solch einer Einheit von Ganzem und Teilen sorgt die Figur für ihre eigene Grenze. Dabei kommen also keine Ichfunktionen vor: Keine Grenzen werden ausgewählt, es gibt keine Identifikationen und Entfremdungen und keine weiteren Kontrollen. Die Erfahrung kommt völlig von innen, man arbeitet in keiner Weise auf sie hin. Das Loslassen der Kontrolle und das Verschwinden der Grenzen ist der Grund für die besondere Strahlkraft – beispielsweise bei einem »Geistesblitz« oder einem »Erkenntnisschock« – denn die Energie, die in die Zurückhaltung oder in die aggressive Suche nach Verbindungen mit der Umwelt floß, konzentriert sich nun zusätzlich im spontanen Erleben des vollen Kontakts. Die Spontaneität wird am leichtesten bei Verhaltensweisen bemerkbar, bei denen es zuvor kontrollierte Muskelbewegungen gab – beispielsweise die spontanen Beckenbewegungen vor dem Orgasmus und die Zuckungen oder das spontane Schlucken von Nahrung, die zuvor gut verflüssigt und geschmeckt wurde.

Bei allen Kontaktprozessen gibt es eine tieferliegende Einheit der Funktionen von Wahrnehmung, Bewegung und Gefühl: Es gibt keine Anmut, Kraft, Gewandtheit ohne Orientierung und Interesse; keinen klaren Blick ohne Fokussierung; kein Gefühl der Anziehung, ohne sich danach auszurichten usw. Aber wahrscheinlich nur im Kontaktvollzug mit seiner Spontaneität und Absorbiertheit werden alle diese Funktionen zum Vordergrund werden, sie sind die Figur: Man ist sich deren Einheit bewußt. Das heißt, das Selbst (das ja nichts anderes ist als Kontakt), kommt dazu, sich jetzt selbst zu spüren. Was es fühlt, ist die Interaktion von Organismus und Umwelt.

2. Interesse und sein Gegenstand

Wir wollen das Absorbiertsein beim Kontaktvollzug jetzt als Gefühl analysieren (dabei muß man sich jedoch für die Armut der Sprache entschuldigen). Bei der Analyse der Kontaktsequenz haben wir eine Sequenz von Motiven erwähnt: Erstens Wünsche, Interessen und Reaktionen auf Reize, die den Organismus dazu bewegen, auf die Umwelt zuzugehen (beispielsweise Hunger, Sticheleien); zweitens Emotionen oder das Erspüren einer Beziehung zwischen dem Verlangen, dem Schmerz usw. und irgendeiner Situation in der Umwelt (beispielsweise Lust, Ärger), die zu einer aggressiven Annäherung herausfordern; drittens die etwas besonnenere Aktivierung von Tugenden und Lastern (beispielsweise Entschlossenheit, Trübsinn), die uns durch Orientierungsschwierigkeiten, komplizierte Handlungen und Konflikte lotsen. Es ist klar, daß es im Prozeß der schöpferischen Anpassung solche Triebe oder Motive geben muß, die das Empfinden des Organismus von sich selbst als ein »Ich« (als akzeptierter Hintergrund) in Beziehung setzen zum Neuen in der Umwelt, das als ein »Es«, ein »Objekt« wahrgenommen wird, das man bearbeiten muß.

Während des spontanen Absorbiertseins[2] beim Kontaktvollzug erübrigen sich jedoch solche Motive, denn es gibt keine anderen Möglichkeiten; man kann sich gar nicht anders entscheiden. Das Gefühl des Absorbiertseins ist »selbstvergessen«, es wendet sich vollständig dem Gegenstand zu; und da der Gegenstand das gesamte Feld ausfüllt – alles andere wird nur in Relation zum Interesse am Gegenstand erlebt, wird der Gegenstand zu einem »Du«, er ist das, worauf man sich bezieht. Das »Ich« verschwindet vollkommen im Gefühl des Aufmerksamseins: Wir sprechen davon, »ganz Aug' und Ohr« zu sein. Wenn wir beispielsweise großartige Musik hören, »vergessen wir uns selbst und sind ganz Ohr«; und möglicherweise wird das »Es« einfach zu einem Interesse am »Du«. Wir wollen das Wort »Anteilnahme« für diese Art des selbstlosen Gefühls verwenden. Im Vergleich zu Bedürfnissen oder Emotionen hat Anteilnahme eine bestimmte statische oder endgültige Qualität; denn es handelt sich nicht um Motive. Auf der erfreulicheren Seite des Lebens sind Mitgefühl,[3] Liebe, Freude, Ernsthaftigkeit, ästhetisches Genießen, Einsichten usw. solche Zustände, es sind keine Gefühlsregungen. (Triumph oder Sieg sind interessante Beispiele, denn das »Du« ist in diesen Fällen wahrscheinlich nur das Ichideal.) Auf der düstereren Seite sind dies Verzweiflung,

[2] Der Punkt hier ist nicht die Spontaneität, denn alle Gefühle sind spontane Akte des Selbst (Kapitel 10.4); aber bei den Motivationen gibt es ein Empfinden von der eigenen Entwicklung. So wird man bei »Faszination« wider Willen spontan angezogen, aber beim »Absorbiertsein« ist man vollständig »im« Objekt.

[3] Mitgefühl, die Anteilnahme des Arztes, scheint eindeutig motivational und dauerhaft zu sein, aber es ist kein Motiv. Mitgefühl ist die liebevolle Anerkennung des Defekts als etwas potentiell Perfektes, und die Dauerhaftigkeit ist das Ausfüllen der Potentialität des Objekts. Anteilnahme ist definitiv und unveränderlich. (In analytischer Hinsicht wird es als die Weigerung gedeutet, sich mit dem eigenen Verlust abzugeben, das heißt mit der Kastration – so Jekels.) Praktisch ist Mitgefühl kein Interesse des »Ich«, sondern die Integration des sich verändernden »Du«.

Trauer usw., und wir können jetzt erkennen, wie schrecklich diese sind, denn es gibt weder ein Ich noch ein Du, man fühlt sich wie im Abgrund.

Im allgemeinen sind wir in diesem Buch davon ausgegangen, daß jede Realität unsere Anteilnahme verdient: Sie ist real als Objekt des Verlangens, der Emotion oder der Anteilnahme. Daher glaubten sowohl die Menschen des Altertums als auch des Mittelalters, daß »das Sein« und »das Gute« austauschbar wären (siehe jedoch den nachfolgenden Abschnitt 3). Dies steht freilich in Widerspruch zum gegenwärtigen Positivismus, für den die Realität neutral ist, aber auch zur analytischen Konzeption der »Besetzung«, daß also die Erregung an ein Objekt gebunden ist – eine Vorstellung, die angesichts der ungewöhnlichen Energieaufladung von Fetischen, heiligen Gegenständen usw. plausibel sein mag. Wir sind der Ansicht, daß ein neutrales Objekt und objektfreie Erregung Abstraktionen sind von der uns beschäftigenden Figur im Kontaktprozeß; denn diese entspricht letztlich und möglicherweise von Anfang an der primären, spontanen Bewußtheit der Realität. Die Abstraktionen scheinen vorrangig dann in der Erfahrung aufzutreten, wenn man von einem Hintergrund unbewußter Kontrolle und vagem Mißbehagens aus urteilt, wie wir im nächsten Kapitel zeigen werden.

3. Das Beispiel sexueller Berührung usw.

Liebe strebt Nähe an, also den engstmöglichen Kontakt, bei dem der andere unversehrt bleibt. Liebevoller Kontakt geschieht durch Anschauen, Reden, Zusammensein usw. Aber der archetypische Kontaktmoment ist die sexuelle Umarmung. Hierbei veranschaulicht die tatsächliche räumliche Nähe in augenfälliger Weise das Verblassen und die Bedeutungslosigkeit des Hintergrunds. Es gibt kaum Hintergrund, weil es keinen Raum dafür gibt: Die lebendige Figur füllt alles aus und versucht den Hintergrund vollständig loszuwerden, und alle Teile der Figur sind aufregend. Die Figur ist kein »Objekt« für das »Subjekt«, denn die Bewußtheit ballt sich in der Berührung. Die »entfernten« Sinne werden so erlebt, als ob sie auch Berührung wären (Berühren und Berührtwerden), denn ein Gesicht füllt das ovale Gesichtsfeld aus, und kleine Geräusche füllen das Hören völlig aus. Dies ist keine Zeit für Abstraktionen oder Bilder von anderen Zeiten und Orten; es gibt keine Alternativen. Die Sprache ist sozusagen präverbal; wichtig dabei ist der Ton und die primitive Konkretheit der Begriffe. Und die »nahen« Sinne wie Geschmack, Geruch und Berührung füllen das meiste der Figur aus. Erregung und Nähe im Kontakt werden als ein und dasselbe empfunden; größere Erregung bedeutet einfach engere Berührung. Und die Bewegung wird schließlich spontan.

Noch bemerkenswerter ist das Verschwinden des körperlichen Hintergrunds. Während des Höhepunkts besteht die Figur aus den zwei Körpern; aus dem Gefühl des Berührens und Berührtwerdens; aber diese »Körper« sind jetzt nichts anderes als ein System von Kontaktsituationen an der Grenze; das Empfinden, daß es sich um physiologische Organe handelt, schwindet. Organischer Schmerz wird unbewußt. Paradoxerweise wird der eigene Körper zu einem Teil des Du und schließlich der ganzen Figur, als ob sich die Grenze loslösen und zum Gegenüber würde.

Dieser archetypische Kontakt weist auch auf die Kreativität des Selbst hin. Auf dem Höhepunkt der Bewußtheit ist die Erfahrung neu, einzigartig und ursprünglich. Aber wenn die Grenze im Orgasmus »aufgebrochen« wird und das Selbst verblaßt, hat man das Gefühl einer konservativen Triebbefriedigung des eigenen vertrauten Körpers.

Wir erkennen auch, daß es sich um einen spontanen Übergangskontakt handelt: Das Selbst arbeitet auf seine *Vollendung* hin, nicht auf seine *Verewigung*. Wenn der Prozeß der Figurbildung vollendet, die Erfahrung in sich abgeschlossen ist und der Hintergrund verblaßt, wird unmittelbar deutlich, daß die ganze Kontaktsituation nur ein Augenblick der Interaktion im Organismus/Umweltfeld ist.

Die gleiche Charakteristik des Kontaktvollzugs wird deutlich beim Essen, einem Kontakt durch Zerstörung und Einverleibung. Was geschmeckt und gekaut wird, ist herzhaft und einzigartig; aber es wird spontan geschluckt, und dann verschwindet die Figur und die Assimilation geschieht unbewußt.

Bei einer intensiven Erfahrung eines Kunstwerks wiederum hat man den Eindruck, daß nicht nur alles in seiner Gestaltung zwingend ist, sondern auch, daß es seltsamerweise das einzig mögliche Werk ist oder zumindest das höchste seiner Art, und es ist von unschätzbarem Wert, es zu erleben; das heißt, der Hintergrund im Sinne dessen, daß wir vergleichende Urteile fällen, ist verschwunden.

(Wir haben unsere Beispiele der Kontaktaufnahme und des Kontaktvollzugs hauptsächlich aus dem Bereich des Begehrens gewählt. Aber vieles davon, wenn auch nicht ganz exakt, gilt ebenso für Kontaktprozesse des Vernichtens. Die Figur beim Vernichten ist die Abwesenheit des aus dem Hintergrund getilgten Objekts; auf dem Höhepunkt bleibt man daher ohne Objekt der Erregung zurück, nur mit heftigem Atmen nach der Anstrengung und einem kalten Gefühl des Selbst, das sich nicht mehr mit der interessanten Situation konfrontiert sieht – wenn da nicht zufällig auch ein Gefühl des Triumphes wäre – mit einer Glorifizierung des Ichideals. Bei kalter Vernichtung gibt es natürlich keinerlei Nachwirkungen in Form von Wachstum. Trotzdem ist Vernichtung, zumindest in psychologischer Hinsicht, ein positives Verhalten und Gefühl, und man muß den Vertretern der Antike und des Mittelalters daher widersprechen, wenn sie, wie zuvor erwähnt, formulierten, daß die Realität das »Gute« (das Wünschenswerte) und das Böse eine Negation der Wirklichkeit sei; das beseitigt eine Furcht. Wir behaupten daher lieber: »Die Realität ist aufregend, oder sie weckt unsere Anteilnahme.«

4. Nachkontakt

Die Nachwirkung des Kontakts (außer bei Vernichtung) ist die Vollendung des Wachstums. Dieser Prozeß ist unbewußt und seine Einzelheiten, soweit sie überhaupt verstanden werden können, spielen sich in der Physiologie ab.

Abhängig von der Art des Neuen, mit der man sich auseinandergesetzt und die man transformiert hat, gibt es für das Wachstum viele Namen: Größenwachstum, Wiederherstellung, Reproduktion, Verjüngung, Assimilation, Lernen, Erinnerung, Gewohnheit, Imitation,

Identifikation. All dies können Ergebnisse schöpferischer Anpassung sein. Das Gemeinsame dabei ist eine bestimmte Vereinheitlichung in der Organismus-Umwelt-Interaktion; und dies war dann die Leistung des Selbst. Nahrung, bei der das »Ungleiche« »gleich« gemacht wird, wird buchstäblich assimiliert, »angeglichen«. Auch beim Lernen sagt man, daß etwas assimiliert wird, falls es verdaut und nicht unverdaut geschluckt wurde; es kann dann ganz ähnlich wie die Muskulatur benutzt werden. Im Hinblick auf Wahrnehmungen war der philosophische Sprachgebrauch das genaue Gegenteil: Es ist das Sehen selbst, das der gesehenen Farbe gleich wird. Gewohnheiten haben wir von unserem eigenem Verhalten in Gemeinschaft »aufgeschnappt«; dabei haben wir andere imitiert oder uns mit ihnen identifiziert und unsere Persönlichkeit nach deren Vorbild geformt. Aber wir sollten uns von der scheinbaren Umkehr im Sprachgebrauch nicht täuschen lassen, denn in jedem Fall gab es einerseits auch das Zerstörte, das Zurückgewiesene, das Veränderte, und andererseits das Ausgreifen und das Geformtwerden. Wo der Kontakt durch Einverleibung geschieht und der irrelevante Teil praktisch ignoriert wird, sprechen wir von Assimilation; aber natürlich gibt es die chemischen Elemente nach wie vor, das Überschüssige wird ausgeschieden, aber es existiert weiter usw. Wo der Kontakt in Nähe oder Berührung besteht und der irrelevante (zurückgewiesene) Teil potentiell immer noch interessant ist, wie bei der Wahrnehmung und in der Liebe, sprechen wir davon, daß wir zu dem anderen werden oder uns mit ihm identifizieren. Die Nachwirkung von Orgasmus ist Zeugung und Verjüngung durch eine organische Spannungsabfuhr. (Reich glaubte, daß dabei auch eine biophysische Ernährung geschehe.)

Erst bei der Betrachtung der Nachwirkungen von Kontakt, also der Assimilation und Identifikation, können wir die Bedeutung des mittleren Modus der Spontaneität recht würdigen. Denn wenn das Selbst lediglich aktiv gewesen wäre, hätte es nicht zum anderen werden können, es würde lediglich projizieren; wäre es bloß passiv gewesen, hätte es nicht wachsen können, sondern eine Introjektion erlitten.

5. Der Übergang vom Psychologischen zum Physiologischen

Psychologisch gesehen hat der Übergang vom bewußten Kontakt zur unbewußten Assimilation eine äußerst pathetische Seite. Denn die Kontaktfigur füllte die Welt aus, war voller Erregung – die gesamte überhaupt mögliche Erregung; aber bei der Nachwirkung sieht man, daß es sich nur um eine kleine Veränderung im Feld handelt. Dies ist das faustische Pathos, wenn man sagt: »Verweile doch, du bist so schön!«, aber dies wirklich so zu realisieren, hieße nur, den Orgasmus, das Schlucken oder das Lernen zu blockieren. Das Selbst jedoch macht spontan weiter und löscht sich dabei selbst aus.

(Dies ist der Punkt, wie Rank gezeigt hat, an dem der grundlegende neurotische Mechanismus des Künstlers ins Spiel kommt. Denn der Künstler besteht auf der Fortdauer, der eigenen »Unsterblichkeit«, und daher projiziert er einen Teil seines Selbst in das materiell überdauernde Medium des Kunstwerks. Aber dabei verspielt er die Möglichkeit der abschließenden Vollendung und ist nie glücklich. Er muß es ständig wiederholen: nicht das gleiche Kunstwerk, aber den Prozeß der Herstellung eines Werks. Diese Unterbrechung und die sie begleitende Angst, und nicht die »Schuld« des Wagnisses, ist die Quelle dessen, was Rank als die »Schuld des Erschaffens« bezeichnet.)

Die Blockierung beim Erreichen der Klimax ist *par excellence* die Figur des Masochismus. Es ist das Innehalten bei der größtmöglichen Erregung und der Wunsch, von der Qual gewaltsam erlöst zu werden – gewaltsam, weil sich das Selbst fürchtet zu »sterben«, als wäre das Selbst irgend etwas anderes als eben dieser vergängliche Kontakt. Dann fühlt sich die Liebe auf ihrem Höhepunkt an wie eine Einladung zum Sterben. Der Liebestod wird gepriesen, als wäre er die höchste Form der Liebe. Tatsächlich aber leben die Liebessterbenden organisch weiter; die Erregung schwindet; sie versuchen, den schönen Augenblick festzuhalten und müssen scheitern, denn der nächste, jetzt anstehende schöne Augenblick ist wieder ganz anders.

Aber auch wenn der Zugewinn an physiologischem Wachstum gering ist – er ist absolut sicher; wir können ihn für immer verläßlich nutzen. Bei schöpferischer Anpassung kann man nicht enttäuscht werden. (Daher ist Lust, das Gefühl von Kontakt, immer, in welcher Form und unter welchen Bedingungen auch immer, vor allem ein Beleg für Vitalität und Wachstum. Unter ethischen Gesichtspunkten ist dies nicht das einzige Kriterium – es gibt ohnehin kein einziges Kriterium – aber sein Vorhandensein ist immer richtungsweisend für das Verhalten, sein Fehlen immer fragwürdig.) Im Hinblick auf die Wahrnehmung ist die Verläßlichkeit einer schöpferischen Identifikation allgemein anerkannt: Das Empfinden selbst ist ein untrüglicher Beweis dafür, auch wenn dessen Interpretation einem Irrtum unterliegen mag. Aber dasselbe gilt für Lernen, Liebe und andere soziale Identifikationen. Doch das wird nicht wertgeschätzt; im Gegenteil, die Liebe, die wir einst empfanden, wird später oft für abscheulich, die Meinungen, die wir einst vertraten, für absurd gehalten, die Musik, die wir als Heranwachsende mochten, wird als sentimental abgetan, die Loyalitäten gegenüber Lokalpatriotismus sind schrecklich. Wie Morris Cohen zu sagen pflegte: »Wenn sich verlieben blind ist, dann ist der Verlust der Liebe benebelt.« Aber solche Reaktionen sind das Versäumnis, das einst Gegenwärtige danach als abgeschlossene Vergangenheit zu akzeptieren, als wenn wir in der jeweiligen Gegenwart etwas anderes sein könnten als das, was wir geworden sind und was wir in Zukunft sein werden. In solchen Fällen war der Kontakt auf alle Fälle nie vollständig, die Situation war nicht abgeschlossen: Irgendeine hemmende Kraft wurde als Teil der Erfahrung introjiziert und ist jetzt ein Teil des Ichkonzepts, an dem wir uns messen. Und wenn das, was wir in der Vergangenheit zustande brachten, wie immer es gewesen sein mag, notwendigerweise von unserer gegenwärtigen Vorstellung abweicht, dann verschwenden wir Energie darauf, es abzuwehren, uns dessen zu schämen und es anzugreifen (denn es ist immer noch eine unerledigte Situation), statt es als Teil unserer gegenwärtigen Ausrüstung zu betrachten oder es als irrelevant abzutun.

6. Persönlichkeitsbildung: Loyalität

Die Nachwirkung schöpferischen sozialen Kontakts ist Persönlichkeitsbildung: Identifikation mit einer Gruppe und lebendige kommunikative sowie moralische Haltungen. Das Selbst scheint zu einem Teil des Du zu werden, in das es hineingewachsen ist. (Wenn der kreative Prozeß unterbrochen und die hemmende Kraft introjiziert wurde, scheint die Persönlichkeit die anderen nachzuäffen, die Sprache und Haltungen zu imitieren, die für sie fremd und unpassend sind; und dies ist dann tatsächlich der Fall.)

Die Identifikation mit einer Gruppe, durch die Bedürfnisse erfüllt und Kräfte gewonnen werden und die eine Quelle der Kraft für weitere Aktionen ist, entspricht dem Habitus der Loyalität, was Santayana die Anerkennung der »Quellen unseres Seins« nannte. Man betrachte beispielsweise die Loyalität zu einer Sprache. Jede Sprache verwirklicht elementare soziale Bedürfnisse auf angemessene Weise, sofern man sie unter günstigen Bedingungen gelernt hat. Wenn es sich um eine große Sprache handelt wie Englisch, dann ist die Persönlichkeit tiefgreifend durch den Geist und die Literatur dieser Sprache geprägt; ein Schriftsteller spürt seine Loyalität in der Freude, englische Sätze zu formulieren. Ein emigrierter italienischer Bauer, der seiner Kindheit gegenüber loyal ist, weigert sich oft, Englisch zu lernen, auch wenn sein Unwissen sein gegenwärtiges Leben beeinträchtigt: Er wurde zu rasch und zu radikal entwurzelt, und zu viele der alten Situationen waren unabgeschlossen. Ein deutscher Flüchtling vor Hitler dagegen lernt Englisch in wenigen Wochen und vergißt das Deutsche völlig: Er muß die Vergangenheit auslöschen und rasch ein neues Leben beginnen, um die Leere zu füllen.

In der Therapie sind sogenannte »Regressionen« bewußte Loyalitäten, und es macht keinen Sinn, zu leugnen oder abzuwerten, was der Patient wirklich als ihm zugehörig empfunden hat; die Aufgabe besteht vielmehr darin, die unbewußten unerledigten Situationen herauszufinden, welche Energie von den gegenwärtigen Potentialen abziehen. Das klassische Beispiel ist die Unmöglichkeit, Homosexuelle »umzudrehen«, wenn sie einmal bedeutsame sexuelle Befriedigung erlebt haben, zumal sie auf kreative Weise schon viele soziale Hindernisse überwinden mußten, um dahin zu gelangen. Die Methode besteht gerade nicht darin, die homosexuelle Anpassung anzugreifen, denn diese ist das Ergebnis der integrativen Kraft des Selbst, es ist zu einer bewährten Form des Kontakts und der Identifikation geworden. Die Methode muß sich vielmehr darauf richten, ans Licht zu bringen, was die Persönlichkeit unbewußt *zurückweist,* in diesem Fall das Interesse am anderen Geschlecht, also die andere Hälfte der Menschheit. Es ist also sinnlos zu sagen: »Warum benimmst du dich wie ein Elfjähriger?«, aber es ist vernünftig zu fragen: »Was ist abscheulich, unmoralisch, gefährlich daran, sich wie ein Zwölfjähriger zu verhalten?« Was immer tatsächlich *realisiert* wird, ist schon assimiliert worden.

7. Persönlichkeitsbildung: Moralvorstellungen

Als Nachwirkungen des Kontakts werden zwei Arten der Assimilation bei moralischen Einschätzungen und Urteilen über angemessenes Verhalten miteinander verknüpft: (a) Einerseits handelt es sich einfach um technische Fertigkeiten, die man gelernt hat, Annahmen darüber, was zum Erfolg führt. Als solche sind sie flexibel und unterliegen Veränderungen unter sich ändernden Bedingungen. Jedes gegenwärtige Problem wird so aufgegriffen, wie es diesem gemäß ist. Die sich dabei herauskristallisierende Klugheit ist Teil der Grundlagen, von denen aus man das Problem anpackt. (b) Andererseits gibt es Gruppenloyalitäten, wie wir sie beschrieben haben: Man handelt auf bestimmte Weise, weil es den sozialen Erwartungen einschließlich der Erwartungen seiner eigenen geformten Persönlichkeit entspricht. Die eigene Herangehensweise in einem bestimmten akuten Fall wird dadurch modifiziert, daß man sich nachhaltig dafür entschieden hat, Mitglied der Gruppe zu sein und die Vorgehensweise der Gruppe zu nutzen. Normalerweise ist die Vorgehensweise der Gruppe weniger flexibel als die individuelle, und wahrscheinlich tritt auch ein Konflikt auf zwischen den verschiedenen Handlungsgrundlagen. Wenn dieser Konflikt zu häufig auftaucht und zu gravierend ist, muß man zu dem

Schluß kommen, daß die Gruppe irrational ist – verhaftet an der Vergangenheit –, und dann muß man entweder die Vorgehensweise der Gruppe ändern oder seine Loyalität aufgeben. Diese Loyalität aufzugeben heißt, daß man eine neue Loyalität finden muß, denn irgendeine Art von sozialer Zugehörigkeit ist immer ein Teil des eigenen Bedürfnisses. Im Konflikt selbst findet man neue Verbündete.

Bis hierher gibt es keine theoretischen Schwierigkeiten. Aber leider werden diese beiden konflikthaften Handlungsgrundlagen bei Diskussionen über Moral, Klugheit und Loyalität mit zwei ganz anderen Arten der Bewertung verwechselt, von denen keine eine Assimilation darstellt: (c) Eine davon ist die Neuentdeckung und Erfindung, die es bei jeder schöpferischen Leistung gibt. Man entdeckt, daß das, was früher üblich und sinnvoll war, überhaupt keine schöpferische Funktion mehr hat, sondern, daß man eben *dieses eine* tun muß. Solch eine Einschätzung ist ernst und zwingend; es geht über das hinaus, was man sich gemäß seiner erworbenen Persönlichkeit »wünscht«. Es ist die entstehende Figur, bei deren Auftauchen man es riskieren muß, entweder für absurd gehalten zu werden oder einsam zu sein. Die neue Figur wird dann wieder zu einer Vorgehensweise, und sie wird entweder der Selbstinterpretation von Loyalität gegenüber einer neuen Gruppe entsprechen oder zur Bildung einer neuen Gruppe führen. Aber im Augenblick des Involviertseins ist die Entscheidung mutig, revolutionär und prophetisch. Und was teilweise zur Verwirrung bei den moralischen Fragen führt, aber einfach die Anpassung des Individuums und der sozialen Vorgehensweisen sein könnte, ist das Eindringen einer nostalgischen Sehnsucht nach dem Prophetischen und Absoluten, besonders bei Menschen, die ihre Kreativität blockieren. Eine moralische Richtung, die vor langer Zeit gelernt wurde und Grundlage normalen Verhaltens ist, wird diskutiert, als wäre sie gerade von Hesekiel erfunden worden.

Aber (d) der Hauptgrund für die Verwirrung ist die übliche Moral der Selbstunterdrückung: Verhalten wird wegen irgendeiner introjizierten Autorität »für gut gehalten«, oder es wird als »schlecht« verurteilt, weil man in sich die Impulse zu einem ähnlichem Verhalten bekämpft. Seit Nietzsche wurde diese Moralvorstellung korrekterweise als Ressentiment gedeutet; deren Wirkungen sind meist vernichtend oder negativ. Man hat noch von niemandem gehört, der »gut« war, seit einem halben Jahrhundert nicht im Gefängnis saß und von seinen Mitmenschen wegen seiner Tugend, Klugheit und Lebenskunst, die zu wunderbaren Errungenschaften geführt hat, gepriesen und mit Medaillen geehrt worden wäre; denn die fremden Normen, die er introjiziert hat, sind für Kreativität nutzlos. Aber es gibt mächtigen, rachsüchtigen Eifer und Bestrafung bei der Verdammung des »Schlechten«. Tatsächlich lebt die schwache, selbstunterdrückende Persönlichkeit den größten Teil ihrer Realität in der Projektion auf Sündenböcke aus, die es ihr ermöglichen, etwas von ihrer Aggression nach außen zu kehren und sich dabei zu spüren.

Bei der Erschaffung von etwas Neuem gibt es auch engagierte Urteile über gut und böse und über das, was das sich ankündigende Ergebnis fördert und was aus dem Feld geräumt werden muß; aber im Nachhinein wird das Zurückgewiesene, das »Üble«, als etwas Archaisches angesehen, denn bei einem neuen Projekt beinhaltet das Zurückgewiesene wahrscheinlich wieder neue Möglichkeiten. Aber bei Selbstunterdrückung ist es eben das »Schlechte«, das Ausgesonderte, das dauerhaft ist, denn die vitalen Impulse kehren wieder, und die Aggression dagegen muß immer wieder aktiviert werden.

8. Persönlichkeitsbildung: Kommunikationsweisen

Eine andere Art des Lernens bei der Persönlichkeitsbildung betrifft die Kommunikationsweisen, also die Art und Weise, wie man zwischenmenschliche Beziehungen gestaltet; diese kann man beobachten, wenn man sich auf die eigene Stimme, die Syntax und die Gebärden konzentriert (Kapitel 7). Solche Kommunikationsweisen sind etwa Klagen, Schimpfen, Sich-hilflos-Machen, Verschlagenheit oder Aufrichtigkeit, Geben und Nehmen, Fairneß usw. All dies sind Methoden der Manipulation, die Kinder schnell lernen, wenn sie eine überschaubare und spezielle Zuhörerschaft haben, bei der sie sich ausprobieren können, und dabei finden sie rasch heraus, welche Mittel erfolgreich sind und welche nicht. Gesellschaftliche Protokolle und

Gepflogenheiten sind ähnlich. Und wenn man diese Kommunikationsweisen als Assimilationen betrachtet (wie Loyalitäten oder moralische Einstellungen), ist die einzig wichtige Frage, ob sie für ein gegenwärtiges Problem nützlich sind oder ob sie modifiziert bzw. verworfen werden müssen. Wenn Menschen bestimmte Einstellungen, wie beispielsweise Verschlagenheit, stark ablehnen, dann deshalb, weil sie möglicherweise wider Willen dadurch manipuliert werden können; für andere Menschen sind diese einfach ineffektiv und schwierig (obwohl es natürlich auch eine wirksame Methode der Bestrafung und Ablenkung ist, jemanden zu langweilen).

Wenn eine Kommunikationsweise ineffektiv ist – wenn ein Therapeut sich beispielsweise weigert, sich von der langweiligen Stimme des Patienten oder seinen Krokodilstränen angesprochen zu fühlen –, dann kann man dies einfach sein lassen; so können wir Kinder oft dabei beobachten, wie sie über ihre eigene Schummelei lachen und etwas anderes versuchen. In solchen Fällen ist die Methode gut assimiliert. In anderen Fällen jedoch löst die Bewußtheit der eigenen Kommunikationsweise starke Gefühle oder Ängste aus. Starke Gefühle, wenn es sich dabei gar nicht wirklich um eine Kommunikationsweise handelt, sondern um den unvollkommenen Ausdruck (eine »Sublimation«) eines wesentlichen, unbefriedigten Bedürfnisses: man entscheidet sich dafür, andere zu schikanieren, weil man gewinnen muß, und dann ist man wieder frustriert und verärgert; Man entscheidet sich für die Hilflosigkeit, weil man im Grunde hilflos *ist* und sich jetzt wieder im Stich gelassen fühlen kann; oder man langweilt andere, weil man in Ruhe gelassen werden möchte.

Aber die Angst wird aktiviert, wenn die Stimme, die man hört, letztlich nicht die eigene Stimme ist, sondern die eines anderen Sprechers, den man introjiziert hat: Es ist die Mutter oder der Vater, der sich beschwert, der herumschreit oder der freundlich tut. Dies wiederum ist, ähnlich wie bei falscher Loyalität oder moralischem Ressentiment, eine Situation der Selbstunterdrückung; und man ist ängstlich, weil man in der gegenwärtigen Situation die Identität, das Verlangen oder die eigene Stimme abwürgt.

9. Schlußfolgerung

Unter idealen Bedingungen hat das Selbst nicht viel Charakter. Es ist der Weise des Tao, der »wie das Wasser« die Form des Gefäßes annimmt. Sicher ist nur, daß es einen Zugewinn an Lernen und Wachstum gibt, auch wenn dieser klein ist. Das Selbst hat seine Realität gefunden und geschaffen, aber wenn es erkennt, was es assimiliert hat, sieht es dies wieder als Teil eines unermeßlichen Feldes an. In der Hitze des schöpferischen Kontakts sagt man: »Das ist es, jenes nicht!«, und daher »[...] kann es nur das sein, deshalb sollten wir uns dem zuwenden.« Das heißt, das Wechselspiel von Kontakt und seinen Nachwirkungen ist die Folge philosophischer Empfindungen, daß man jeweils das erfaßt hat, was wesentlich und gut ist, aber schließlich sagt Bischof Butler auch: »Alles ist, was es ist und nichts anderes,« einschließlich einem selbst. Ob solch ein Prozeß »sinnvoll« oder »lohnend« ist oder was er bedeutet, ist keine psychologische Frage.

Wenn das Selbst viel Charakter hat (wie wir gesehen haben), dann deshalb, weil es entweder viele unerledigte Situationen mit sich herumschleppt – sich wiederholende starre Haltungen, verheerende Loyalitäten; oder es hat völlig abgedankt und spürt sich nur noch durch die introjizierten Einstellungen sich selbst gegenüber.

Kehren wir schließlich noch einmal zur Beziehung zwischen dem Psychologischen und dem Physiologischen zurück. Assimilation, verarbeitete Lernprozesse, Kommunikationsweisen, Gruppenidentifikationen stellen in dem Sinne angemessene Gewohnheiten dar, daß sie »zur zweiten Natur« geworden sind. Sie scheinen zu einem Teil der nichtbewußten physiologischen Selbstregulation zu werden. Bei der Assimilation von Nahrungsaufnahme würde dies niemand in Frage stellen. Im Hinblick auf offensichtliche Bewegungsgewohnheiten versteht sich die »organische« Natur des Lernens fast von selbst. Das Gehenlernen würde beispielsweise zur ersten Natur gerechnet und keineswegs als eine Gewohnheit; aber Schwimmen, Schlittschuhlaufen, Radfahren erscheinen uns ähnlich organisch und können nicht mehr verlernt werden. Auch das Fangen von Bällen steht dem nicht nach. Daher erscheint es sinnvoll, das Physiologische als das Konservative, das Nichtbewußte, als eine Art der Selbstregulation zu definieren, sei diese nun angeboren oder gelernt. Das Psychologische ist der sich verändernde, vorübergehende Kontakt mit dem Neuen. Die physiologische »erste Natur«, einschließlich nichtbewußter neurotischer Beeinträchtigungen der »ersten Natur«, hat immer wieder Zugang zu Kontakt, zum Bedürfnis nach Neuem. Zur physiologischen »zweiten Natur« wird dagegen nur gelegentlich Kontakt aufgenommen – beispielsweise greift man aufgrund von äußeren Anreizen auf zugängliche Erinnerungen zurück.

Es ist der Organismus, der wächst, nicht das Selbst. Vorläufig können wir Wachstum wie folgt beschreiben: (1) Nach einem Kontakt entsteht ein Energiestrom, der die Energie des Organismus um die neuen, aus der Umwelt assimilierten Elemente anreichert. (2) Die Kontaktgrenze, die »aufgebrochen« wurde, bildet sich danach neu und schließt die neue Energie und das »Organ der zweiten Natur« ein. (3) Was assimiliert worden ist, wird nun zum Teil der physiologischen Selbstregulation. (4) Die Kontaktgrenze befindet sich jetzt »außerhalb« des assimilierten Lernens, der Gewohnheit, des bedingten Reflexes usw. – beispielsweise berührt uns das, was dem Gelernten *ähnlich* ist, nicht und stellt kein Problem dar.

14. Verlust der Ichfunktionen I: Verdrängung – Kritik an Freuds Verdrängungstheorie

1. Figur und Hintergrund der Neurose

Neurotisches Verhalten ist auch eine erlernte Gewohnheit, ein Ergebnis schöpferischer Anpassung; und, wie auch bei anderen assimilierten Gewohnheiten, wird damit kein Kontakt mehr aufgenommen, denn es stellt kein neues Problem dar. Was unterscheidet diese Art der Gewohnheit von anderen Gewohnheiten, und was ist das Wesen neurotischer Unbewußtheit (Verdrängung) im Unterschied zum einfachen Vergessen und zu verfügbarer Erinnerung?

Im Prozeß schöpferischer Anpassung haben wir die folgende Sequenz von Figur und Hintergrund aufgezeigt: (1) Vorkontakt: Der Körper ist der Hintergrund, und sein Bedürfnis oder irgendein Umweltreiz ist die Figur. Dies ist das »Gegebene« oder das Es der Erfahrung. (2) Kontaktaufnahme: Das Selbst akzeptiert das Gegebene und nutzt dessen Kräfte, nähert sich den objektiven Möglichkeiten, schätzt sie ein, manipuliert sie usw. Das Selbst ist aktiv und absichtsvoll sowohl im Hinblick auf den Körper als auch auf die Umwelt; das sind die Ichfunktionen. (3) Kontaktvollzug: ein spontanes, gelassenes Anteilnehmen für die hervorgetretene Figur im mittleren Modus. (4) Nachkontakt: Verblassen des Selbst.

Wir haben auch gesehen (Kapitel 12.7), daß der Prozeß in jeder Phase wegen Gefahren oder unvermeidlichen Frustrationen unterbrochen werden kann, und die Erregung kann abgewürgt werden, was Angst auslöst. Die spezielle Phase der Unterbrechung ist für die spezielle neurotische Gewohnheit, die gelernt wird, wichtig, und wir werden diesen Aspekt im nächsten Kapitel erörtern. Jetzt jedoch wollen wir darstellen, wie jede Unterbrechung und jede Angst auch zum Versuch führen, den ursprünglichen Trieb oder die Reaktion auf den

Reiz zu hemmen, denn diese können am ehesten kontrolliert werden. Es kommt also zu einer umgekehrten Sequenz, die wir erforschen müssen:

(1) Das absichtliche Bemühen zu kontrollieren ist der Hintergrund. Figur ist die gehemmte Erregung oder Reaktion auf einen Reiz; dies ist ein schmerzhaftes Körperempfinden. Es ist schmerzhaft, weil sich die Erregung entladen und ausleben will, Kontrolle dagegen bedeutet Kontraktion des Auslebens (z.B. Zähneknirschen, Fäuste ballen usw.).

Dieser Figur/Hintergrundprozeß führt natürlich nicht an sich weiter. Man lockert die Kontrolle und versucht es noch einmal. Aber nehmen wir einmal an, daß die Gefahr und Frustration chronisch sind und man die Kontrolle nicht lösen kann; zwischenzeitlich muß man sich anderen Dingen zuwenden.

(2) Dann entsteht eine neue Situation, während die alte Situation immer noch unerledigt ist. Die neue Situation kann entweder ein neuer Reiz sein oder eine Ablenkung, die man sucht, um den Schmerz, die Enttäuschung usw. zu mildern. Während man sich der neuen Situation zuwendet, muß die alte Situation notwendigerweise unterdrückt werden: Man schluckt seinen Ärger herunter, verhärtet sich, verdrängt das Bedürfnis aus dem Gedächtnis. Aber in der neuen Situation besteht die schmerzhafte, unterdrückte Erregung weiter als Teil des Hintergrunds. Das Selbst wendet sich der Herausforderung durch die neue Figur zu, aber es kann nicht auf jene Kräfte zurückgreifen, die gebraucht werden, um die unterdrückte Erregung unten zu halten. Der Hintergrund für die Kontaktaufnahme mit der neuen Figur wird durch die Existenz der schmerzhaften Unterdrückung gestört, was einen bestimmten Teil der Ichfunktionen außer Kraft setzt.

Darüber hinaus kann sich die Sequenz nicht weiterentwickeln, und zwar deshalb, weil der Körper nicht vernichtet werden kann. Der unterdrückte Drang ist Teil der physiologischen Selbstregulation und bleibt bestehen, er wird wieder aktiv, sobald sich genügend Spannung aufgebaut hat oder sobald es einen Reiz gibt, und was immer auch sich im Vordergrund des Interesses ausbreiten mag, es wird eingefärbt. Die Erregung kann nicht unterdrückt werden, nur die Aufmerksamkeit kann von ihr ferngehalten werden. Alle weiteren Entwicklungsschritte gehen wieder in die andere Richtung und nehmen sich des neuen Problems an, aber der Prozeß ist jetzt durch den gestörten Hintergrund der unerledigten Situation beeinträchtigt. Diese anhaltende Störung verhindert den Kontaktvollzug bei der Neuanpassung, denn in die neue Figur wird nicht das volle Engagement investiert. Das verhindert, daß das neue Problem so angepackt wird, wie es ihm gebühren würde, denn jede neue Lösung muß »überflüssigerweise« gleichzeitig die unerledigte Situation lösen. Und Kräfte für die Wahrnehmung und Muskelbewegung sind bei der absichtlichen Unterdrückung gebunden.

Die Erregung kann man nicht vergessen, wohl aber die intentionale Kontrolle, und dann bleibt sie unbewußt. Das hängt einfach damit zusammen, daß es ein motorisches Muster ist, das nach einiger Zeit gelernt wird; wenn die Hemmung chronisch ist, sind die Mittel, sie wirksam werden zu lassen, nicht mehr neu und man muß damit keinen Kontakt mehr aufnehmen; sie sind eine Art unnützes Wissen, das die Aufmerksamkeit beschäftigen würde, ohne daß dies offensichtlich eine Funktion hätte. Solange nichts an der Hemmung im Hintergrund geändert werden muß, vergißt das Selbst, wie es hier absichtsvoll handelt, da es sich ja neuen Problemen zuwendet. Die Wahrnehmungs- und Bewegungskräfte, die bei der Hemmung eine Rolle spielen, sind keine Ichfunktionen mehr, sie führen lediglich zu Spannungszuständen im Körper. Bei diesem ersten Schritt gibt es daher beim Übergang von bewußter Unterdrückung zur Verdrängung nichts Bemerkenswertes; es ist ein gewöhnlicher Lernvorgang, bei dem man vergißt, wie man ihn gelernt hat. Dazu bedarf es nicht eines »Vergessens des Unangenehmen«.

(Darüber hinaus wendet man sich in jedem bedeutenden Fall von Verdrängung rasch ganz anderen Dingen zu und vergißt daher auch ebenso schnell.)

Wir wollen den Prozeß aber weiter verfolgen, denn die Mittel für die Hemmung sind bis jetzt noch ein zugänglicher Gedächtnisinhalt.

Wir haben gesehen, daß jede Gewohnheit, mit der wir keinen Kontakt aufnehmen, zur »zweiten Natur« wird; sie ist ein Teil des Körpers, nicht des Selbst. Unsere Körperhaltung, ob sie nun richtig oder falsch ist, scheint uns »natürlich« zu sein, und der Versuch sie zu ändern verursacht Unbehagen. Es ist ein Angriff gegen den Körper. Aber die unbewußte Hemmung hat die seltsame Eigenschaft, daß jeder Versuch, sie zu lockern, unmittelbar Angst auslöst, denn die Erregungssituation wird reaktiviert und muß folglich wieder abgewürgt werden. Nehmen wir beispielsweise an, die gehemmte Erregung wird von einem ungewöhnlichen Reiz überrascht, oder die Kontrolle wird im Gegenteil zeitweise durch eine therapeutische Übung gelockert: Das habituell getrübte Sehen, so scheint es, wird vom Erblinden bedroht, die Ohren klingeln, der Muskel wird von einem tödlichen Krampf bedroht, das Herz pocht rasend usw. Das Selbst ist sich dessen nicht bewußt, daß es sich um die Effekte einer schlichten Kontraktion handelt und daß alles, was nötig ist, darin besteht, ein kleines Unbehagen zu ertragen, die Kontraktion zu lokalisieren und dann absichtlich zu lockern. Statt dessen stellt sich das Selbst vor, daß der Körper selbst in Gefahr ist, und es reagiert mit Furcht, mit Sichabwürgen und sekundär mit bewußter Kontrolle zum Schutz des Körpers. Es widersteht der Versuchung, leistet gegenüber der Therapie Widerstand. Da es sich unbewußt vor etwas Herzhaftem, das einmal gefährlich war, verschließt, reagiert es jetzt mit Erbrechen, als ob es sich um Gift handeln würde. Da die aufsteigende Erregung in jedem Fall schmerzhaft ist, bietet sie sich für extreme Interpretationen an. Die Einstellung und Interpretation der Verteidigung der einstigen Ichfunktionen auf eine Weise, als wenn es sich um lebenswichtige Organe statt um Gewohnheiten handeln würde, ist Reaktionsbildung. (Während des gesamten Prozesses ist der aggressive Versuch deutlich erkennbar, die grundlegenden Körperfunktionen auszuschalten.)

Wir entwickeln daher die folgende Theorie der Verdrängung: Verdrängung ist das Vergessen absichtlicher Hemmung, die habituell geworden ist. Die vergessene Gewohnheit wird unzugänglich, weil sich weitere aggressive Reaktionsbildungen gegen das Selbst wenden. Was nicht vergessen wird und vergessen werden kann, ist der Drang oder das Bedürfnis selbst; diese aber bestehen weiter als Grundlagen des Schmerzes, denn sie bleiben unausgelebt und blockiert. (Dies ist die »Affektumkehrung«.) In dem Maß, in dem die Triebkraft ihre ursprüngliche Qualität behält und Objekte im Vordergrund beleben kann, gibt es »Sublimierungen«, also direkte aber unvollständige Befriedigungen.

2. Neurose als Verlust der Ichfunktionen

Neurose ist der Verlust der Ichfunktionen an die sekundäre Physiologie der dem Bewußtsein nicht zugänglichen Gewohnheiten. Die Therapie der Neurose ist dementsprechend die absichtliche Kontaktaufnahme mit diesen Gewohnheiten durch Übungen, die so dosiert sind, daß die Angst erträglich bleibt. Einige dieser Übungen wurden im ersten Teil des Gesamtwerkes *Gestalttherapie* aufgeführt.[1]

Als eine Störung der Funktionen des Selbst liegt die Neurose in der Mitte zwischen der Störung des spontanen Selbst, dem Elend, und der Störung der Esfunktionen, der Psychose. Diese drei Klassen sollen einander gegenübergestellt werden.

Wer sich spontan hingibt, erreicht wahrscheinlich keinen vollen Kontakt: Die Figur löst sich in Frustration, Wut und Erschöpfung auf. In diesem Fall fühlt man sich elend statt glücklich. Der Körper leidet, weil er verhungert. Die Gemütslage ist griesgrämig, und man kehrt sich gegen die Welt; aber man wendet sich noch nicht gegen sich selbst, spürt sich selbst aber auch kaum noch, außer daß man leidet, bis man schließlich verzweifelt. Die Therapie für solch einen Menschen muß darin bestehen, daß er praktischere Methoden lernt, und es muß einen Wandel in den sozialen Beziehungen geben, so daß seine Bemühungen Früchte tragen können, und dabei hilft die Philosophie ein wenig. Darin besteht die Kultivierung der Persönlichkeit. (Das ist eine Beschreibung vieler Kleinkinder, die sich jedoch mit dem Philosophieren schwer tun.)

[1] Siehe Perls et al. (1979): *Gestalttherapie. Wiederbelebung des Selbst.* Stuttgart: Klett-Cotta.

Am anderen Ende der Skala ist die Psychose, die Vernichtung von manchem, was uns die Erfahrung anzubieten hat, beispielsweise Erregungen durch Außen- oder Innenwahrnehmung. In dem Maß, in dem überhaupt Integration vorkommt, füllt das Selbst die Erfahrung aus: Es ist am Boden zerstört oder wahnsinnig großartig, das Objekt totaler Verschwörung usw. Darunter beginnt die primäre Physiologie zu leiden.

Dazwischen liegt die Neurose, die jede spontane Erregung vermeidet und generell Erregungen einschränkt. Es ist das Aufrechterhalten sensorischer und motorischer Haltungen, ohne daß die Situation dies erfordert oder wenn es gar keine Kontaktsituation gibt, wie etwa eine schlechte Körperhaltung auch noch im Schlaf aufrechterhalten wird. Diese Gewohnheiten greifen in die physiologische Selbstregulation ein und verursachen Schmerzen, Erschöpfungszustände, Anfälligkeit und Krankheit. Keine vollständige Entladung, keine vollständige Befriedigung; da die Bedürfnisse des neurotischen Menschen unerfüllt bleiben und er sich selbst unbewußt in einer festen Umklammerung hält, kann er sich nicht auf umfassendere Interessen einlassen oder sie erfolgreich durchziehen, aber seine eigene Persönlichkeit ist ihm übermäßig bewußt; er ist verwirrt oder voller Ressentiments und Schuld, Eitelkeit und Minderwertigkeit, Selbstgerechtigkeit und Selbstzweifeln usw.

Durch die Assimilation von Erfahrungen unter Bedingungen chronischer Notfallsituationen hat der neurotische Mensch einen Teil seiner Ichfunktionen verloren. Der therapeutische Prozeß besteht darin, die Bedingungen zu ändern und Erfahrungsgrundlagen zu erneuern, bis das Selbst die Figur entdeckt und erfindet: »*Ich* bin es, der diese Erregung absichtlich vermeidet und diese Aggressionen ausagiert.« Dann kann sich wieder eine spontane schöpferische Anpassung ergeben. (Aber, um es noch einmal zu wiederholen: In dem Maß, in dem die Lebensbedingungen unausweichlich chronische Notfallsituationen und Frustration mit sich bringen, wird sich die chronische Kontrolle letztlich wieder als funktional herausstellen; das Loslassen während der Therapiesitzung wird sich als nichts anderes erweisen, denn als eine Abreaktion von Wut und Trauer, oder noch schlimmer, als ein

Wiederhochwürgen von Situationen, die »der Magen nicht vertragen kann«.)

3. Kritik an Freuds Theorie: I. Verdrängte Wünsche

Unser Erklärungsansatz, insbesondere der für Verdrängung, weicht so sehr von Freuds Theorie ab, daß wir diese Diskrepanz rechtfertigen müssen. Wir müssen seine Sichtweise darstellen und Belege für unsere anführen. Denn Verdrängung war der Prozeß, den er am intensivsten erforschte, und es wäre möglich, das gesamte Gebäude der Freudschen Psychoanalyse auf dem Begriff der »Verdrängung« als Grundlage aufzubauen.

Für Freud schien es so, als ob der »Wunsch«, die Erregung, verdrängt wurde, während wir glauben, daß dieser nicht verdrängt werden kann, wohl aber, daß man irgendeinen speziellen Gedanken oder eine Verhaltensweise, die mit dem Wunsch verknüpft ist, vergessen kann. Freud wagt sich dann an den ungewöhnlich komplizierten und zugegebenermaßen schwierigen Versuch zu erklären, wie sich der Organismus selbst blockieren kann. Das gesamte System des »unbewußten Denkens« und das Es, das nie erfahren werden kann, sind Bestandteil dieser Erklärung – doch, wie bei jeder *ad hoc* angenommenen Einheit, bringt dies eine Menge neuer Probleme mit sich. Freud wiederum glaubte, daß die verdrängten Inhalte sowohl vom Ich zurückgewiesen, als auch vom »Unbewußten« angezogen werden; und er postulierte auch eine unbewußte Zensur; wir dagegen sind der Auffassung, daß die Anziehung oder Zensur der Inhalte den Tatsachen widerspricht und daß Verdrängung in ausreichendem Maß durch absichtliches Unterdrücken und einfaches Vergessen *und* durch die spontane Figur/Hintergrundaktivität des Selbst bei der Konfrontation mit neuen Problemen unter den alten Bedingungen erklärt werden kann.

Offensichtlich ist, daß die gehemmten Aufregungen nicht verdrängt werden, sondern im Gegenteil, sie kommen in einer Weise zum Tragen, daß man sagen muß: Sie wollen sich ausdrücken und entwickeln. Im Zustand der Entspannung, wie bei freier Assoziation oder beim

Dösen, oder auch unter Bedingungen spontaner Konzentration, wie künstlerischem Schaffen oder lebhafter Konversation, werden plötzlich alle möglichen seltsamen Bilder, Ideen, fehlgerichteten Impulse und Gesten, irritierenden Schmerzen und Stiche bewußt und fordern ihre Aufmerksamkeit: die unterdrückten Erregungen, die sich ausbreiten wollen; und wenn ihnen im Zustand gelassener, aber konzentrierter Aufmerksamkeit eine sprachliche und muskuläre Ausdrucksmöglichkeit gegeben wird, teilen sie sich unmittelbar und sehr bedeutungsvoll mit. Solche Vorkommnisse sind natürlich das tägliche Brot jeder psychoanalytischen Sitzung. Wie konnte Freud ihnen nicht das Gewicht und die Beweiskraft dafür zusprechen, daß das Es nicht verdrängt werden kann?

Man schaue sich eine typische Passage von Freud an:

Unter diesen aus dem Infantilen stammenden, unzerstörbaren und unhemmbaren Wunschregungen befinden sich nun auch solche, deren Erfüllungen in das Verhältnis des Widerspruchs zu den Zielvorstellungen des sekundären Denkens getreten sind. Die Erfüllung dieser Wünsche würde nicht mehr einen Lust-, sondern einen Unlustaffekt hervorrufen, und eben diese Affektverwandlung macht das Wesen dessen aus, was wir als »Verdrängung« bezeichnen.[2]

Da die Impulse also für »infantil« gehalten werden, können sie keine Hemmung auslösen, wie wir dies fordern; später »widersprechen« sie anderen Zwecken, sind daher schmerzhaft und werden also verdrängt. Aber Lust und Schmerz sind keine Ideen, es sind Gefühle der Entspannung oder Anspannung. Welche organische Transformation hat Freud im Blick, durch die der »Widerspruch« den Affektwandel hervorbringt? Wir behaupten im Gegensatz dazu einfach, daß der Wunsch schmerzhaft ist wegen der Anstrengung, ihn zu hemmen – eine ungelöste Spannung und eine Muskelkontraktion: Diese Transformation ist eine tägliche Erfahrung.

Wenn unsere Behauptung jedoch zutrifft, dann ist die gesamte

[2] Sigmund Freud (1961): *Die Traumdeutung.* Ges. Werke. Frankfurt a.M.: Fischer, 2. und 3. Bd., S. 609.

bewußte Erfahrung ständig von dem *nicht* verdrängten Schmerz eingefärbt. Für Freud schien das offensichtlich nicht der Fall zu sein. Aber es ist so. Es scheint deshalb nicht der Fall zu sein, weil wir es nicht zulassen wollen, daß es so erscheint, wenn wir mit unseren Alltagsangelegenheiten in stoischer Resignation beschäftigt sind und versuchen, das Beste aus denjenigen Impulsen zu machen, die wir akzeptieren. Der Schmerz ist da, aber er wird unterdrückt: Konzentriere dich auf deine Gefühle, und er färbt sofort alles ein. Freud ist chronisch pessimistisch im Hinblick auf die Aussichten für menschliches Glück. Aber er ist nicht annähernd so pessimistisch, wie es im Hinblick auf die gegenwärtigen Manifestationen des menschlichen Daseins nötig wäre.

Die Differenzen sind hier auch sprachlicher Art, da sie, wie alle wichtigen semantischen Differenzen, von Unterschieden bei erwünschten Standards abhängen: Was sollen wir unter »Schmerz« und was unter »Lust« verstehen? Für Freud sind getrübte Wahrnehmung, kontrollierte Bewegungen und Gefühle im Erwachsenenleben nicht »schmerzhaft«, sondern neutral. Aber gemessen an spontanem Verhalten, müssen diese zumindest als »Unlust« bezeichnet werden, sind also nicht neutral, denn sie gehen zweifellos mit Unruhe, Müdigkeit, Unzufriedenheit, Resignation und Defizitgefühlen einher.

Bei der zuvor zitierten Passage ist auch die Annahme bemerkenswert, daß keine organismische Selbstregulation vorkommt, denn die »infantilen« Impulse sind beliebig, können nicht gehemmt werden, und ihre Zweckgebundenheit ist ein Aspekt sekundären Denkens. Dies führt uns zu einem weiteren Grund, warum Freud glaubte, Erregungen würden verdrängt werden. Er hielt bestimmte *Erregungen* grundsätzlich für infantil, also als in besonderer Weise an kindliche Situationen – und daher an kindliche Gedanken und Szenen – gebunden; und tatsächlich sind solche Situationen und Gedanken, falls überhaupt, dann nur unter großen Schwierigkeiten zugänglich; sie sind nicht im Hintergrund der Bewußtheit. Aber wie wir zu zeigen versuchten (Kapitel 5), sind *alle* Erregungen viel genereller in ihren Erscheinungsformen; es sind die wechselnden Objekte und Situationen, durch die sie definiert und spezifiziert werden. Die wesentliche

Verbindung zu den besonderen, vergessenen Gedanken, die an die Oberfläche gelangen, wenn die Verdrängung der Gedanken aufgehoben wird, geht, wie wir dargestellt haben, auf die Tatsache zurück, daß man die Erregung in einer bestimmten Situation ja absichtlich dämpfte und unterdrückte – und daß diese Haltung dann habituell und vergessen wurde; daher regt die erste freie Äußerung der Erregung bei Aufhebung der Hemmung eine alte Erinnerung als verfügbare Hilfe an. Nicht die Erinnerung befreit im wesentlichen den Impuls, sondern die Freisetzung des Impulses regt die Erinnerung an. Oder, um es anders auszudrücken: Das spontane Leben ist grundsätzlich viel »infantiler« als erlaubt; der Verlust des Kindlichen geht nicht auf einen organischen Wandel zurück, sondern auf eine gewollte Unterdrückung.

4. Kritik an Freud: II. Träume

Wenden wir uns nun der Theorie Freuds über die »Anziehungskraft« bestimmter Inhalte für das Unbewußte zu; betrachten wir das bekannte Beispiel, daß das Ende eines Traums »entflieht«, denn tatsächlich scheint es nicht nur aus dem Gedächtnis ausgesondert, sondern auch von einem unsichtbaren Magneten angezogen zu werden. Aber wir müssen zunächst festhalten, daß man seine Aufmerksamkeit in der Praxis nicht auf den Traum *konzentriert,* um ihn festzuhalten, sondern sich mit einer gewissen Gelassenheit damit beschäftigt, den Traum also sozusagen kommen läßt, und das wäre ja sinnlos, wenn der Traum wirklich von uns weggezogen würde.

Der Traum verschwindet nicht durch absichtliche Unterdrückung; vielmehr löscht vor allem die spontane Synthesetätigkeit des Selbst den Traum so weit wie möglich bei der Bildung der schlichtesten Figur/Hintergrundbildung beim Aufwachen auf; deshalb verschwindet der Traum so mühelos (das Auslöschen geschieht spontan), und deshalb scheint der Traum – vom Standpunkt angestrengter Introspektion aus – zu fliehen; denn die Wirkmechanismen für die übliche Anstrengung des Aufwachens sind unvereinbar mit denen der Traumerfahrung. Der *einfachste* Kontakt im normalen Wachzustand schließt

Träumen spontan aus. Um zuzulassen, daß der Traum oder irgendein Trieb zum Ausdruck kommt, gibt es letztlich nur die Möglichkeit, die übliche Figur/Hintergrundbildung selbst zu ändern – also die Umstände zu verändern, unter denen diese Art von Kontakt möglich ist, so daß der Traum auch ein möglicher Bestandteil des Kontaktprozesses sein kann. Dies geschieht, indem man eine gelassene Haltung einnimmt. Die Methode besteht weder darin, daß man absichtlich versucht sich zu erinnern, noch aktiviert man das, was »unbewußt« ist, sondern man ändert die Grundlage der Wirklichkeit des Selbst, so daß auch der Traum als real erscheinen kann. Unsere Träume werden von uns »weggeschoben«, und sie »fliehen« vor uns, weil wir selbst einem Irrtum in bezug auf das Wesen der Dinge erliegen; wir können den Traum nicht festhalten, weil wir uns weigern, ihn als etwas Wirkliches zu akzeptieren.

Die Unvereinbarkeit von Traum und normalem Aufwachen ist uns vertraut. Wenn man aufwacht, fängt man an, sich aktiv zu spüren, man stellt sich auf Tätigsein und Bewegung ein. Aber der Traum gehört zu einer Gruppe von Wünschen, die einfach dadurch befriedigt werden können, daß man sie in Ruhe halluziniert; der Beginn einer Muskelbewegung verscheucht den Traum (das wird als »Zensur des Wunsches, bevor er motorisch ausgelebt werden kann« interpretiert). Noch wichtiger aber ist, daß der Traum von dem ausgeschlossen bleibt, was man für die reale Welt hält. Halluzinationen werden nicht als Funktionen von uns selbst akzeptiert. (Kinder jedoch halten ihre Halluzinationen natürlich für einen Teil der realen Welt; und unter Erwachsenen wird enorm viel Zeit und Aufmerksamkeit für Kunstwerke, also Halluzinationen von anderen, aufgewendet. Nur die eigenen Träume werden abgewertet. Oder man mache sich die verbreitete Haltung gegenüber willentlichen Tagträumen bewußt: Sie werden für eine Flucht aus der Realität und ihren Anforderungen gehalten; aber sie sind nicht so sehr eine Flucht als vielmehr ein Mißbrauch: Der Wunsch im Tagtraum bleibt letztlich vage und wird nicht realisiert; man läßt ihn nicht im aktiven Spiel konkret werden, er dient auch nicht zur Interpretation eigener Intentionen, als Hinweis auf tatsächliche Interessen und Talente.) Eine weitere Eigenart des normalen Wachzustands, der den Traum ausschließt, ist, daß ersterer verbal und abstrahierend ist – sobald wir aufwachen, verbalisieren wir sogleich unsere abstrakten Absichten: »Wo bin ich?«, »Was habe ich heute morgen vor?«, »Wie spät ist es?«, »Was habe ich geträumt?«; unsere Erfahrung wird mit Hilfe solcher Abstraktionen geordnet. Aber der Traum ist konkret, nonverbal, sinnlich – »eidetisch«. Das heißt, im allgemeinen ist der Traum keine mögliche Erfahrung, und zwar nicht so sehr wegen seines Inhalts, sondern wegen seiner Form.[3]

Alle diese Faktoren wirken besonders stark – so daß der Traum rasch flieht und unwiderruflich verloren geht, statt daß er nur schwindet und wegen Belanglosigkeit in den Hintergrund tritt –, wenn das Selbst neurotisch ist und die normalen Figur/Hintergrundbeziehungen wegen unbewußter, hemmender Gewohnheiten belastet sind. Diese Belastung ist das System der Reaktionsbildungen, die das gewohnte Ichkonzept und Körperbild verteidigen. Da der Hintergrund gewohnheitsmäßig nicht leer, sondern gestört ist, ist es notwendig, ihn so leer und gewohnt wie möglich zu halten, damit sich überhaupt irgendeine Figur bilden kann; dafür ist beträchtliche Energie für das Auslöschen erforderlich. Die Gesundheit des Selbst und seines Organismus scheint in akuter Gefahr zu sein, wenn es mit der Spontaneität des Träumens konfrontiert wird. Von diesem Standpunkt aus könnten wir die Notwendigkeit, aufzustehen und aktiv zu sein, sich zeitlich und örtlich und im Hinblick auf die bevorstehenden Aufgaben zu orientieren oder auf der Hut zu sein, als vielfältige spontane Formen der Reaktionsbildung verstehen, die auf die Notfallsituation durch das gefährliche Traumbewußtsein reagieren. Wenn so schweres Geschütz aufgefahren wird, werden die Traumgedanken sofort vernichtet und der Traumwunsch wird stark unterdrückt.

Der Traum entflieht also und wird weggedrängt, sowohl wegen des

---

[3] Eine ausgezeichnete und ähnliche Analyse des Vergessens von Träumen bietet Schachtel in seinem Essay: »On Memory« in: A Study of *Interpersonal Relations*, Hermitage Press, New York, 1949, S. 3-49.

spontanen Figur/Hintergrundprozesses, welcher unter den gegebenen Bedingungen möglich ist, als auch wegen einer bewußten Entscheidung darüber, was wir für Realität halten. Otto Rank behauptete, die Irokesen pflegten eine gegenteilige Entscheidung zu treffen: Der Traum war das Reale, deshalb bestand die Aufgabe darin, das Wachsein im Sinne des Traums, statt den Traum im Sinne des Wachseins zu deuten. Für Freud war die Kindheit scheinbar das psychologisch Realste, denn letztlich interpretiert er den Traum nicht im Sinne des Wachbewußtseins (als Überreste des Tages), sondern auf dem Hintergrund von Kindheitserfahrungen. Darauf wollen wir etwas näher eingehen.

5. Kritik an Freud: III. Realität

Um uns über Freuds Theorie der Verdrängung klar zu werden, müssen wir noch einmal auf seine Definition dessen, was real ist, eingehen (Kapitel 3.13).

Freud unterscheidet den »primären Denkprozeß« vom »sekundären Denkprozeß«. Einige wenige Passagen zeigen die dahinterliegende Ähnlichkeit zwischen seinen und unseren Behauptungen – und auch die wesentlichen Unterschiede.

Der Primärvorgang strebt nach Abfuhr der Erregung, um mit der so gesammelten Erregungsgröße eine *Wahrnehmungsidentität* herzustellen; der Sekundärvorgang hat diese Absicht verlassen und an ihrer Statt die andere aufgenommen, eine *Denkidentität* zu erzielen.[4]

Wir würden sagen: Der Primärprozeß – als Einheit von Wahrnehmungs-, Bewegungs- und Gefühlsfunktionen, die man nicht gut »Denken« nennen kann – *erschafft* eine Realität; der Sekundärprozeß, der von dieser Einheit abstrahiert, ist ein Denken, das die Realität *reflektiert.*

---

[4] Sigmund Freud: *Die Traumdeutung.* Ges. Werke. Frankfurt a.M.: Fischer 1961, 2. und 3. Bd., S. 607.

[...] soviel ist tatsächlich, daß die Primärvorgänge in ihm [d.h. dem psychischen Apparat] von Anfang an gegeben sind, während die sekundären erst allmählich im Laufe des Lebens sich ausbilden, die primären hemmen und überlagern und ihre volle Herrschaft über sie vielleicht erst mit der Lebenshöhe erreichen.

[...] eine solche Affektverwandlung [das Wesen der »Verdrängung«] [kommt] im Laufe der Entwicklung [vor] (man denke nur an das Auftreten des anfänglich fehlenden Ekels im Kinderleben), und daß sie an die Tätigkeit des sekundären Systems geknüpft ist. Die Erinnerungen, von denen aus der unbewußte Wunsch die Affektbindung hervorruft, waren dem *Vbw* niemals zugänglich; darum ist deren Affektbindung auch nicht zu hemmen.

[Diese] inkorrekten Vorgänge sind die im psychischen Apparat primären; sie treten überall dort ein, wo Vorstellungen von der vorbewußten Besetzung verlassen, sich selbst überlassen werden und sich mit der ungehemmten, nach Abfluß strebenden Energie vom Unbewußten her erfüllen können [...] diese inkorrekt genannten Vorgänge [sind] nicht wirklich Fälschungen der normalen, Denkfehler, [...] sondern *die von einer Hemmung befreiten Arbeitsweisen des psychischen Apparats.* (Hervorhebungen von S. Freud).[5]

Der Primärprozeß (der die Einheit der Wahrnehmungsrealität herstellt) ist eine spontane Kontaktaufnahme; aber er wird von Freud letztlich nur mit dem Traumprozeß gleichgesetzt. Kunst, Lernen und Erinnerung sowie Aufwachsen werden radikal vom Primärprozeß getrennt, als ob jedes Lernen und die absichtliche Kontrolle, die mit dem Lernen einhergeht, niemals einfach genutzt und dann losgelassen werden könnte, wenn das Selbst wieder spontan handelt. Dann geht Aufwachsen notwendigerweise mit der »Affektverwandlung« einher, denn Lernen ist diesem Konzept zufolge *nichts anderes* als Hemmung.

[5] Sigmund Freud: *Die Traumdeutung*, S. 609 ff. Die Reihenfolge der drei Zitate entspricht der Originalvorlage von S. Freud, nicht der im englischen Original dieses Buches.

Was brachte Freud dazu zu glauben, daß der Sekundärprozeß den Primärprozeß in dieser Weise überlagert, statt von deren gesunder Einheit in einem System verfügbarer Erinnerungen auszugehen? Wir können theoretische, praktische und persönliche Gründe dafür anführen.

Theoretisch hatte Freud ein falsches Konzept von Wirklichkeit, das daher rührte, daß er von einer fehlerhaften Bewußtseinspsychologie ausging. Denn wenn jede Orientierung in der Realität in Form isolierter Sinnes- und Wahrnehmungsdaten vorliegt, und wenn jede Manipulation der Realität von isolierten Bewegungsgewohnheiten herrührt, dann muß es einen abstrakten Denkprozeß geben, der die Einzelteile zusammenfügt und als Ganzes rekonstruiert, damit überhaupt eine Realität zustande kommt. Bei dieser Konstruktion geht die Aufsplitterung – in isolierte äußere und innere Wahrnehmungen, Gewohnheiten und abstrakte Zielsetzungen – auf das Verhindern der Einheit der Spontaneität zurück. Aber offensichtlich waren die einzigen spontanen Kontakteinheiten, die Freud erkennen konnte, Traumprozesse, und diese ermöglichen in der Tat wenig Orientierung und keinerlei Manipulationsmöglichkeiten. Aber natürlich gibt es eine unendliche Zahl nichthalluzinatorischer spontaner Einheiten; es ist nur eine Frage der angemessenen Theoriebildung darüber, was im Erfahrungsprozeß geschieht, wie dies die Gestaltpsychologen und die Pragmatiker geleistet haben.

Praktisch verließ sich Freud in der Therapie eben auf die Dissoziationen des Patienten; er verbot es ihnen, Sinn herzustellen oder etwas in die Praxis umzusetzen; daher waren es nur die Träume, die ihm auf eindringliche Weise als spontane Einheiten erschienen. (Die Übertragung, die eine spontane praktische Einheit darstellte, betrachtete er unbeirrt – als wenn es ihn verlegen gemacht hätte – bloß als Überreste der Kindheit.) Darüber hinaus war nicht nur Freuds Bewußtseinspsychologie defizitär, sondern auch seine Physiologie, denn er ging von willkürlichen Impulsen aus, isolierten Erregungen eines mechanischen Organismus. Unserer Überzeugung nach ist der Körper voll von ererbter Weisheit – und von Anfang an recht gut an die Umwelt angepaßt. Er verfügt über das Rohmaterial, um neue Einheiten zu bilden, und dank seiner Emotionen hat er sowohl ein bestimmtes Wissen über die Umwelt als auch entsprechende Handlungsmotive. Der Körper drückt sich in wohlkonstruierten, sinnvollen Sequenzen und Komplexen von Wünschen aus. All dies ließ Freud außen vor und blieb auf eine rein verbale, keine psychosomatische Therapie beschränkt. Das Ergebnis seiner Praxis war daher, daß er das dynamische, spontane »Denken«, das er beobachtete, weder mit der Umwelt, noch mit dem Körper in Verbindung bringen konnte; und so steckte er kühn eine unabhängige Sphäre dafür ab: das »Unbewußte«.

Aber er ist keineswegs unzufrieden damit, sondern versucht nachzuweisen, »daß die Traumprozesse letztlich doch nicht unrichtig sind; *sie* sind der Weg zur Realität; statt dessen ist es das Ich gerade auf der Höhe des Lebens, das die Realität verloren hat.« Und weil er dies zum Ausdruck bringen will, beschäftigt sich das gesamte System Freudscher Psychoanalyse mit dem »Infantilen«. Dies geschieht zu Recht, denn in der Kindheit fand ein wesentlicher, unbeeinträchtigter Prozeß statt, der eine Realität zugänglich machte, die nicht zur gleichen Zeit nur Traum war. Inkorrekt war jedoch die Überzeugung, daß sich später eine neue, gesunde Einheit entwickelte: der sekundäre Prozeß; denn genau dies war die epidemische Neurose.

Die Auffassung vom »sekundären Prozeß« ist der Ausdruck eines Verlusts an Bewußtheit des Selbst, und daß es nur das Selbst sein kann, das die Hemmung erzeugt und sie daher auch auflösen könnte. Statt dessen wird ein Zwang auf die »harte Realität« projiziert. Und durch eine Reaktionsbildung wird der spontane Prozeß abschätzig zu »nichts anderem« als zu Träumen und neurotischen Verzerrungen verunglimpft, und all die anderen spontanen Figurbildungen werden geflissentlich übersehen. Und die Träume und Symptome werden wiederum angegriffen, »interpretiert« und reduziert, statt daß man sie als Teile einer vitalen Realität für wirklich jede kreative Handlung annimmt. (Dies ist Jungs Kritik.) Schließlich wird auch die Kindheit einerseits verunglimpft, andererseits überschätzt; sie wird überschätzt, wenn man glaubt, sie sei unwiderruflich verloren. Sie wird in der Therapie verunglimpft, wo die gesamte Aufgabe des Analytikers letztlich darin besteht, dieses Unwiederbringliche wiederzuentdecken.

6. Beispiele für Verdrängung: Schlaflosigkeit und Langeweile

Greifen wir nun den Faden unserer eigenen Argumentation auf und erläutern einige Beispiele für Verdrängung:

Bei Verdrängung, so behaupteten wir, bleibt die Erregung im Hintergrund bestehen und färbt alle nachfolgenden Gestaltbildungen mit Schmerz ein. Man vergißt, daß die Hemmung absichtlich war. Unter diesen Bedingungen wendet sich das Selbst anderen schöpferischen Anpassungsprozessen zu und verstärkt die Anstrengungen, um das Vergessen der Hemmungen aufrechtzuerhalten. Akute Schlafstörungen demonstrieren uns diese Funktionsweise auf die einfachste Weise; denn beim Versuch einzuschlafen werden die anderen schöpferischen Anpassungsprozesse minimiert, und die Qual des unerfüllten Bedürfnisses wird auf durchdringende Weise deutlich als Unmut, Ruhelosigkeit und Belastung gespürt. Aber die Bedeutung des Bedürfnisses ist in Vergessenheit geraten, denn es wird ihm nicht gestattet, sich zu entfalten und sich zu orientieren.

Bei Schlaflosigkeit möchte sich das Selbst entspannen und auflösen, aber ein unerfülltes Bedürfnis hält es nach wie vor zusammen. Das Bemühen, in den Schlaf zu fallen, wird selbst zum Mittel der Unterdrückung des Bedürfnisses. Erst schließt der Schlaflose seine Augen, stellt sich langweilige Szenen vor usw. Diese absichtsvolle Nachahmung des Schlafens sind für das tatsächliche Bedürfnis natürlich irrelevant, das nicht darin besteht zu schlafen, sondern das unerledigte Problem zu lösen. Aber man kann es auch als Retroflektion interpretieren: Man will jenen »anderen«, der das Schlafbedürfnis hat, langweilen und zum Einschlafen bewegen. Dann setzt beim Schlaflosen eine Serie dissoziierter Phantasien und Gedanken ein, von denen alle tatsächlich etwas mit dem unterdrückten Problem zu tun haben, aber man will diese Verbindung nicht begreifen, und daher münden die Phantasien nicht in einem Wunsch, sondern folgen einander in quälender Weise. Manchmal geschieht es tatsächlich, daß solch eine Serie von Phantasien die gleiche affektive Bedeutung hat wie das unterdrückte Bedürfnis. In diesem Fall reagieren die Gedanken einen Teil der Erregung ab, und man fällt in einen leichten, von Träumen beunruhigten Schlaf. Aber dann wacht man auch wieder auf, sobald die Spannung erneut stark zunimmt. Ein drittes Stadium wird erreicht, wenn sich der Schlaflose auf einen Ersatz als Grund für seine Schlaflosigkeit fixiert: den heulenden Hund, die Party einen Stock tiefer; und dann wendet er seine Aggression gegen diese in der Absicht, sie zu vernichten. Der Wunsch, ein Objekt zu vernichten, kommt der wahren, dahinter liegenden Grundsituation, das Problem zu vernichten, sehr nahe, und daher kommt es zu einem starken Affekt, der sich von der Energie speist, die man unbewußt angesammelt hat. So geschieht es, daß es zu einer partiellen Wiederherstellung der Ichfunktionen kommt, wenn dem Drang zur Vernichtung Raum gegeben wird und dieser zu einer gewaltsamen Aktion führt: einen Schuh nach dem Hund werfen, an die Tür hämmern. Dies kann verschiedene Konsequenzen haben: Entweder man hat dann mehr Kontrolle über die Unterdrückung und kann sie genügend in Schach halten, um einschlafen zu können (in orthodoxer Ausdrucksweise: Die Verdrängung ist erfolgreich und scheitert nicht); oder aber, wenn man einiges von der nach innen gewendeten Energie gegen den Ersatzgrund ausagiert hat, kann man plötzlich das unerfüllte Bedürfnis als sein eigenes akzeptieren. Man gibt den Versuch einzuschlafen auf, steht auf, gesteht sich ein, daß die Party einen Stock tiefer eher verlockend als störend ist, oder daß es nicht das Heulen des Hundes ist, sondern ein anderer Ton, den man hören will oder fürchtet. Die richtige Orientierung führt zu weiteren bedeutsamen Aktivitäten: Man zieht sich an, geht nach unten, schreibt einen Brief oder was auch immer.

Wenn man nicht versucht zu schlafen, weil es nicht »Schlafenszeit« ist, treten die Verdrängung des Problems und die dauerhafte Erregung ironischerweise als Unaufmerksamkeit, Langeweile, Müdigkeit (manchmal bis zum Einschlafen!) auf. Das vordringliche Bedürfnis kann nicht in den Vordergrund treten, aber die Figuren im Vordergrund werden gestört, und da sie nicht die volle Energie nutzen können und unattraktiv bleiben, schwindet die Aufmerksamkeit; keine der Figuren wird prägnant. Da der Wunsch auftaucht, woanders zu sein und etwas anderes zu tun (aber man kann den Wunsch nicht erkennen, denn er darf sich nicht entfalten), hat man lediglich das

Empfinden, daß man sich wünscht, *nicht* hier zu sein und dies hier *nicht* zu tun. Das ist Langeweile. Aber die gelangweilte Person zwingt sich, aufmerksam zu sein: Sie erschöpft sich in dem Bemühen, die belastete Beziehung zur öden Figur und dem beeinträchtigten Hintergrund aufrechtzuerhalten; bald wird sie von Müdigkeit überwältigt, und die Augen fallen zu. Wenn die unterdrückte Erregung von der Art ist, daß sie durch Phantasie in maßgeblicher Weise befriedigt werden kann, kann man tagträumen oder einschlafen und träumen. Sobald man aber dem Schlafbedürfnis dann nachgeht und sich hinlegt, setzt eben leider wieder die Schlaflosigkeit ein.

7. Sublimierung

Im Gegensatz zu den Ablenkungen, die nicht attraktiv werden und die Aufmerksamkeit auf sich ziehen können, stehen jene, die eine interessante Aktivität erfolgreich organisieren können. Es handelt sich dabei um Interessen, die eine Erregung nutzen, welche nicht einfach selbst zum Ausdruck gebracht werden kann, weil deren Bedeutung verdrängt wurde, die das Bedürfnis jedoch »indirekt« befriedigen. Dies sind die sogenannten »Sublimierungen«: Interessen, die Bedürfnisse auf eine »sozial akzeptierte oder gar geschätzte Weise« befriedigen.

Nach Freuds Theorie von der Affektverwandlung und daher auch der Verdrängung der Erregung wäre der Prozeß der Sublimierung ein undurchdringliches Geheimnis, denn wenn der organische Wunsch in sich verändert wird, was wird denn dann durch die Ersatzhandlung befriedigt? Bei der Theorie, die wir hier präsentieren, gibt es dieses Problem nicht. Genau genommen gibt es überhaupt keinen solchen besonderen Prozeß wie »Sublimierung«. Was »Sublimierung« genannt wird, ist eine direkte, aber unvollständige Befriedigung ein und desselben Bedürfnisses.

Die Befriedigung ist unvollständig, weil der Verlust der Ichfunktionen durch die unbewußten Hemmungen eine wirksame schöpferische Anpassung verhindert; denn die Erregung selbst ist von Schmerz, Unbehagen und Masochismus durchtränkt; und diese wiederum beeinflussen die befriedigenden Interessen; denn die Begrenzungen, die wirksam sind, lassen das Interesse immer etwas abstrakt und vom Bedürfnis losgelöst erscheinen; und weil die Unfähigkeit, spontan zu sein, die vollständige Befriedigung verhindert. Daher wird die Sublimierung zwanghaft wiederholt, der Organismus erreicht kein vollständiges Gleichgewicht, das Bedürfnis kehrt immer wieder. Ein großer Teil des Masturbierens veranschaulicht diese Eigenarten der Sublimierung.

Trotz allem wird offensichtlich, daß die Sublimierung kein Ersatz, sondern eine direkte Befriedigung ist. Denken wir beispielsweise an die weithin bekannte Interpretation, daß die Kunst des Romanschreibers teilweise darin besteht, daß er verdrängten kindlichen Voyeurismus und Exhibitionismus sublimiert (so bei Bergler). Natürlich schaut der Romanautor neugierig zu und stellt sich zur Schau. Die Frage ist nur, was hier verdrängt wird. Er befriedigt seine Neugier in bezug auf die Handlungen (seien es sexuelle oder sonstige) seiner Gestalten, die oft Bekannte von ihm sind und sehr oft seine Familie, so wie er sie in Erinnerung hat; er enthüllt seine eigenen Gefühle und verbotenes Wissen. Der Beweis dafür, daß nichts davon verdrängt ist, besteht darin, daß er sich dafür tatsächlich schuldig fühlt. Aber dagegen wird eingewandt, daß es nicht wirklich diese Angelegenheiten sind, die er verdrängt, sondern die Zeugnisse der primären Szenen und das Zur-Schau-Stellen seiner kindlichen Genitalien, die verdrängt und sublimiert werden, und daß die Schuld aus dieser Zeit stammt. Uns scheint dies eine falsche Interpretation dessen zu sein, was zu jener Zeit passierte: Das kindliche Interesse an den Urszenen bestand in begehrlicher Neugier an den Handlungen der für das Kind wichtigsten Bezugspersonen, und es wollte vor allem seine eigene Natur und seine Wünsche ausdrücken und wollte teilhaben. Eben dies sind die Wünsche, die der Romanschreiber auf direkte Weise befriedigt – aber die Befriedigung ist unvollkommen, denn er erzählt nur eine Geschichte, ohne selbst zu fühlen und zu handeln.

Gerade der Romanschreiber schafft es jedoch, diese Triebe *nicht* zu unterdrücken, sondern eine gewisse direkte Befriedigung zu erhalten. Das unmittelbare Nachdenken über die soziale Wirkung vieler Sublimierungen zeigt, daß diese wirklich direkte Befriedigung ermöglichen; denn es ist das Spontane und Ungehemmte, das kraftvoll und wirksam ist und am Ende sogar geschätzt wird. Führen wir ein weiteres, weniger alltägliches Beispiel an: Die Macht eines Gandhi, Millionen durch die berühmte Kindlichkeit seiner Persönlichkeit zu bewegen, beruhte zu einem bedeutsamen Teil auf seiner ungewöhnlichen Einstellung zu Nahrung: Wenn sich Gandhi weigerte zu essen oder dann wieder aß, war dies von großer politischer Tragweite. Sollen wir dies nun als eine kindliche Marotte interpretieren? Warum aber war es dann so wirksam? Ganz im Gegenteil war dies eine ganz direkte Möglichkeit, die *wahren* Gefühle des Kindes lebendig zu erhalten, denen zufolge es einen riesigen Unterschied macht, ob man sein Essen unter Bedingungen der Liebe oder des Hasses zu sich nimmt. Ghandi fastete wahrscheinlich nicht in erster Linie, um in kalkulierter Weise zu drohen, sondern weil Nahrung ihn unter bestimmten Bedingungen anekelte. Dieses spontane, physiologisch bedingte Urteil und die daraus entstehenden Konsequenzen berührten die Herzen aller nicht im Kontext der Kinderstube, sondern dem der Erwachsenenwelt, wo dies ebenso relevant ist, wenn es auch weithin ignoriert wird. Dies alles war wirksam nicht wegen seiner symbolischen Bedeutung oder weil es eine Ersatzhandlung war, sondern weil es eine spontane Reaktion auf ein gegenwärtiges Ereignis war.

Die Freudsche Theorie der »Sublimierung« indessen war wieder das Ergebnis seiner zu engen Verknüpfung der überdauernden Triebe mit deren vergangenen Situationen und Gedanken.

8. Reaktionsbildung

Reaktionsbildung ist die Vermeidung der Angst vor einem drohenden Zusammenbruch der Verdrängung (sei es durch eine Zunahme an gehemmter Erregung oder durch die Lockerung der Hemmung); die Bedrohung wird ausgelöst durch weitere Versuche der Vernichtung der Erregung oder durch Versuchungen zur Erregung und durch Verstärkung der Hemmung. Die Verdrängung vermeidet die Erregung; die Reaktionsbildung vermeidet die Angst vor der abgewürgten Erregung – denn diese Angsterregung scheint sogar gefährlicher zu sein als die ursprüngliche Erregung. Beispiele für die Vernichtung des verführerischen Reizes oder der Erregung sind Vermeidung, Abscheu, Trotz, Snobismus, moralische Verurteilung; Beispiele für die Verstärkung der Hemmung sind Selbstgerechtigkeit, Dickköpfigkeit, Sich-dumm-stellen, Stolz.

Wenn wir die Freudsche Theorie der Affektverwandlung und der Verdrängung der Erregung einmal beiseite lassen, dann brauchen wir nicht mehr von »Ambivalenzen«, also gegensätzlichen Gefühlen gegenüber dem gleichen Objekt in der gleichen Situation zu sprechen, als ob die Gegensätze auf der gleichen Ebene und beides nach außen gerichtete Gefühle wären. (Solche Gegensätze, wenn sie denn existierten, wären als unvollständige Affektverwandlungen erklärbar: Das, was einem in kindlicher Weise Vergnügen bereitete, verursacht auch jetzt noch nicht nur Schmerzen.) Aber es ist viel wahrscheinlicher, daß die Gegensätze dynamisch aufeinander bezogen sind: Ein Pol ist die Reaktionsbildung auf den anderen: Tatsächlich gibt es eine dynamische Hierarchie der Triebe, eine Hemmung des Triebs und eine »Abwehr« gegen die Hemmung, d.h. weitere Aggression gegen den Trieb und die Identifikation mit einem feindseligen Introjekt. Betrachten wir beispielsweise das Appetitliche und das Ekelerregende. Das Appetitliche (die Versuchung) ist ekelerregend, weil der Appetit gehemmt wird, indem man den Mund fest verschließt: Der Ekel ist eine Reaktion auf das gewaltsame Füttern bei fest geschlossenem Mund – aber man hat die Bewußtheit eingebüßt, daß man seinen Mund jetzt öffnen könnte, die Nahrung würde einem nicht mehr hineingestopft werden, und es gäbe keinen Grund, sie auszuspucken. Im Stadium der Unterdrückung, der absichtlichen Hemmung, entfremdet man sich einfach von der Nahrung, man identifiziert sich nicht mit dem Appetit danach; im Stadium der Reaktionsbildung ist man jedoch überhaupt nicht mehr in Kontakt mit der Nahrung; die Entscheidung hat nichts mit der Nahrung zu tun, sondern mit den vergessenen zwischenmenschlichen Beziehungen. Der wiederholt auftretende Appetit und der Ekel bilden keinen echten Konflikt; es gibt keine reale »Ambivalenz«: Die Gegensätze sind »Ich mag diese Nahrung« und »Ich will nichts essen, was ich nicht mag«; diese sind natürlich nicht unvereinbar, aber eine Abstimmung zwischen ihnen ist wegen der Verdrängung unmöglich.

Vom therapeutischen Standpunkt aus herrscht in unserer Gesellschaft eine unglückliche Feindseligkeit gegenüber gewöhnlichen Reaktionsbildungen; und man versucht, sie zu vernichten. Der Grund hierfür ist die ungleiche soziale Entwicklung, die wir zuvor beschrieben haben (Kapitel 8.3): eine selbstunterdrückende Gesellschaft, die gleichzeitig das Extrovertierte und die Sexualität hoch bewertet. Die Reaktionsbildungen sind offensichtlich vernichtend und negativ, und niemand will etwas damit zu tun haben. Selbstgerechtigkeit, zwanghafte Reinlichkeit, Geiz, trotziger Stolz, moralische Entrüstung werden lächerlich gemacht und abgelehnt; sie erscheinen uns kleinlich, nicht großartig. Auch Gehässigkeit und Neid – die Aggressivität des Ohnmächtigen und der Eros des Frustrierten – werden mißbilligt. Nur in Krisen, in Notfallsituationen, dürfen sie in den Vordergrund treten. Statt dessen werden alle diese Einstellungen selbst durch eine Vernichtung der Vernichtung ersetzt, und wir haben dann eine hohle Höflichkeit, Gefälligkeit, Einsamkeit, Affektlosigkeit, Duldsamkeit usw. Als Konsequenz davon ist die Beziehung zwischen Therapeut und Klient anfangs übermäßig verständnisvoll; und es ist natürlich schmerzhaft, diese reaktiven Züge und kleinlichen Triumphe zu aktivieren. Der Therapeut hätte lieber einen Patienten, der als ein guter Neurotiker mit strengen moralischen Überzeugungen in seine Praxis kommt.

15. Verlust der Ichfunktionen II: Typische Strukturen und Grenzen

1. Strategie für die Therapie »neurotischer Charaktere«

In diesem abschließenden Kapitel wollen wir versuchen, die wichtigsten neurotischen Mechanismen und »Charaktere« als Möglichkeiten der Kontaktaufnahme mit der jeweils aktuellen Situation, was immer dies auch während der Therapiesitzung sein mag, zu erläutern. Neurotische Verhaltensweisen sind schöpferische Anpassungen in einem Feld, in dem es Verdrängungen gibt. Diese schöpferische Anpassung geschieht auch spontan in der jeweils gegenwärtigen Situation. Der Therapeut muß nicht hinter dem »normalen« Verhalten suchen oder es austricksen, um den darunterliegenden Mechanismus zu entlarven. Seine Aufgabe besteht lediglich darin, ein Problem, das der Patient nicht angemessen löst oder bei dem er Fehlschläge erleidet und folglich unzufrieden ist, zur Sprache zu bringen; dann wird das Bedürfnis des Patienten die Widerstände mit etwas Unterstützung zerstören und assimilieren und angemessenere Gewohnheiten entwickeln, genau wie bei jedem anderen Lernen auch.

Wir haben Neurosen als Verlust der Ichfunktionen charakterisiert. In der Phase der schöpferischen Anpassung, bei der die Ichfunktion gefragt ist, identifiziert sich das Selbst mit Teilen des Feldes und weist andere Teile als nicht zu ihm gehörig zurück. Das Selbst erlebt sich als aktiven Prozeß, als etwas Intentionales in bezug auf bestimmte Wünsche, Interessen und Kräfte, die eine klare, aber sich verschiebende Grenze haben. Bei zunehmendem Engagement stellt das Selbst quasi dauernd Fragen: »Was brauche ich?«, »Soll ich das tun?«, »Wie kommt es, daß ich aufgeregt bin?«, »Was empfinde ich dem da gegenüber?«, »Soll ich diesen Versuch wagen?«, »Wo bin ich in Beziehung zu dem da?«, »Wie weit reicht meine Kraft?«, »Welche Mittel stehen mir zur

Verfügung?«, »Soll ich mich weiter anstrengen oder mich zurückhalten?«, »Welche brauchbaren Techniken habe ich gelernt?« Solche absichtlich eingesetzten Funktionen werden vom Selbst spontan ausgeübt, und sie werden mit aller Kraft des Selbst, mit Bewußtheit und Erregung bei der Schöpfung neuer Figuren fortgeführt. Und schließlich, während der Abschlußphase des Kontakts, geht die Intentionalität, das Ichempfinden, spontan im Engagement auf, und dann sind die Grenzen unwichtig, denn man nimmt nicht mit einer Grenze Kontakt auf, sondern mit dem, was man berührt, weiß, worüber man sich freut, was man gemacht hat.

Aber der Neurotiker verliert während dieses Prozesses seine Grenzen, sein Empfinden dafür, wo er ist und was er tut und wie es ihm dabei geht, und er kann die Herausforderung nicht bewältigen. Oder er erlebt seine Grenzen als erstarrt, er kommt nicht weiter und wird nicht mehr mit der Situation fertig. Aus therapeutischer Perspektive stellt dieses Problem des Selbst das Hindernis für die Lösung anderer Probleme dar und ist daher Gegenstand gezielter Aufmerksamkeit. Die Fragen sind jetzt: »An welcher Stelle fange *ich* an, dieses einfache Problem nicht mehr lösen zu können?«, Wie behindere ich mich selbst?« »Welche Angst spüre ich?«

2. Mechanismen und »Charaktere« als Phasen der Unterbrechung des kreativen Prozesses

Die Angst ist die Unterbrechung der schöpferischen Erregung. Wir möchten jetzt die Vorstellung erläutern, daß die verschiedenen Mechanismen und »Charaktere« neurotischen Verhaltens als Phasen des Prozesses schöpferischer Anpassung, in denen die Erregung unterbrochen wird, beobachtet werden können. Das heißt, wir möchten eine Typologie auf der Grundlage des Erlebens in der aktuellen Situation herausarbeiten. Erörtern wir zunächst die Vorteile einer solchen Herangehensweise und die Merkmale einer Typologie, die für die Therapie nützlich sein kann (denn natürlich handelt es sich bei der Behandlung um eine einzigartige Person und nicht um einen Krankheitstyp).

Jede Typologie hängt von einer Theorie der Natur des Menschen, einer Therapiemethode, einem Kriterium für Gesundheit und der Selektion der Patienten ab (Kapitel 4.6). Das Schema, das wir hier anbieten, ist da keine Ausnahme. Der Therapeut braucht seine Konzeption, um Kurs zu halten und um zu wissen, in welche Richtung er schauen soll. Der erworbene Habitus bildet hier den Hintergrund für diese Kunst, wie bei jeder anderen Kunst auch: Wie nutzt man diese Abstraktion (und daher diese Fixierung), damit man die gegenwärtige Situation – und vor allem den gegenwärtigen Prozeß – nicht aus dem Auge verliert? Und wie – und dies ist ein besonderes Problem, das die Therapie mit der Pädagogik und der Politik gemein hat – vermeidet man es, eine Norm durchzusetzen, statt dem anderen zu helfen, sein Potential zu entwickeln?

(a) Wenn es möglich ist, unsere Konzepte im Kontaktprozeß wiederzufinden, dann bezieht sich dies wenigstens auf den Patienten in der gegenwärtigen Situation, nicht auf die Vergangenheit oder die Annahmen einer biologischen oder sozialen Theorie. Andererseits müssen diese Konzepte natürlich nachweislich zum Wissen des Therapeuten über das Aufwachsen von Menschen und die somatischen und sozialen Theorien darüber gehören, damit sie als Mittel für die Aktivierung des Lernprozesses und der Erfahrung genutzt werden können.

(b) Man vergegenwärtige sich, daß die aktuelle Situation immer ein Beispiel für die gesamte Wirklichkeit, die jemals war und sein wird, darstellt. Sie umfaßt einen Organismus und seine Umwelt und immer auch ein Bedürfnis. Daher können wir die übliche Frage in bezug auf die Verhaltensstruktur stellen: Wie wird sie dem Organismus gerecht? Wie befriedigt sie ein Bedürfnis?

(c) Um es zu wiederholen, wenn wir unsere Konzepte aus den Momenten in einem aktuellen Prozeß (nämlich aus dessen Unterbrechungen) ableiten, können wir bei entsprechender Bewußtheit davon ausgehen, daß sich diese Unterbrechungen auch in weiteren Unterbrechungen wiederfinden werden; der kontinuierliche Prozeß geht also nicht verloren. Man wird herausfinden, daß der Patient nicht einen »Typ« von Mechanismus hat, sondern eher eine Sequenz von solchen »Typen«, und alle »Typen« werden in der Reihenfolge ihres Auftretens erklärbar sein. Falls man irgendeine Typologie *anwendet,* statt sie in der gegenwärtigen Situation zu entdecken, stößt man auf die Absurdität, daß keine der Kategorien zu einer speziellen Person paßt, oder anders herum, daß die Eigenarten der Person nicht zu denen der Kategorie passen, oder aber die Person hat gar alle Eigenarten gleichzeitig. Aber was erwartet man denn? Es liegt doch in der Natur des Schöpferischen – und solange der Patient über irgendeine Vitalität verfügt, ist er schöpferisch –, daß sie ihre eigene konkrete Einzigartigkeit hervorbringt, indem sie offensichtliche Unvereinbarkeiten miteinander versöhnt und deren Bedeutung verändert.[1] Statt die widersprüchlichen Charakterzüge zu attackieren oder zu reduzieren, um zum »wirklichen« Charakter, den der Therapeut dahinter vermutet, vorzudringen (Charakteranalyse) oder statt zu versuchen, die fehlenden Verbindungen zu dem, was die »wirklichen« Triebe sein mögen, aufzudecken (Anamnese), müssen wir dem Patienten nur helfen, seine schöpferische Identität zu entwickeln, indem er in geordneter Weise von einem »Charakter« zum nächsten übergeht. Diagnose und Therapie sind ein und derselbe Prozeß.

(d) Denn der geordnete Übergang ist nichts anderes als die erneute Aktivierung von Fixierungen zu Erlebniseinheiten. Das Wichtigste, was wir uns bewußt machen müssen, ist, daß jeder Mechanismus und seine Eigenart ein wertvolles Mittel zum Leben ist, wenn dieser nur

---

[1] Bekräftigen wir noch einmal diese Alltagsweisheit mit einem Beispiel aus einer anderen humanwissenschaftlichen Disziplin. Ein Literaturkritiker nähert sich einem Werk mit einem System von *Genres,* was eine Tragödie, eine Posse usw. ist. Aber er findet heraus, daß dies nicht nur unpassende Kategorien sind, die in *Heinrich der Vierte, Hamlet, Romeo und Julia* miteinander kombiniert sind, sondern daß die wahre Bedeutung einer Tragödie oder Komödie in ein einzigartiges Ganzes transformiert wurde. Wenn dies nun schon für einfache musikalische oder plastische Medien zutrifft, um wieviel mehr muß es dann für den Patienten gelten, der für seine Schöpfungen die ganze Spannbreite menschlicher Situationen zur Verfügung hat.

weiterhin seine Funktion erfüllen kann. Gegenwärtig ist das Verhalten des Patienten in der Therapie und anderswo eine schöpferische Anpassung, die weiterhin ein Problem mit chronischer Frustration und Furcht zu lösen versucht. Die Aufgabe besteht darin, ihm ein Problem anzubieten unter Bedingungen, in denen seine gewohnten (unabgeschlossenen) Lösungen nicht mehr die angemessensten Lösungen darstellen. Wenn er seine Augen benutzen muß und dies nicht tut, weil es nicht interessant und sicher für ihn ist, dann wird er jetzt seine Blindheit aufgeben und sich mit seinem Sehvermögen identifizieren; wenn er zugreifen muß, wird er sich jetzt seiner muskulären Aggression gegen das Zugreifen bewußt und kann sie loslassen usw.; dies geschieht nicht, weil Blindheit und Lähmung an sich »neurotisch« sind, sondern weil sie nichts mehr taugen: Deren Bedeutung hat sich von einer Technik zu einem Hindernis gewandelt.

Fassen wir zusammen: Wir bieten die folgenden »Charakterskizzen« als eine Art Brücke zwischen der Therapie in der gegenwärtigen Situation und dem Konzept des Therapeuten an. Diese Charaktere und ihre Mechanismen entsprechen nicht Typen von Personen, sondern sie werden als Ganzes genommen und sind Beschreibungen des neurotischen »Ich« im Prozeß. Deshalb versuchen wir in jedem Fall, (1) beim aktuellen Unterbrechungsmoment zu beginnen, (2) auf die normale Funktionsweise der Unterbrechung hinzuweisen, (3) zu zeigen, wie diese auf dem Hintergrund der Verdrängung mit dem Organismus und seiner Umwelt umgeht und positive Befriedigung gibt, (4) dies auf die kulturelle und somatische Geschichte zu beziehen. Schließlich (5) erörtern wir die Sequenz von Charakteren, wenn diese aktiviert sind.

3. Die Momente der Unterbrechung

Die Fragen beim Verlust der Ichfunktion lauten, wie wir gesehen haben: »In welchem Moment beginne *ich*, dieses einfache Problem nicht mehr lösen zu können?«, »Wie hindere ich mich daran?«

Kehren wir zurück zu unserer schematisierten Sequenz der Figur-/Hintergrundbildung und der sie begleitenden Erregung sowie der umgekehrten Reihenfolge bei Hemmungen (Kapitel 14.1). Bei der neurotischen Hemmung wurde die Sequenz umgekehrt, und der Körper war letztlich das Ziel der Aggression: Der Hintergrund wird von einer Verdrängung eingenommen, einer chronischen Hemmung, die vergessen wurde und in der Vergessenheit gehalten wird.[2] Auf diesem Hintergrund geschieht die gegenwärtige Unterbrechung (Verlust der Ichfunktion).

Die unterschiedlichen Typen der Unterbrechungen hängen davon ab, wo die Unterbrechung geschieht:

(1) Vor der neuen, primären Erregung: Konfluenz
(2) Während der Erregung: Introjektion
(3) Bei der Konfrontation mit der Umwelt: Projektion
(4) Während des Konflikts und der Zerstörung: Retroflektion
(5) Beim Nachkontakt: Egotismus.

---

[2] »Verdrängung«, »Sublimierung« und »Reaktionsbildung«, die wir im vorherigen Kapitel erwähnten, sind für sich genommen natürlich normale Anpassungsfunktionen. Normalerweise handelt es sich bei Verdrängung einfach um eine physiologische Funktion: das Vergessen nutzloser Information. Sublimierung haben wir ausschließlich als normale Funktion betrachtet, als unvollständigen Kontakt, wie er in einer alltäglichen Situation immer vorkommt. Interessant ist der Fall der Reaktionsbildung. Normalerweise ist Reaktionsbildung die automatische Notfallreaktion auf eine körperliche Bedrohung: Sie gehört zur Klasse von Reaktionen wie Sichtotstellen, Bewußtloswerden, einen Schock erleben, in Panik fliehen usw. Alle diese scheinen ein unmittelbares und daher undifferenziertes und absolutes Zusammenspiel zwischen dem physiologischen Signal und der Ichfunktion der Vorsicht zu sein, die die übliche Sequenz des Kontaktprozesses ausläßt. Normalerweise scheint die Notfallreaktion dem Ausmaß der Bedrohung zu entsprechen – auch wenn eine kleine Verletzung oft schon einen Schock auslöst. Wenn die Bedrohung jedoch mit der Angst zu tun hat, die von der Lösung einer chronischen und vergessenen Hemmung ausgeht, sprechen wir von Reaktionsbildung.

4. Konfluenz

Konfluenz ist die Situation der Kontaktlosigkeit (keine Selbstgrenze), obwohl andere wichtige Interaktionen weitergehen wie beispielsweise das physiologische Funktionieren, Umweltreize usw. Wir haben gesehen, daß die Assimilation im Nachkontakt normalerweise bei verblassendem Selbst geschieht und daß alle Gewohnheiten sowie Lernen konfluent sind. Der Unterschied zwischen gesunder und neurotischer Konfluenz besteht darin, daß erstere potentiell kontaktvoll geschieht (beispielsweise ist die Erinnerung verfügbar), und daß bei neurotischer Konfluenz wegen der Verdrängung kein Kontakt aufgenommen werden kann. Doch offensichtlich gibt es unendlich große Bereiche relativ ständiger Konfluenz, die als unbewußter Hintergrund unserer Erfahrung unentbehrlich sind. Wir sind konfluent mit allem, wovon wir grundsätzlich und auf unproblematische oder unabänderliche Weise abhängig sind, wo es also kein Bedürfnis nach Veränderung gibt oder keine Möglichkeit dazu. Ein Kind ist konfluent mit seiner Familie, ein Erwachsener mit seiner Gemeinde, der Mensch mit dem Universum. Wenn man gezwungen ist, sich dieses Grundes letzter Sicherheit bewußt zu werden, dann verlieren wir den Boden unter den Füßen, und die Angst, die man dabei empfindet, ist von metaphysischer Qualität.

Unter dem Aspekt der Neurose entspricht die gegenwärtige Einstellung – das vollständige Ausblenden der neuen Aufgabe – einem unbewußten Sichanklammern, als würde man sich an einer erworbenen Verhaltensweise zum Zwecke der Befriedigung festhalten, und als würde die neue Erregung diese wegschnappen; aber da jene Verhaltensweise natürlich erworben wurde und habituell geworden ist, liegt keine bewußte Befriedigung mehr darin, sondern nur ein Gefühl der Sicherheit. Der Patient achtet darauf, daß nichts Neues geschieht, aber beim Alten gibt es nichts Interessantes oder Auffälliges mehr. Die archetypischen Beispiele dafür sind das unbewußte Saugen oder das Beharren auf Wärme und Körperkontakt, die nicht gespürt werden, deren Fehlen uns jedoch frösteln läßt.

Gegenüber der Umwelt besteht die Haltung darin, daß man die

erworbene Verhaltensgewohnheit davor schützt, daß sie einem weggenommen wird (durch Abstillen). Der Kiefer beißt sich mit den Zähnen beim Saugen fest; er könnte sich anderer Nahrung zuwenden, tut es aber nicht; oder man klammert sich bei der Kopulation fest an; oder man verharrt in zwischenmenschlichen Beziehungen bei einem Würgegriff. Die Muskellähmung verhindert dabei jedes Empfinden.

So begegnet der Neurotiker der Frustration und der Angst. Worin aber besteht die Befriedigung? Bei Muskellähmung und Desensibilisierung gibt es eine Befriedigung nur bei zufälliger Spontaneität, die sich der Ichüberwachung völlig entzieht (Hysterie). Viele sogenannte Regressionen dienen als ausgreifende Haltungen, bei denen die zufälligen Impulse eine Sprache und einen Verhaltensausdruck finden können; dies erfordert die Verschiebung von Gefühlen und die Neuinterpretation von Bedeutungen der Befriedigung, um sie passend werden zu lassen. Das regressive Verhalten ist nicht an sich neurotisch; es geht der Konfluenz einfach voraus oder liegt jenseits dieser. Aber die bruchstückhafte Befriedigung fügt sich dabei nicht zusammen. Und das Unangenehme dabei ist natürlich, daß beim »ausgreifenden« Verhalten ähnliche Schwierigkeiten auftreten – irgend etwas fordert die Kontaktaufnahme – und dann fängt man wieder an sich festzuklammern.

Kulturell gesehen entsprechen konfluente Reaktionen den äußerst rudimentären, babyhaften oder zusammenhanglosen Ebenen der Entwicklung. Das Ziel besteht darin, alle Anstrengungen dem anderen aufzubürden.

5. Introjektion

Die Unterbrechung kann während der Erregung geschehen; dann introjiziert das Selbst und ersetzt seinen eigenen potentiellen Trieb oder Wunsch durch den eines anderen. Normalerweise ist dies die Haltung gegenüber einer großen Bandbreite von Dingen und Personen, deren wir uns bewußt sind, aber bei denen es uns so oder so nicht stört: Sprach- und Kleidungsgewohnheiten, Stadtpläne und Institutionen. Neurotisch ist dies dann, wenn die Konvention ein

Zwang ist und sich nicht mit einer lebendigen Erregung verträgt und wenn der Wunsch selbst gehemmt wird, um die Kränkung des Nichtdazugehörens (ganz zu schweigen von anderen Konflikten) zu vermeiden – und die verhaßte Umwelt wird dann sowohl vernichtet als auch übernommen, indem man sie ganz schluckt und dann auslöscht. Aber ohne daß menschliche Wesen auf lebendige und engagierte Weise zur Imitation und Übernahme öffentlicher Konventionen in der Lage wären, könnten keine großen für uns typischen Agglomerationen von Kulturen und Städten entstehen. Jede natürliche (nicht erzwungene) Konvention war einmal eine außergewöhnlich kreative Errungenschaft; aber wir nutzen sie meistens, ohne sie richtig zu assimilieren, lassen uns jedoch auch nicht von ihr erdrücken. Beispielsweise dauert es Jahre, bis ein Dichter die englische Sprache wirklich assimiliert hat; aber andere Menschen sprechen sie auf nichtneurotische Weise schon gut genug. (Unglücklicherweise wird der gewöhnliche Sprachgebrauch für das Wesen der Sprache gehalten.)

Der Introjizierende kommt mit seinem eigenen Wunsch auf neurotische Weise zurecht, indem er dessen Affekt umkehrt, bevor er ihn überhaupt erkennen kann. Diese Umkehr wird einfach dadurch vollzogen, daß man sich selbst behindert. Was man sich wünscht, wird als unreif, ekelerregend usw. empfunden. Oder, im umgekehrten Fall, wenn der Impuls darin besteht, etwas zurückzuweisen, das gehemmt ist (Widerstand gegen Zwangsfütterung), dann überredet man sich selbst, daß die nicht gewollte Nahrung gut für einen sei und eigentlich genau das ist, was man haben will usw. Aber man beißt sie ab, ohne sie zu schmecken und zu kauen.

Die Haltung gegenüber der Umwelt ist resignativ (das Becken wird stark zurückgezogen) und dann auch wieder kindisch und willig. Denn man kommt ja nicht ohne irgendeine Persönlichkeit, ohne irgendeine Technik und ohne Bedürfnisse aus. Wenn man nicht mit sich selbst identisch sein und anderes zurückweisen kann, was nicht in bezug auf eigene Bedürfnisse zu einem gehört, begegnet man einer Leere. Die soziale Umwelt macht die gesamte Realität, die es gibt, aus, und man erschafft sich selbst, indem man sich mit deren Normen identifiziert und das zurückweist, was potentiell eigene Normen sein könnten. Aber die Kultur, die mit dieser Haltung zustande kommt, ist immer oberflächlich, auch wenn sie umfassend sein mag. Man akzeptiert jede autoritäre Position, selbst wenn es das Gegenteil dessen ist, was man selbst denkt und glaubt; es gibt dabei sogar eine sekundäre Befriedigung, wenn man die jeweils vorhergehende Autorität auslöscht; auf eine masochistische Weise ist man begierig darauf, widerlegt zu werden. Die eigenen Meinungen sind auf rührende Weise kindlich, aber wegen der geliehenen Aufmachung erscheinen sie affektiert und albern.

Die übergreifende Befriedigung durch das Introjizieren ist der Masochismus – der zurückgehaltene Brechreiz, der Kiefer, der sich zu einem Lächeln zwingt, das zurückgezogene Becken, der eingehaltene Atem. Masochistisches Verhalten ist die Möglichkeit zu schöpferischer Anpassung in einem Kontext, in dem man sich selbst unter Zustimmung der falschen Identifikationen Schmerz zufügt. Wenn man die Identifikation noch intensiviert und sich noch stärker gegen sich selbst wendet, dann läßt man sich zum sadistischen Zubeißen, zum Jammern usw. hinreißen.

6. Projektion

Wenn die Erregung akzeptiert wird und man sich der Umwelt stellt, dann entstehen Gefühle – die Verbindung von einem Verlangen oder einem anderen Antrieb zu einem nur vage vorgestellten Objekt. Wenn die Unterbrechung an dieser Stelle erfolgt, ist das Ergebnis Projektion: Man spürt das Gefühl, aber es flottiert frei herum, unverbunden mit dem aktiven Selbstempfinden, das beim ausgreifenden Verhalten spürbar wird. Da die Emotion nicht aus einem selbst heraus kommt, wird sie einer anderen möglichen Realität zugeschrieben, also der Umwelt – man spürt, daß sie »in der Luft liegt« oder vom anderen ausgehend gegen einen selbst gerichtet ist. Beispielsweise ist der Patient beunruhigt davon, was der Therapeut von ihm denkt. Projektion ist jedoch normalerweise unerläßlich. Eine Projektion »ins Blaue hinein« ist der Beginn zweckfreier Kreativität (Kapitel 12.4), die dann einen objektiven Bezugspunkt zur frei flottierenden Emotion oder zur Intuition findet; bei normaler schöpferischer Anpassung ist dies das halluzinatorische Moment bei der ersten Annäherung. Durch Intuition oder Vorahnung erhalten wir warnende oder einladende Hinweise auf die noch nicht sehr offensichtliche Bedeutung. Der neurotisch Projizierende wird dann jedoch die frei flottierende Emotion nicht als seine eigene identifizieren. Statt dessen betrachtet er sie als definitiv, indem er sie jemand anderem zuschreibt, und dies kann zu lächerlichen oder tragischen Irrtümern führen.

Das typische Beispiel für neurotische Projektion ist, daß A Absichten gegenüber B hat (erotische oder feindliche), aber A verhindert jede Annäherung; daher gewinnt er den Eindruck, B habe Absichten ihm gegenüber. Er vermeidet also das frustrierende Gefühl, indem er es nicht als sein eigenes anerkennt.

Gegenüber der Umwelt demonstriert er jedoch eine unmißverständlich provozierende Haltung (und setzt diese auch in die Tat um). Was er sich im tiefsten Inneren wünscht, ist die Annäherung und den Kontakt, aber da er die Schritte dazu nicht vollziehen kann, versucht er, den anderen dazu zu bringen, sie zu tun. Daher bewegt er sich nicht, er sitzt auch nicht ruhig da, sondern teilt sich mit, indem er »auf der Lauer liegt«, stumm, grollend, brütend. Wenn der andere jedoch die Zeichen erkennt und auf ihn zugeht, werden intensive Ängste ausgelöst.

Welche Befriedigung bekommt er dabei tatsächlich? Es ist das Ausagieren der gefürchteten dramatischen Szene wie in einem Traum. Er kaut sie durch. Das Brüten ist voller farbiger Gedanken. Innerhalb dieses rigiden Rahmens sind es diese Aktivitäten, die dem Selbst möglich sind, indem es die Umwelt ausschließt, die Bewegungskräfte hemmt und sich passiv in freien Gefühlen sonnt. Es ist fast ein Bild der Entspannung, die hypnagogische Bilder auslöst, außer daß es einen Allgemeinzustand rigider Muskeln gibt, so daß die Bilder, je gefühlvoller und attraktiver sie werden, desto stärker von Schmerz und Bedrohung durchsetzt werden.

Unter kulturellen Gesichtspunkten sind die Bereiche, in denen Projektionen vorkommen, voller Dummheit, Falschheit und Argwohn –

denn an dem Punkt, wo die Phantasien und Gefühle in der Umwelt überprüft werden könnten und man etwas lernen könnte, wird die Erregung abgewürgt; und die Angst, die Bedrohung, wird wahrscheinlich denjenigen zugeschrieben, die am »objektivsten«, am sachlichsten sind. Abstrakte Moral und Sünde spielen dabei eine große Rolle. Die positivere Variante dieses Denkens ist übervoll von weit hergeholten Plänen und Zukunftsprojekten.

7. Retroflektion

Gehen wir jetzt davon aus, daß die nach außen gerichteten Energien für Orientierung und Manipulation vollständig auf die Situation im Umweltfeld konzentriert sind, ganz gleich ob es um Liebe, Wut, Mitleid, Kummer usw. geht; aber man kann damit nicht fertig werden und muß unterbrechen, man hat Angst, zu verletzen (zu zerstören) oder verletzt zu werden; man ist dann notwendigerweise frustriert: Die Energien werden jetzt gegen die einzig sicheren Objekte im Feld gerichtet – die eigene Persönlichkeit und der eigene Körper. Dies sind Retroflektionen. Normalerweise ist Retroflektion der Prozeß, bei dem man sich selbst adaptiert, indem man beispielsweise eine ungeeignete Herangehensweise korrigiert oder die Möglichkeiten einer emotionalen Äußerung noch einmal erwägt und dabei Neuanpassungen als Grundlage für weiteres Handeln vornimmt. So erleben wir Reue und Bedauern; wir erinnern uns, überlegen neu usw. Wenn man das unerreichbare Objekt in der Phantasie neu Gestalt werden läßt, kann das Verlangen wieder neu aufsteigen, und man befriedigt es durch Masturbation. Und noch allgemeiner kann man sagen, daß jeder Akt absichtlicher Selbstkontrolle bei einer schwierigen Angelegenheit Retroflektion ist.

Wenn es sich um neurotische Retroflektion handelt, vermeidet der Retroflektierende die Frustration, indem er versucht, sich gar nicht erst zu engagieren; das heißt, er versucht, die Vergangenheit, die Selbstbeschmutzung und seine eigenen Worte ungeschehen zu machen. Er bedauert, sich überhaupt (mit seinen Absonderungen) auf die Umwelt eingelassen zu haben. Dieses Ungeschehenmachen ist zwanghaft und wiederholt sich je nach Sachlage; denn eine Korrektur kann, wie alles andere auch, nur assimiliert werden, wenn dabei neues Material aus der Umwelt aufgenommen wird; beim Versuch des Ungeschehenmachens der Vergangenheit wird das gleiche Material immer wieder durchgekaut.

Die greifbare Umwelt des Retroflektierenden besteht nur aus ihm selbst, und daran läßt er die bei ihm selbst aktivierten Energien aus. Wenn es eine Furcht vor dem Zerstören ist, die seine Angst ausgelöst hat, quält er jetzt seinen Körper und erzeugt psychosomatische Beschwerden. Wenn er sich eine Aufgabe vorgenommen hat, arbeitet er unbewußt auf deren Scheitern hin. Dieser Prozeß wird oft recht klug gehandhabt, damit es sekundäre Ergebnisse gibt, die die ursprüngliche gehemmte Absicht durchsetzen: Um beispielsweise seine Familie und Freunde nicht zu verletzen, wendet er sich gegen sich selbst, wird krank und erfolglos und beschäftigt auf diese Weise seine Familie und Freunde. Aber dadurch erreicht er keine Befriedigung, sondern bekommt nur noch mehr Gewissensbisse.

Die direkte Befriedigung des Retroflektierenden besteht in dem Gefühl aktiver Kontrolle und Beschäftigung mit wichtigen Angelegenheiten – denn er ist zwanghaft geschäftig und er spürt die Wirkung davon hautnah. Seine Ideen und Pläne gründen oft auf guten Informationen, sind wohlüberlegt, und werden mit großem Ernst verfolgt – aber dann ist man um so verblüffter und schließlich enttäuscht von der Furchtsamkeit und Zögerlichkeit, mit der sie vor der Realisierung gestoppt werden. Die Orientierung – das Empfinden, wo er in der Situation jeweils ist – scheint beachtlich zu sein, bis klar wird, daß die schlichte praktische Möglichkeit übersehen wird. Auf diese Weise wird die Gegenwart stark vernebelt und von Reminiszenzen überlagert.

Direkte Befriedigung durch Retroflektion kann beobachtet werden, wenn es sich um einen erotischen Trieb handelt wie beim Masturbieren; Masturbation ist eine Art Vergewaltigung, denn der Körper ist wahrscheinlich nicht empfänglicher dafür als jeder andere erreichbare Körper in der Umwelt; aber die Befriedigung liegt ja bei der aggressiven Hand, das sexuelle Vergnügen ist dabei irrelevant. (Wir können hier leicht unterscheiden zwischen dieser sadistisch-analen Phase und dem früheren, introjizierenden Sadismus, der auf einen tatsächlich empfundenen Masochismus zurückgeht.)

8. Egotismus

Schließlich, wenn alles für den vollen Kontakt angemessen vorbereitet ist, gibt es eine Unterbrechung beim Loslassen der Kontrolle oder Wachsamkeit, bei der Hingabe an das Verhalten, das zum Wachstum führen würde, beispielsweise indem man die Handlung ausführt, die möglich und der Situation angemessen ist, oder indem man das, womit man beschäftigt ist, abschließt und dann gut sein läßt. Egotismus ist eine Verlangsamung der Spontaneität durch weitere absichtliche Introspektion und Umsicht, um sicherzugehen, daß die grundlegenden Möglichkeiten tatsächlich ausgeschöpft sind – so daß keine Gefahr oder Überraschung mehr drohen, bevor man sich einläßt. (In Ermangelung eines besseren Begriffs nennen wir diese Haltung »Egotismus«, da es sich schließlich um eine Sorge um die eigenen Grenzen und die Identität handelt, nicht um ein Interesse an dem, womit man Kontakt aufgenommen hat.) Normalerweise ist Egotismus bei jedem schwierigen Vorhaben und bei langdauernden Reifungsprozessen unverzichtbar; sonst läßt man sich voreilig auf etwas ein, was man dann leider wieder rückgängig machen muß. Normaler Egotismus ist tastend, skeptisch, distanziert, langsam aber nicht ohne Verbindlichkeit.

Neurotischer Egotismus ist eine Art Konfluenz mit der absichtsvollen Bewußtheit und mit dem Versuch, das Unkontrollierbare und Überraschende auszumerzen. Der Mechanismus zur Vermeidung der Frustration ist eine Fixierung, die Ablösung des kontrollierenden Verhaltens vom aktuellen Prozeß. Das typische Beispiel ist der Versuch, die Erektion aufrechtzuerhalten und die spontane Entwicklung des Orgasmus zu verhindern. Dadurch beweist man sich seine Potenz, man »bringt es«, und man nährt seine Selbstgefälligkeit. Aufgegeben wird dabei jedoch die Verwirrung und das Gefühl, im Stich gelassen zu werden.

Man hält die Überraschungen, die aus der Umwelt kommen können, von sich fern (z. B. die Furcht vor Konkurrenz), indem man sich als einzige Realität isoliert. Dies geschieht durch die »Übernahme« und Einverleibung der Umwelt. Das Problem, daß man jemand ist, der mit irgendeinem Du, das ihn interessiert, Kontakt aufnimmt, ist gegenstandslos, während man gleichzeitig danach trachtet, sein Wissen und seine Bekanntschaften zu vergrößern und sich auf diese Weise immer mehr von der Umwelt anzueignen und Macht darüber zu gewinnen, damit man selbst unangreifbar wird. Solch eine »Umwelt« ist keine Umwelt mehr, sie nährt nicht mehr, und man wächst oder verändert sich nicht mehr. Da man auf diese Weise verhindert, daß es neue Erfahrungen gibt, langweilt man sich allmählich und wird einsam.

Die Methode, direkte Befriedigung zu bekommen, besteht in der Abschottung: Indem man eine Haltung, die man erworben hat und die sicher ist, herauslöst, kann man das Maß an Spontaneität regulieren. Jedes Ausüben solch einer absichtlichen Kontrolle nährt die Selbstgefälligkeit (und Weltverachtung). Bei einem gewissen Maß an Klugheit und genügend Selbstbewußtheit, und wenn man keine unmöglichen Ansprüche an die eigene Physiologie stellt, kann sich der Egotist leicht zu einer gut angepaßten, bescheidenen und hilfreichen »freien Persönlichkeit« wandeln. Diese Metamorphose ist die Neurose des Analysepatienten: Der Patient versteht seinen Charakter ganz ausgezeichnet und findet seine »Probleme« höchst interessant – und es wird endlos viele solcher faszinierenden Probleme geben, denn ohne Spontaneität und das Risiko vor dem Unbekannten wird er die Analyse ebenso wenig assimilieren wie irgend etwas anderes.

9. Zusammenfassung

Wir können nun die Momente der Unterbrechung und ihre »Charaktere« im folgenden Schema zusammenfassen. (O ist die Aggression gegen den Organismus, U gegen die Umwelt, und B ist die direkte Befriedigung, wie sie im Rahmen der Fixierung möglich ist.)

Konfluenz: kein Kontakt mit der Erregung oder dem Reiz
O: Festklammern, Festhaltebiß
U: Lähmung und desensibilisierte Feindseligkeit
B: Hysterie, Regression

Introjektion: kein Akzeptieren der Erregung
O: Umkehrung des Affekts
U: Resignation (Vernichtung durch Identifikation)
B: Masochismus

Projektion: keine Konfrontation oder Annäherung
O: Verleugnung des Gefühls
U: Passive Provokation
B: Phantasie (Wiederkäuen)

Retroflektion: Vermeidung und Vernichtung des Konflikts
O: Zwanghaftes Ungeschehenmachen
U: Selbstdestruktivität, sekundärer Krankheitsgewinn
B: Aktiver Sadismus, Geschäftigkeit

Egotismus: Verzögerung der Spontaneität
O: Fixierung (Abstraktion)
U: Ausschluß, Isolation des Selbst
B: Separieren, Selbstgefälligkeit

Verdrängung
Reaktionsbildung
Sublimierung

(Dieses Schema kann endlos weitergeführt werden, indem man die Klassen miteinander kombiniert, wie »Konfluenz mit Introjekten«, »Projektion des Retroflektierten« usw. Von diesen Kombinationen können wir vielleicht die verschiedenen Einstellungen gegenüber den Introjekten – das Überich – erwähnen: (1) Konfluenz mit den Introjekten ist Schuldgefühl, (2) die Projektion von Introjekten ist Sündhaftigkeit, (3) die Retroflektion von Introjekten ist Rebellentum, (4) Egotismus gegenüber Introjekten ergibt das Selbstbild, (5) der spontane Ausdruck von Introjekten ist das Ichideal.)

10. Das vorherige Schema ist keine Typologie neurotischer Personen

Um es noch einmal zu wiederholen: Das vorherige Schema ist keine Klassifikation neurotischer Personen, sondern eine Methode, um die Struktur eines *einzelnen* neurotischen Verhaltens zu entziffern.

Das ist deshalb auf den ersten Blick offensichtlich, weil jeder neurotische Mechanismus eine Fixierung darstellt, und jeder Mechanismus beinhaltet auch eine Konfluenz, also etwas Unbewußtes. Ebenso sind falsche Identifikationen, abgespaltene Gefühle, Selbstaggressionen und Selbstgefälligkeit Bestandteile jeden Verhaltens. Was das Schema zeigen will, ist die *Reihenfolge*, in der sich die jeweilige Fixierung auf dem Hintergrund einer bedrohten Verdrängung über den gesamten Kontaktprozeß ausdehnt, und dabei kommt ihr die Unbewußtheit aus der anderen Richtung entgegen.

Es ist offensichtlich, daß es eine Sequenz der Fixierungen bei dem aktuellen Erleben geben muß, wenn wir uns vergegenwärtigen, daß man in dem einen Moment recht gut im Kontakt sein, seine Kräfte einsetzen und sich an die Situation anpassen kann, und ein wenig später dann gelähmt ist. Diese Sequenz kann man tatsächlich direkt beobachten: Die Person betritt den Raum, lächelt oder runzelt die Stirn, sagt etwas usw.; insoweit ist die Person ganz vital, sie hat ihre Ichfunktionen nicht eingebüßt, und diese kommen voll zum Einsatz. Dann wird sie ängstlich – ganz gleich, was es ist, das zuviel Aufregung auslöst; es kann der andere, eine Erinnerung, die Aufgabe oder was auch immer sein. Statt *weiter*zumachen, um sich zu orientieren (dieses Weitermachen, die Kontinuität ist es, was hier wesentlich ist), isoliert sich die Person augenblicklich und friert die Situation ein: Sie fixiert sich auf die einzige, bisher erworbene Orientierung. Das ist das vom Selbst abgetrennte Ich. Aber diese Selbstbefangenheit[3] läßt die Person sofort linkisch erscheinen – sie schüttet den Aschenbecher um. Die Muskeln erstarren (sie wendet sich gegen sich selbst), und dann glaubt sie, daß der andere sie für einen ausgemachten Trottel halten muß. Sie macht sich diese Einschätzung zu eigen und schämt sich, und im nächsten Augenblick ist sie wirr im Kopf und gelähmt. Wir interpretieren diese Erfahrung hier im Sinne einer Ausbreitung der Fixierung.

Aber natürlich könnte man es auch auf die gegenteilige Art und Weise betrachten: als Ausbreitung von Konfluenz. Im Augenblick der Angst verliert man den Kontakt mit der sich weiterentwickelnden Situation – aus welchem Grund auch immer. Man möchte vielleicht woanders sein, man weist einen feindseligen Impuls gegenüber dem anderen zurück usw. Aber es ist ja der Anspruch, immer ganz da und aufmerksam zu sein. Welches Recht haben die anderen überhaupt, einen zu beurteilen?! Deshalb kippt man den Aschenbecher in seinem Ärger absichtlich um. Im nächsten Augenblick blendet man die Umwelt dann völlig aus und beschränkt sich auf sich selbst.

Wenn man diese Erfahrung als Ausbreitung von Unbewußtheit ansieht, dann wäre dies hysterisch; als Ausbreitung einer Fixierung betrachtet, wäre es zwanghaft. Der Hysteriker hat »zuviel Spontaneität und zu wenig Kontrolle«; er sagt: »Ich kann die Impulse, die auftauchen, nicht kontrollieren.« Der Körper bildet den Vordergrund, die Person wird von Emotionen überschwemmt, ihre Ideen und Einfälle sind launenhaft, alles wird sexualisiert usw.; der Zwanghafte ist überkontrolliert; ohne Phantasie, ohne warme Gefühle oder Empfindungen, die Handlungen sind stark, die Wünsche sind schwach usw.; diese beiden Extreme laufen jedoch immer auf das Gleiche hinaus: Nur weil es zu wenig Selbst gibt, das Begehren zu wenig ausgeprägt und die Spontaneität zu dürftig ist, organisiert der Hysteriker die Erfahrung, die er sich scheinbar wünscht, so: Die Gefühle sind nicht dominant genug, um die Orientierungs- und Manipulationsfunk-

[3] Die Autoren spielen hier mit dem englischen Begriff »self-conscious«, sich seiner selbst bewußt sein, und der übertragenen Bedeutung »befangen oder gehemmt sein« – d. Ü.

tionen mit genügend Energie zu versorgen – und daher sind diese belanglos und scheinen »zu kümmerlich« zu sein. Und im anderen Fall sind die Kontroll-, Orientierungs- und Manipulationsfunktionen zu rigide und zu wenig flexibel, so daß der Zwanghafte nicht in der Lage ist, mit der für ihn so aufregenden Situation fertig zu werden; daher kann er seine Impulse nicht kontrollieren und wendet sich gegen sie; und dann scheinen seine Gefühle »zu gering« zu sein. Die Spaltung von Selbst und Ich ist für beide Seiten verheerend.

Dies ist notwendigerweise so, weil Neurose einem Zustand sowohl chronischer Angst wie chronischer Frustration entspricht. Weil die Frustration chronisch ist, lernt das Verlangen nicht, wichtige praktische Funktionen zu aktivieren, denn ein Mensch, der auf Enttäuschung und Kummer eingestellt ist, läßt sich nicht ernsthaft auf die Umwelt ein. Trotzdem taucht das frustrierte Verlangen immer wieder auf und löst Phantasien und schließlich impulsive Aktionen aus, die praktisch jedoch unwirksam sind; und so bleibt er wieder erfolglos, verletzt und der chronischen Angst ausgesetzt zurück. Andererseits kontrolliert und frustriert sich ein Mensch, der chronische Angst hat, selbst auf direkte Weise. Der Drang ist trotzdem nicht ausgelöscht, er ist nur vom Ich isoliert; er kehrt als hysterischer Impuls wieder. Die Frustration, die Impulsivität, die Angst und die Selbstkontrolle verstärken sich gegenseitig.

Bei jeder einzelnen Erfahrung werden alle Kräfte des Selbst aktiviert, um die Situation so gut es geht zu vollenden, sei es im vollen Kontakt, sei es in Form einer Fixierung. Die Anhäufung von solchen Erfahrungen in einer Lebensgeschichte bildet markante Persönlichkeiten, Charaktere und Typen aus. Dennoch werden bei jedem einzelnen Erleben, wenn man sie als spezielle Akte des Selbst auffaßt, alle Kräfte mobilisiert. Und da es in der Therapie das Selbst ist, das die Fixierungen auflösen und integrieren muß, sollten wir eine »Typologie« nicht als Methode zur Unterscheidung von Personen benutzen, sondern als Struktur einer einzelnen neurotischen Erfahrung.

11. Beispiel für die Umkehrung der Sequenz der Fixierungen

Wir möchten ein Beispiel konstruieren,[4] um eine therapeutische Sequenz zu veranschaulichen.

(1) *Fixierung*: Der Patient ist »potent«; er kann die Aufgabe zu seiner eigenen Befriedigung durchführen. Das Ärgerliche ist nur, daß er, wenn es zum Abschluß kommt und darum geht, für sich etwas herauszuziehen und damit auch dem Therapeuten etwas zu geben, nicht loslassen kann. Er bekommt Angst. Wenn seine Aufmerksamkeit auf die Tatsache gelenkt wird, daß er an dieser Stelle unterbricht, wird er sich seiner Eitelkeit und seines Exhibitionismus bewußt.

(2) *Retroflektion*: Er macht sich wegen seines persönlichen Versagens Vorwürfe. Er führt Beispiele an, die zeigen sollen, wie ihm seine Selbstliebe und Angeberei im Wege standen. Er kann niemandem die Schuld geben außer sich selbst. Die Frage wird gestellt: »Wem würden Sie gerne Vorwürfe machen, statt sich selbst?« Ja, dann hat er dem Therapeuten schon das eine oder andere zu sagen.

(3) *Projektion*: Die Sitzungen waren kein Erfolg, weil der Therapeut nicht wirklich mit ihm weiterkommen will, denn der benutzt seine Patienten ja nur. Wenn die Gebühren höher wären, könnte man denken, daß man ihm nur Geld aus der Tasche ziehen wollte. So ist die Situation sehr unbehaglich: Niemand möchte einfach daliegen und angestarrt werden. Wahrscheinlich ist die orthodoxe Methode besser,

[4] Das Beispiel ist erfunden. In diesem Werk haben wir die Verwendung »realer« Fallgeschichten weitgehend vermieden. Denn wenn diese nicht mit der Farbigkeit und Anschaulichkeit eines Romanschreibers vermittelt werden, sind sie nicht überzeugend. Es sind dann lediglich Beispiele für eine Interpretation, und der informierte Leser denkt sogleich an ganz andere Interpretationen und ärgert sich, daß der Autor diese als relevante Belege unberücksichtigt läßt. Deshalb ziehen wir es vor, den intellektuellen Rahmen direkt anzubieten und die Bezugnahmen auf »Realität« wegzulassen.

wenn der Therapeut nicht im Wege steht. Die Frage lautet: »Wie fühlen Sie sich, wenn man Sie anstarrt?«

(4) *Introjektion*: Er ist verlegen. Der Grund für sein Angeben ist, daß er vom Therapeuten bewundert werden möchte; er betrachtet diesen als eine Art von Ideal – tatsächlich hatte er eine Phantasie über den Therapeuten (das Gegenstück zum Traum, der besprochen wurde). Frage: »Bin ich wirklich attraktiv für Sie?« Nein; aber natürlich muß man denjenigen mögen, der einem helfen will, oder ihm zumindest gewogen sein. Das wird mit einem Ausdruck von Ärger gesagt.

(5) *Konfluenz*: Er ist wütend, weil die Experimente[5] langweilig sind, sinnlos und manchmal quälend, und er hat keine Lust mehr, sie zu machen; die Therapie widert ihn allmählich an ... Dann schweigt er plötzlich. Er will keine weiteren Anstrengungen unternehmen. Der andere soll etwas tun.

Der Therapeut weigert sich zu kooperieren und bleibt friedlich. Der Patient spürt plötzlich, wie sein starrer Kiefer schmerzt, und er erinnert sich in aller Stille, daß seine Stimme zwischen den Zähnen hindurch kam. Er verschließt die Zähne.

Nehmen wir jetzt an, daß die Energie, die in dieser konfluenten Charakteristik gebunden ist, zur Verfügung steht. Während der Stille hat er sich abwechselnd schuldig gefühlt, weil er nicht mit dem Therapeuten kooperierte, und voller Ressentiment, weil der Therapeut ihm nicht weiter geholfen hat (genau wie seine Frau). Jetzt erkennt er vielleicht, daß er sich ohne Not abhängig gemacht hat; er lächelt über das Bild, das ihm dazu einfällt. Trotzdem wird die von der Konfluenz befreite Energie bei den anderen Charaktermerkmalen wieder eingesetzt und fixiert werden. Also:

Introjektion: Ein Mensch sollte unabhängig sein und nur tun, was er will. Warum sollte er nicht nach anderen Frauen Ausschau

---

[5] Hier beziehen sich die Autoren auf Book I von *Gestalt Therapy*, deutsch (1981): *Gestalttherapie. Wiederbelebung des Selbst.* Stuttgart: Klett-Cotta.

halten? Frage: »Gibt es eine spezielle Person, an der Sie interessiert wären?«

Projektion: Er hatte noch nie solche Gedanken vor Beginn der Therapie. Er hat fast den Eindruck, als würden sie ihm eingeredet. »Wirklich?«

Retroflektion: Das ist die Schuld seiner Erziehung. Er erkennt das tadelnde Gesicht von Müttern der Mittelklasse, genau wie das seiner eigenen Mutter. Er fängt an, eine langatmige Geschichte zu erzählen. Frage: »Was ist jetzt mit ihr?«

Egotismus: Er versteht alles ganz genau. Was die Menschen nicht wissen, tut ihnen nicht weh. Du mußt dich nur an die Spielregeln halten. »Wer spielt hier ein Spiel?«

Kontaktaufnahme mit der Situation: Er wird das Experiment jetzt noch einmal ausprobieren und sehen, was er daraus gewinnen kann.

12. Gespür für Grenzen

Die Funktionsweise des Selbst kann, wie wir gesehen haben, als ein Arrangement von Grenzen der Interessen, Kräfte usw. des Selbst verstanden werden; sich identifizieren und sich von etwas entfremden markiert zwei Seiten der Grenze; und in jedem lebendigen Kontaktprozeß ist die Grenze zwar bestimmt, aber sie verschiebt sich dauernd. Was ist nun der Sinn der Grenze in der therapeutischen Situation, in der gezielt Kontakt mit dem Charakter aufgenommen wird?

Wenn das Selbst bei einer interessanten Aktivität engagiert ist, nimmt es Kontakt mit verlorenen Ichfunktionen auf – mit Blockierungen, Widerständen, plötzlichem Versagen. Man identifiziert sich mit dem interessanten Engagement, das eine Seite der Grenze darstellt: Aber wovon man sich entfremdet hat – wie bei einer normalen Funktionsweise – ist nicht uninteressant und irrelevant, sondern eben fremd, bedrängend, unheimlich, unmoralisch, taub; es ist keine Grenze, sondern eine Begrenzung. Das Empfinden ist dabei nicht Gleichgültigkeit, sondern Unbehagen. Die Grenze verschiebt sich nicht mit dem Willen oder dem Bedürfnis, während man versucht zu sehen, sich zu erinnern, sich zu bewegen, sondern sie bleibt starr.

Als fixierte Grenzen unter topologischen Gesichtspunkten in dem sich verändernden Organismus/Umweltfeld betrachtet, sind die neurotischen Charaktere, die wir beschrieben haben, die folgenden:

Konfluenz: Identität von Organismus und Umwelt.
Introjektion: Etwas aus der Umwelt im Organismus.
Projektion: Etwas aus dem Organismus in der Umwelt.
Retroflektion: Ein Teil des Organismus ist Umwelt eines anderen Teils des Organismus.
Egotismus: Isolation sowohl vom Es als auch von der Umwelt oder: der Organismus in weitgehender Isolation von der Umwelt.

Es gibt ein exaktes Gegenstück in der Art und Weise, wie diese Situationen vom neurotischen Bedürfnis, sie fixiert zu halten, und vom schöpferischen Selbst, das sich auf diese konzentriert, empfunden werden:

Bei Konfluenz ist sich der Neurotiker über nichts bewußt und hat nichts mitzuteilen. Das sich konzentrierende Selbst fühlt sich von einer bedrückenden Dunkelheit umschlossen.

Bei Introjektion rechtfertigt der Neurotiker das als normal, was das sich konzentrierende Selbst als Fremdkörper, den es ausspucken möchte, empfindet.

Bei Projektion ist der Neurotiker überzeugt, es gäbe sinnlich wahrgenommene Beweise, während das sich konzentrierende Selbst eine Lücke in der Erfahrung spürt.

Bei Retroflektion ist der Neurotiker eifrig beschäftigt, während sich das sich konzentrierende Selbst von der Umwelt ausgeschlossen fühlt.

Bei Egotismus ist sich der Neurotiker über alles bewußt und hat zu allem etwas zu sagen, aber das sich konzentrierende Selbst fühlt sich leer, bedürfnis- und interesselos.

Man kann daran erkennen, daß die Behandlung eines Konfluenzbereichs einerseits und die eines Bereichs egotistischer Fixierung andererseits gegensätzliche Schwierigkeiten darstellen. Die konfluente Dunkelheit ist zu umfassend; das Selbst ist nur Routine, kein neuer Vorschlag wird als relevant akzeptiert – ganz wie bei einem hysterischen Verhalten wahrscheinlich alles im Augenblick relevant ist (es herrscht kein Mangel an Symptomen, die der Therapeut nicht zu seiner eigenen Befriedigung deuten könnte).

In der Geschichte der Psychoanalyse wurde nun das extreme Gegenteil dieser Situation für die Gesundheit des Selbst gehalten, nämlich die Phase im Kontaktprozeß, in der alles Ich ist, das überall eine Grenze für möglichen Kontakt sieht. Das Wesen des Selbst wird als System seiner Ichgrenzen definiert; man erkennt nicht, daß dies nur eine Phase in einem fortlaufenden Prozeß des Selbst ist. Die Versuchung zu solch einer theoretischen Konzeption ist unwiderstehlich, denn in der Therapie löst die Bewußtheit der Grenzen die neurotischen Strukturen auf, und der Arzt bezieht seine Definitionen aus dem, was in der Therapie funktioniert; darüber hinaus kann jedes spezielle »Problem«, das in der Therapie auftaucht, letztlich bearbeitet und »gelöst« werden, indem man es in egotistischer Weise isoliert und dabei alle Ichfunktionen innerhalb des sicheren therapeutischen Rahmens einsetzt, ohne daß irgendwelche Gefühle eine Rolle spielen. Dies ist der Fall bei übermäßig gesteigertem Bewußtsein; dabei wird es nie brillante, kreative Aha-Erlebnisse geben, aber es ist doch für therapeutische Sitzungen ganz brauchbar. Für das Selbst ist alles potentiell bedeutsam und neuartig – es gibt überall Grenzen und keine Begrenzungen für das Handeln – aber nichts davon ist interessant. Der Patient ist psychisch »entleert«. Dies ist, wie wir betont haben, die »Neurose der Analyse«; wahrscheinlich wird *jede* Therapiemethode bei zu langer Dauer zu dem Ergebnis führen, das in der Antike als stoische Apathie gepriesen wurde, und in der Moderne gilt dies als »freie Persönlichkeit« – aber solch eine Freiheit des Individuums, das bar der animalischen und sozialen Natur ist oder diese unter perfekter hygienischer und juristischer Kontrolle hält, ist, wie Kafka meinte, eine einsame und sinnlose Angelegenheit.

13. Therapie an den Grenzen

Für eine Konzentrationstherapie[6] unterscheidet sich das Problem der Kontaktaufnahme mit den verlorenen Ichfunktionen nicht von anderen Problemen schöpferischer Orientierung und Manipulation, denn die Unbewußtheit oder die unzureichende Art der Bewußtheit wird nur als ein weiteres Hindernis im Organismus/Umweltfeld verstanden. Es ist notwendig, daß man ein Bedürfnis hat, sich annähert, zerstört, um sich identifizieren, Kontakt aufnehmen und assimilieren zu können. Es geht nicht darum, etwas aus der Vergangenheit wieder hervorzuholen, auch nicht darum, etwas, was hinter einem Panzer verborgen ist, zu retten, sondern um eine schöpferische Anpassung in der jeweils gegenwärtigen Situation. Um die Gestalt in der gegenwärtigen Situation schließen zu können, ist es notwendig, daß die Unbewußtheit wie ein Hindernis zerstört und assimiliert wird. Die therapeutischen Übungen bestehen aus klar konturierten und genauen verbalen Beschreibungen der empfunden Blockierungen oder der Leere, und sie experimentieren damit, um die fixierten Grenzen in Bewegung zu bringen.

Von diesem Gesichtspunkt aus gibt es kein Geheimnis bei dem psychoanalytischen Wunder, daß einfache Bewußtheit in gewisser Weise kathartisch ist, denn die Anstrengung der konzentrierten Bewußtheit und der Aktivierung von Blockierungen bringt es mit sich, daß wir zerstören, leiden, fühlen und erregt sind. (Der Therapeut ist dementsprechend ein wichtiger Teil der gegenwärtigen Situation, aber es besteht keine Notwendigkeit, von »Übertragung«, von einer Besetzung durch ödipale Energien, zu sprechen, denn die Gegenwart enthält sowohl Konfluenz mit Abhängigkeit wie Rebellion dagegen.)

---

[6] Ursprünglich wollten die Gründer der Gestalttherapie ihr Verfahren »Konzentrationstherapie« nennen; siehe auch: F.S. Perls (1978) *Das Ich, der Hunger und die Aggression* (6. Aufl. 2000). Stuttgart: Klett-Cotta, Kapitel III – d. Ü.

Kehren wir zu der Frage des Patienten zurück, mit der wir begonnen haben: »An welchem Punkt fängt für mich die Schwierigkeit an, das Problem zu lösen? Wie behindere ich mich?« Und nun wollen wir die Betonung nicht auf den Moment der Unterbrechung, sondern auf das *Anfangen* und auf das *Wie* legen. Stellen wir der therapeutischen die nichttherapeutische Situation gegenüber. Normalerweise wird sich das Selbst, das versucht, Kontakt mit etwas Interessantem in der gegenwärtigen Situation aufzunehmen, der Grenzen seiner verlorenen Ichfunktionen bewußt – irgend etwas von der Umwelt oder vom Körper fehlt, da ist nicht genügend Kraft oder Klarheit. Trotzdem drängt das Selbst weiter und versucht, den Vordergrund zu vereinheitlichen, obwohl die neurotische Struktur im Hintergrund weiter als unerledigte Situation wirksam ist, als etwas Unbekanntes, eine Gefahr, verwirrt zu werden, und als Bedrohung für den Körper. Die zunehmende Erregung wird gedrosselt, es entsteht Angst. Trotzdem besteht das Selbst auf Weiterführung der ursprünglichen Aufgabe und beschwichtigt die Angst, indem es den Hintergrund durch Reaktionsbildung weiter auslöscht, und dabei verfügt es über immer weniger Kräfte. In der Therapie wird im Gegensatz dazu der Moment der Unterbrechung zum interessanten Problem, zum Gegenstand der Konzentration gemacht. Die Fragen lauten: »Was hindert dich?«, »Wie sieht es aus?«, »Wie spüre ich meine Muskeln dabei?«, »Wo ist es in der Umwelt?« usw. Die zunehmende Angst wird dadurch beschwichtigt, daß man die Erregung in dieses neue Problem investiert; denn was man erlebt, ist ein ganz anderes Gefühl wie etwa Kummer, Wut, Abscheu, Furcht oder Sehnsucht.

14. Das Kriterium

Nicht das Vorhandensein »innerer« Hindernisse macht die Neurose aus: Es sind einfach Hindernisse. In dem Maß, in dem eine Situation wirklich lebendig ist, verringert sich die Erregung nicht, sobald Hindernisse gegenüber dem schöpferischen Prozeß auftauchen, die Gestaltbildung bleibt nicht stecken, sondern man erlebt spontan neue aggressive Gefühle und aktiviert neue Ichfunktionen der Vorsicht,

Besonnenheit oder Aufmerksamkeit, wie es die Hindernisse erfordern. Man verliert dabei nicht das Gefühl für sich selbst als synthetische Einheit, sondern es wird immer schärfer, man identifiziert sich damit immer mehr und sortiert das aus, was nicht zu einem gehört. Im Gegensatz dazu schwankt die Erregung bei einer Neurose an dieser Stelle, die Aggression wird nicht erlebt, man verliert das Empfinden für sich selbst, wird verwirrt, gespalten, abgestumpft. Dieser faktische Unterschied, der in einem fortgesetzten schöpferischen Prozeß besteht, ist das entscheidende Kriterium für Vitalität oder Neurose. Das ist ein unabhängiges Kriterium, das allgemein beobachtbar ist, und das man auch in sich spüren kann. Es bedarf dabei keiner vergleichenden Normen für Gesundheit. Den Test führt das Selbst alleine durch.

Der Neurotiker verliert allmählich den Kontakt mit der gegenwärtigen Realität; er weiß davon, aber ihm fehlen Techniken, um den Kontakt aufrechtzuerhalten; er hält an einem Kurs fest, der ihn immer weiter davon wegführt, bis er verloren ist. Was er lernen muß, ist, sehr genau zu erkennen, wann er den Kontakt verliert, wie dies geschieht, und wie und wo die gegenwärtige Realität jetzt ist, so daß er weiter Kontakt mit ihr halten kann; ein »inneres« Problem ist jetzt die gegenwärtige Realität selbst, oder vielmehr die Beziehung zwischen einem »inneren« Problem und der vorherigen Erfahrung. Wenn er eine Methode der Bewußtheit lernt, um am Ball zu bleiben, um in Kontakt mit der sich verändernden Situation zu bleiben, so daß das Interesse, die Erregung und das Wachstum weiter aufrechterhalten bleiben, ist er nicht mehr neurotisch, ganz gleich, ob es sich bei ihm um »innere« oder »äußere« Probleme handelt. Denn die kreative Bedeutung der Situation liegt nicht in dem, was man vorher schon gedacht hat, sondern diese Bedeutung taucht auf, wenn man die unerledigte Situation in den Vordergrund bringt, worum es sich dabei auch immer handeln mag, um dann deren Bedeutung für die gegenwärtige leblose Situation zu entdecken und zu erfinden. Wenn das Selbst in der Notfallsituation in Kontakt bleiben und weitermachen kann, ist die Therapie beendet.

In der Notfallsituation verliert sich das Selbst. Um ein wenig weiterzuleben mit geschmälertem Selbst, identifiziert sich der Neurotiker mit reaktiven Gefühlen, einem fixierten Interesse, einer Fiktion, einer Rationalisierung; aber diese funktionieren nicht wirklich, sie ändern die Situation nicht, lassen keine neuen Energien und Interessen entstehen. Er hat etwas vom wirklichen Leben verloren. Aber der Patient erkennt schließlich, daß seine eigene Funktionsweise ein Teil der aktuellen Realität ist. Wenn er einige seiner Kräfte abgespalten hat, kann er sich mit seiner eigenen Abspaltung als einem absichtlichen Akt identifizieren; er kann sagen: »Ich bin es, der dies tut und jenes verhindert.« Die letzte Phase des Erlebens ist jedoch nicht Gegenstand der Therapie: Es liegt am Patienten, sich mit seinen Interessen für das, was ihm wichtig ist, zu identifizieren und in der Lage zu sein, das, was für ihn bedeutungslos ist, auszusortieren.

Das Selbst kommt bei seinen Versuchen und Konflikten in einer Weise zur Wirkung wie nie zuvor. Bei kontaktvollem Erleben riskiert das »Ich« durch die Aufgabe seiner Sicherheitsstrukturen diesen Sprung und identifiziert sich mit dem wachsenden Selbst, leiht ihm seine Dienste und sein Wissen und geht im Augenblick der Vollendung aus dem Weg.

Register